现代中药制剂理论与实践研究

陈雁　肖望书　赵佳迪　郑吉明　主编

北方联合出版传媒（集团）股份有限公司
辽宁科学技术出版社

图书在版编目（CIP）数据

现代中药制剂理论与实践研究 / 陈雁等主编. -- 沈阳 : 辽宁科学技术出版社, 2024.4
ISBN 978-7-5591-3493-6

Ⅰ. ①现… Ⅱ. ①陈… Ⅲ. ①中药制剂学 Ⅳ. ①R283

中国国家版本馆CIP数据核字(2024)第058783号

出版发行：辽宁科学技术出版社
（地址：沈阳市和平区十一纬路 25 号　邮编：110003）
印 刷 者：济南大地图文快印有限公司
经 销 者：各地新华书店
幅面尺寸：185mm×260mm
印　　张：22.25
字　　数：420 千字
出版时间：2025 年 3 月第 1 版
印刷时间：2025 年 3 月第 1 次印刷
策划编辑：王玉宝
责任编辑：刘翰林　于　芳
责任校对：李　红

书　　号：ISBN 978-7-5591-3493-6
定　　价：68.00 元

现代中药制剂理论与实践研究

编委会

主　编　陈雁　肖望书　赵佳迪　郑吉明
副主编　周默　杨玉龙　杨璐冰　孙雅婷

前言

随着科技的不断进步和全球化的加速发展，中医药作为我国独特的卫生资源，正逐渐受到国际社会的关注和认可。其中，现代中药制剂作为中医药现代化的重要载体，更是成了研究的热点。然而，在现代中药制剂的研发、生产、应用等方面，仍存在诸多挑战和问题。因此，本书旨在探讨现代中药制剂理论与实践研究的现状与发展趋势，以期为中医药现代化和国际化进程贡献绵薄之力。

现代中药制剂是指运用现代科学技术和方法，对中药材进行提取、分离、纯化等工艺处理，制成的具有一定规格和剂型的药物。相较于传统中药制剂，现代中药制剂具有质量可控、剂量准确、使用方便等优点，更符合现代临床的需求。然而，由于中药材成分复杂、作用机制不明确等问题，现代中药制剂的研发和生产仍面临诸多挑战。同时，在临床应用中，如何充分发挥现代中药制剂的优势，提高其疗效和安全性，也是亟待解决的问题。

针对以上问题，本书分 18 章进行探讨。具体内容如下：

第一章为中药制剂相关理论，分别对中药药性理论、中药药剂学基本理论与中药制剂的生物药剂学与药物动力学进行深入阐述与分析。

第二章为中药制剂原料与辅料，在介绍中药原料的选用与处理的基础上，分析了辅料的种类与应用，探讨原料与辅料的质量控制。

第三章为中药制剂制备工艺，主要对制备工艺进行概述，详细介绍了工艺流程与操作要点，并对制备过程中的质量控制进行深入探讨。

第四章为中药制剂设备与技术，包括制剂设备的概述、原理与操作，以及设备在制剂过程中的应用与质量控制。

第五章为中药制剂质量控制与评价，涵盖质量控制方法与标准、制剂稳定性评价，以及安全性与有效性评价的内容。

第六到第九章分别介绍了片剂、丸剂、散剂和颗粒剂的特点与分类、制备工艺与质量控制，并提供了案例分析与实验操作指导，以帮助读者更好地理解和应用这些制剂形式。

第十章主要讨论煎膏剂与流浸膏剂的特点与应用、制备工艺及质量控制要点，并给出实例解析与操作技巧。

第十一章介绍中药注射剂的特点与应用范围，详细说明了注射剂的制备流程及其操作要点，并对质量评价与安全性考量进行了阐述。

第十二章重点介绍外用中药制剂的种类和特点，探讨外用制剂的制备工艺及质量控制，还包括外用制剂疗效评价的内容。

第十三章讨论现代技术在中药制剂中的应用与展望，包括新型技术在中药制剂中的应用、中药制剂研发的趋势与展望，以及现代技术在提升中药制剂质量中的应用。

第十四章探讨中药制剂的国际化与标准化实践探索，包括中药制剂国际化的现状与挑战、中药制剂标准化的重要性与方法，以及推动中药制剂国际化与标准化的策略和路径。

第十五章介绍中药制剂的配伍禁忌与不良反应，其中，配伍禁忌部分详细阐述了中药制剂在配伍过程中应避免的禁忌，以确保药物的安全有效。不良反应部分则介绍了中药制剂在使用过程中可能出现的不良反应及其原因，为临床用药提供参考。

第十六章为中药制剂的储存与养护，重点介绍了中药制剂在储存过程中的要求、方法及养护措施，以保证制剂的质量和稳定性，并给出了案例分析与操作指导。

第十七章为中药制剂在临床的应用与研究，详细阐述了中药制剂在临床各科的应用情况，以及临床疗效评价和研究进展，为中药制剂的临床应用提供参考依据。

第十八章为中药制剂的剂型改革与创新，介绍了中药制剂剂型改革的意义、趋势及新型中药制剂的研发与应用，同时探讨了剂型改革中的技术难题与解决方案，为中药制剂的创新发展提供了思路。

通过本书的阐述，希望帮助读者全面了解现代中药制剂的理论与实践研究，把握其发展趋势，促进中医药现代化和国际化进程。同时，本书还提供了大量案例分析与实验操作指导，有助于读者在实际应用中更好地掌握相关知识和技术。

本书主编由陈雁、肖望书、赵佳迪、郑吉明，副主编周默、杨玉龙、杨璐冰、孙雅婷执笔编写。由于时间仓促，加之水平有限，难免存在纰漏之处，恳请读者谅解。

目　录

第一章 中药制剂相关理论

第一节 中药药性理论

中药药性理论是中医药学的重要组成部分，它主要研究中药药性的本质和特点，以及药物对人体产生的作用和影响。中药药性理论认为，中药药性是由中药的性能、功效和作用途径等因素决定的，具有普遍性和相对稳定性。中药药性理论的研究为中医药学的理论体系和实践提供了基础和指导。

一、中药药性的基本概念

（一）药性的定义与分类

药性，或称药物属性，是中医药学中的核心概念之一。它描述的是中药进入人体后，对人体产生的一系列治疗、调理作用。这一概念涵盖了药物的治疗效应、可能带来的不良反应以及药物间的相互作用。

（1）治疗效应：中药的治疗效应是指其对特定病症的治疗效果。例如，某些中药具有清热解毒的作用，可以用于治疗感冒、咳嗽等热性疾病。

（2）不良反应：除了治疗效应外，药性还包括中药可能引起的不良反应。这些反应可能是药物本身的毒性造成的，也可能是药物与人体内的其他物质相互作用引起的。

（3）药物相互作用：某些中药在与其他药物或食物同时摄入时，可能会产生相互作用，影响药效。这也是药性的一个重要方面。

根据药性的特点和对人体的影响，中药药性主要分为3类。

（1）有毒药性：这类药物具有较大的毒性，使用不当或过量可能对人体造成严重伤害。

（2）无毒药性：这类药物相对安全，但仍需在医生指导下使用。

（3）药食同源药性：这类药物与食物性质相近，既可以当作药物治疗疾病，又可以作为食物调理身体。

（二）五行学说与中药药性关系

五行学说不仅是古代哲学的核心理论，还在中医药学中发挥着重要的作用。中医认为，宇宙和人体都是由金、木、水、火、土这五种基本元素构成的。人体的健康与这五种元素的和谐平衡密切相关。

在五行学说中，每种元素都与人体的某些器官或功能有着特定的联系。例如，肝属木、心属火、脾属土、肺属金、肾属水。这种对应关系为中药的药性归类提供了理论基础。药物的归经、补泻等作用都与五行学说有关。

（1）药物的归经：中医认为，每种中药都有其特定的归经，即药物主要作用的经络或器官。这种归经与五行元素和人体器官的关系密切相关。例如，一种归于肝经的药物，其主要作用部位就是肝，而肝在五行中属木。

（2）药物的补泻：中药有补和泻两种作用。补药可以滋养身体，增强器官功能；泻药则可以驱邪、清热、解毒。五行学说为判断药物的补泻性质提供了依据。一般来说，与某一五行元素相应的药物，对这一元素所代表的器官有补益作用；反之，则可能有泻的作用。

二、中药的四气五味

（一）四气（寒、热、温、凉）

四气是中医药学中对药物药性进行分类的基本概念，指的是药物作用趋势的 4 个方面，即寒、热、温、凉。每种药物都有其特定的气性，这种气性可以直接影响药物在体内的作用机制和治疗效果。

（1）寒性药物：寒性药物具有降温、清热、散寒的作用。寒性药物能够通过降低局部温度或全身温度来改善炎症、解毒、止血等。例如，黄连具有寒性，有清热解毒、生津止渴等功效。

（2）热性药物：热性药物具有升温、发散、活血化瘀的作用。热性药物能够增加局部或全身的温度，促进血液循环，改善气血不畅等病症。例如，干姜具有热性，有暖胃、理气的功效。

（3）温性药物：温性药物具有温经散寒、温通经络的作用。温性药物能够增加局部或全身的温度，促进气血运行，改善寒凝病症。例如，附子具有温性，有温经散寒、驱寒止痛等功效。

（4）凉性药物：凉性药物具有清热解毒、平肝降火、凉血止血的作用。凉性药物能够降低局部或全身的温度，改善湿热病症。例如，银翘、栀子等药物具有凉性，有清热解毒等功效。

可以根据疾病的不同特点和体质的不同选择使用不同气性的药物，从而起到调节阴阳、平衡气血的作用。在中医临床应用中，药物的气性概念是非常重要的参考依据，能够帮助医生合理选择药物治疗。

（二）五味（辛、甘、酸、苦、咸）

五味是中医药学中对药物味道进行分类的基本概念，包括辛、甘、酸、苦、咸5种味道。每种药物都有其特定的味道，这种味道不仅影响人们对药物的感受，还直接关系到药物的药效和治疗作用。

（1）辛味：辛味通达气机，具有行气宣散的作用。辛味药物能够促进血液循环，有助于疏通经络，改善气滞病症。例如，薄荷具有辛味，有行气止痛等功效。

（2）甘味：甘味具有滋润调理的作用。甘味药物能够滋润体液，益气生津，改善阴虚病症。例如，枸杞子具有甘味，有滋阴养血等功效。

（3）酸味：酸味收敛固涩，具有收敛止泻的作用。酸味药物能够收敛肠胃，固涩止泻，改善久泻病症。例如，五味子具有酸味，有收敛固涩等功效。

（4）苦味：苦味具有清热泻火的作用。苦味药物能够清热解毒，泻火降压，改善湿热病症。例如，黄连具有苦味，有清热解毒等功效。

（5）咸味：咸味软坚散结，具有软坚散结的作用。咸味药物能够软化硬坚，散结消肿，改善瘿病症。例如，海带具有咸味，有软坚散结等功效。

不同味道的药物在中医临床应用中有着不同的特点和作用，可以根据疾病的不同特点和体质的不同选择使用。药物的味道是鉴别药物性能和指导药物应用的一种重要手段，在中药选择和配伍上具有重要的意义。

三、中药的升降浮沉与归经

（一）升降浮沉（药物作用趋势）

升降浮沉，不仅是自然界的一种常见现象，而且在中医药学中有着特殊的理论意义。在中医药学中，升降浮沉被用来描述药物在人体内的运动方式和方向，进一步阐述药物对人体产生的作用趋势。

（1）升：表示药物具有向上、向外的作用趋势，通常与药物的发散、提升功能相对应。具有升作用的药物，通常可以用于治疗病位在上、在外的疾病。例如，某些草药具有升阳的作用，可以用于治疗阳虚下陷的病症。

（2）降：代表药物具有向下、向内的作用趋势，与药物的收敛、降逆功能相符。降作用的药物，对于病位在下、在内的疾病具有治疗效果。比如，一些寒凉性的药物具有降火、降逆的效果。

（3）浮：表示药物趋向于体表，与升相似但更侧重于向外。浮药多主发散，能够驱邪外出。

（4）沉：代表药物趋向于体内，与降相似但更侧重于向内。沉药多主收敛，能够固涩正气。

药物的升降浮沉作用趋势，并不是孤立的。它们之间的相互配合和制约，形成了一个复杂的网络。这个网络是基于药物的化学成分、物理特性以及药效来实现的。不同的药物，因为其成分和特性的差异，会呈现出不同的升降浮沉趋势，从而对人体产生不同的治疗效果。

（二）归经（药物作用部位）

“归经”是中医药学中的又一重要理论。它是指药物在人体内的选择性作用部位。与西医药学中的靶点有些相似，但归经更加注重的是整体观念，强调的是药物与人体各部分之间的相互关系。

（1）脏腑归经：药物可以针对某一个或多个脏腑发挥作用。比如，某些药物具有入肝经的特性，对于肝脏疾病有较好的治疗效果。这种归经特性，使得药物在治疗疾病时能够更加精准。

（2）经络归经：除了脏腑，药物还可以作用于人体的经络系统。经络是中医学中的独特理论，它认为人体内部有一系列的气血运行通道。某些药物能够沿着特定的经络发挥作用，起到调和气血、平衡阴阳的效果。

（3）气血归经：气血是中医对人体基本物质的描述，某些药物可以针对气或血进行调理，如补气、补血、调气、调血等。

药物的归经分类，有助于医者更加准确地选择药物。在治疗疾病时，医者可以根据疾病的病位、病因，选择合适的归经药物，从而提高治疗的针对性和效果。

四、中药的毒性与配伍禁忌

（一）毒性的定义与分类

中药的毒性是指中药对人体所产生的毒害作用，包括直接对人体组织的损害和破坏，以及通过吸收、代谢、分泌等途径，对人体的生理机能产生干扰和紊乱。中药的毒性可分为如下 3 类。

（1）生物性毒性：指中药对人体所产生的直接损害，如某些中药的毒性成分能对人体细胞和组织产生破坏性作用，甚至引起组织坏死等。

（2）化学性毒性：指中药对人体所产生的化学损害，如某些中药含有具有毒性的化学物质，如生物碱、苷类等，进入人体后能对人体产生不同程度的损害。

（3）真菌性毒性：指某些中药中的真菌成分对人体的损害作用，如某些中药中的真菌成分，如青霉、曲霉等，对人体产生不同程度的损害。

（二）配伍禁忌与相生相克

中药的配伍禁忌是指不同中药配伍后，可能会产生有害物质，或者导致原有药效降低的情况。中药的相生相克是指不同中药之间相互增强或相互减弱的作用。在中医药理论中，药物的配伍禁忌和相生相克是非常重要的理论，指导着中医药实践。

1. 配伍禁忌

（1）十八反：指 8 种中药配伍绝对禁忌的情况。十八反，其中有大有小，过与不及，共为深害。这 8 种情况如下。①单方不当使：指单味药使用不当，比如过量或者长期服用，或者与其他药物配伍不当等。②大使小使同：指某些中药剂量过大或者过小，或者与其他药物剂量不当等。③十八反反有：指某些中药之间相互抵消，或者某些中药与酒、茶等饮料同时服用等。

（2）十九畏：指 9 种中药配伍绝对禁忌的情况。十九畏，其中有大有小，过与不及，共为深害。这 9 种情况如下。①硫黄畏朴硝：指某些中药中的硫黄成分与某些中药中的朴硝成分产生相互作用，从而降低药效。②狼毒畏密陀僧：指某些中药中的狼毒成分与某些中药中的密陀僧成分产生相互作用，从而降低药效。③巴豆畏牵牛：指某些中药中的巴豆成分与某些中药中的牵牛花成分产生相互作用，从而降低药效。④十九畏草乌：指某些中药中的草乌成分与某些中药中的食物中的金属离子产生相互作用，从而降低药效。⑤十九畏狼毒：指某些中药中的狼毒成分与某些中药中的食物中的金属离子产生相互作用，从而降低药效。

2. 相生相克

（1）药物相生的关系：某些中药之间相互增强，或者相互减弱，从而影响药效的情况。

（2）药物相克的理论：某些中药之间相互制约，或者相互克制，从而达到治疗疾病的目的。

（3）药物相生的表现：指某些中药之间相互增强，或者相互减弱，在药效方面所产生的相互作用。

第二节　中药药剂学基本理论

一、药剂学的定义与任务

（一）药剂学的意义与目标

药剂学是一门研究药物及其制剂在生物体内作用机制、制剂工艺、药物化学成分、药理学和临床应用等方面的学科。其意义主要体现在以下几个方面。

1. 药物研发

药物研发是新药从无到有，从实验室到临床的复杂过程。在这个过程中，药剂学起到了核心作用。

理论基础：药剂学为药物研发提供了坚实的理论基础。在药物研发的早期阶段，研究者需要深入了解药物的物理化学性质、生物药效、药代动力学等。药剂学原理指导研究者如何选择合适的药物载体、增加药物的生物利用度、减少副作用等。

实践指导：除了理论支持，药剂学还为药物研发提供实践指导。例如，通过先进的制剂技术，药剂学专家可以帮助将药物的有效成分成功递送至病灶部位，提高疗效。

创新与发展：药剂学不仅在既有的药物研发方法中发挥作用，还推动药物的创新和发展。通过新的药物传递系统、纳米技术、基因治疗等，药剂学为药物研发带来新的可能性。

2. 药物生产

药物生产是将实验室中研发的药物转化为商业化产品的过程。这个过程需要严格的质量控制和标准操作。

工艺流程：药剂学为药物生产提供明确的工艺流程。从原料的筛选到最后的成品包装，每一步都需要药剂学的指导，确保药物在生产过程中的稳定性和一致性。

质量控制：确保药物质量是生产的首要任务。药剂学提供了一系列的质量控制方法和标准，如高效液相色谱、气相色谱、紫外–可见分光光度计等，确保每个批次的药物都达到预定的质量标准。

技术发展：药剂学不仅指导现有的生产工艺，还推动生产技术的发展。例如，通过连续制造、3D 打印等先进技术，药物生产变得更加高效和精确。

3. 药物临床应用

研制药物的最终目的是用于治疗疾病或改善患者的生活质量。药剂学在确保药物在临床上的安全和有效应用上起到了至关重要的作用。

科学依据：药剂学为临床医生提供科学依据，帮助他们合理选择和使用药物。通过药代动力学和药效学的研究，药剂学能够预测药物在体内的行为，为医生提供最佳的用药建议。

给药方案与剂量：针对不同的疾病和患者群体，药剂学专家可以为医生提供定制的给药方案和药物剂量建议。这些建议基于大量的实验和临床研究，旨在最大限度地提高药物的疗效并减少副作用。

4. 药物法规管理

为了确保药物的安全性和有效性，每个国家都有相应的药物法规来管理药物的研发、生产和销售。药剂学在这些法规的制定和执行中发挥了重要作用。

理论基础：药剂学为药物法规提供了理论支撑。通过深入研究药物的性质、作用机制和副作用，药剂学能够为法规制定者提供科学依据，确保法规的合理性和可行性。

法规制定与执行：药剂学专家经常参与国家和国际的药物法规制定工作。他们为政策制定者提供专业的建议，确保新制定的法规能够真实反映药物的最新研究进展和市场需求。

确保安全与有效：所有药物法规的目的都是确保上市药物的安全和有效。药剂学作为药物科学和技术的桥梁，为确保这一目标提供了不可或缺的支持。

（二）药剂学的主要研究内容

药剂学的主要研究内容包括以下几个方面。

1. 药物制剂

药物制剂是药剂学中的核心内容，涉及药物的制备、剂型设计、质量控制及稳定性等诸多方面。药剂学专家在此领域的研究，主要是为了确保药物制剂在医疗应用中的质量与效果。

制备工艺是药物制剂的基础。一个合理的制备工艺能够确保药物的有效成分均匀分布，且制剂的稳定性得以保障。药剂学专家需要深入研究各种制备工艺，找到最适合的方法，确保药物在制备过程中不损失其药效。

剂型设计也是药剂学专家的重要工作。不同的药物剂型，如片剂、胶囊、注射液等，都有其特定的应用场景和优势。设计出一个合理的剂型，既能方便患者使用，又能确保药物在体内的释放行为与预期一致。

质量控制和稳定性研究则是对药物制剂的持续保障。药剂学专家需要建立严格的质量控制体系，确保每一批药物制剂都达到医疗标准。同时，他们也要研究药物制剂在长时间储存后的稳定性，确保药物在有效期内都能保持其药效。

2. 药物化学

药物化学研究的是药物的化学成分、化学性质及其与生物体的相互作用。药剂学专家在这一领域的研究，主要是为了深入了解药物的作用机制，以及为药物的创新和发展提供理论支撑。

研究药物的化学成分和化学性质，可以帮助药剂学专家了解药物在体内的作用过程，进而为药物的改良和创新提供方向。同时，通过研究药物与生物体的相互作用，可以了解药物的药理活性，为新药的开发提供理论依据。

3. 药理学

药理学研究的是药物与生物体的相互作用，特别是药物如何影响生物体的生理功能。药剂学专家在这一领域的研究，主要集中在药物的作用机制、药效动力学和药代动力学等方面。

研究药物的药理学特性，可以帮助药剂学专家了解药物在体内的吸收、分布、代谢和排泄过程，从而更好地设计药物剂型和给药方案。同时，通过研究药物的作用谱和作用强度，可以为临床用药提供指导，确保药物的最佳疗效。

4. 药物临床应用

药物临床应用是研究药物在实际医疗中的应用效果。药剂学专家需要与实际医疗人员紧密合作，深入了解药物在临床中的使用情况，不断优化药物的处方和给药方案。

在药物临床应用研究中，药剂学专家需要关注药物的剂量、疗程和不良反应等关键信息。他们需要根据患者的具体情况，调整药物的剂量和疗程，确保药物既能达到治疗效果，又不会给患者带来不必要的副作用。同时，对于已经出现的不良反应，药剂学专家需要深入研究，找出原因并提出解决方案，确保患者的用药安全。

5. 药物法规管理

药物法规管理涉及药物的研发、生产、流通和使用等各个环节。药剂学专家需要深入研究相关的法律法规，确保药物的研发和生产都符合规范要求。

除了法规的遵守，药剂学专家还需要参与药物的安全性和有效性评价。他们需要根据药物的研究数据和临床应用反馈，对药物的安全性和有效性进行持续评估，确保上市的药物都是安全有效的。同时，对于存在安全隐患的药物，药剂学专家需要及时提出警示和建议，保护患者的用药安全。

（三）药剂学在中药领域的应用

中药是中华民族的瑰宝，在中国历史悠久，应用广泛。药剂学在中药领域中的应用，有助于提高中药的制备技术和管理水平，促进中药的创新和发展。

1. 中药药剂学研究

中药药剂学是研究中药的制剂技术和药物剂型的学科。药剂学专家需要深入研究中药的化学成分、药理活性、生物活性、药效动力学和药代动力学等方面，以期发现中药的药理活性，并为中药的创新和发展提供理论基础。

首先，药剂学专家需要对中药进行化学成分分析。中药中含有复杂的化学成分，包括多种活性成分和辅助成分。通过分离、纯化和结构鉴定等手段，药剂学专家可以确定中药中各个成分的结构和含量，进而揭示中药的药理活性。

其次，药剂学专家还需要研究中药的药理活性和生物活性。通过体外和体内实验，药剂学专家可以评估中药对不同疾病模型的治疗效果，并探索其作用机制。这些研究可以为中药的临床应用和药物设计提供依据。

最后，药剂学专家还需要关注中药的药效动力学和药代动力学特性。药效动力学研究中药在体内的吸收、分布、代谢和排泄等过程，以及其与靶点的相互作用，有助于理解中药的作用时间和强度。药代动力学研究中药在体内的代谢和消除，可以为确定中药的合理用药剂量和给药频率提供依据。

2. 中药制剂研究

中药制剂研究是研究中药制剂的制备工艺、剂型设计、质量控制和稳定性等方面的学科。药剂学专家在中药制剂研究中发挥重要作用，主要包括以下几个方面。

首先，药剂学专家需要研究中药制剂的制备工艺。中药制剂的制备过程要求复杂且烦琐，涉及多种提取、浓缩、过滤、分散和干燥等操作。药剂学专家通过优化制备工艺，可以提高中药制剂的产率和品质。

其次，药剂学专家需要进行中药剂型设计。中药剂型根据具体的临床应用需求，可以选择为口服剂型、外用剂型、注射剂型等。药剂学专家需要考虑中药的特性和治疗需求，设计出合适的剂型，以提高中药的疗效和便利性。

再次，药剂学专家还需要进行中药制剂的质量控制研究。中药制剂作为药物，必须符合一定的质量标准和规范。药剂学专家通过建立分析方法和质量控制指标，可以对中药制剂的质量进行监测和评估，确保其安全有效。

最后，药剂学专家还需要研究中药制剂的稳定性。中药制剂在储存和使用过程中可能会受到光照、温度、湿度等因素的影响，导致药物成分的分解和变化。药剂学专家可以通过稳定性研究，确定中药制剂的保存条件和有效期，以保证其质量和疗效。

3. 中药药理学研究

中药药理学是研究中药在临床应用中的药物处方、给药方案、剂量、疗程和不良反应等方面的学科。药剂学专家在中药药理学研究中发挥重要作用，主要包括以下几个方面。

首先，药剂学专家需要研究中药的药物处方。中药的组方是指将多种中药配伍使用，以达到治疗、调养或保健的目的。药剂学专家通过对中药的药物相互作用和药理活性等方面的研究，可以指导中医师合理组方，提高中药的疗效。

其次，药剂学专家需要进行中药的给药方案研究。中药的给药途径多样，包括口服、外用、注射等。药剂学专家通过研究中药在不同给药途径下的吸收、分布和代谢等过程，可以确定中药的最佳给药方案，提高治疗效果。

再次，药剂学专家还需要研究中药的剂量和疗程。中药的剂量和疗程是指使用中药治疗某种疾病所需的用量和用时。药剂学专家通过研究中药的药效动力学和药代动力学，可以确定中药的合理剂量和疗程，避免药物过量或过少，以保证治疗效果和安全性。

最后，药剂学专家还需要关注中药的不良反应。中药作为药物，可能会引起一定的不良反应，如药物过敏、药物相互作用等。药剂学专家通过监测和评估中药的安全性，可以提前发现和预防不良反应的发生，保障患者的用药安全。

4. 中药安全性评价

中药安全性评价是评估中药在人体中的安全性的研究工作。药剂学专家在中药安全性评价中发挥重要作用，主要包括以下几个方面。

首先，药剂学专家需要研究中药的毒理学特性。中药作为药物，具有一定的毒性和副作用。药剂学专家通过对中药的急性毒性、亚急性毒性和长期毒性等方面进行研究，可以评估中药在一定剂量范围内的安全性，并确定其安全使用的剂量和疗程。

其次，药剂学专家需要研究中药的药物相互作用。中药在体内可能与其他药物发生相互作用，影响其药效和安全性。药剂学专家通过研究中药与其他药物的相互作用机制，可以评估中药与常用药物之间的相互作用风险，并指导合理的联合用药。

再次，药剂学专家还需要关注中药的药物不良反应和不良事件监测。中药使用过程中可能引发一些不良反应和不良事件，如药物过敏、药物滥用等。药剂学专家通过临床观察和实验研究，可以对中药的不良反应和不良事件进行监测和评估，以保障患者的用药安全。

最后，药剂学专家还需要研究中药的质量控制。中药的质量问题直接关系到其安全性。药剂学专家通过建立中药的质量标准和监测方法，可以评估中药的质量，并确保中药在生产和应用过程中的安全性。

二、中药制剂的剂型分类与特点

（一）剂型分类

中药制剂的剂型分类历经千年发展，形成了丰富多样的剂型。其中，丸剂、散剂、膏剂和丹剂是常见的 4 种剂型。这 4 种剂型各有特色，针对不同的疾病和治疗需求，都有其独特的应用价值。

1. 丸剂

丸剂是一种常见的中药剂型，由药材细粉或药材提取物与适宜的黏合剂混合制成球形或类球形的固体剂型。丸剂在中药制剂中占有重要地位，具有剂量准确、服用方便、药效持久等特点。

制作丸剂的方法多种多样，主要包括水丸、蜜丸和糊丸 3 种。水丸是将药材细粉与水调成糊状，然后搓成丸子晾干；蜜丸是将药材细粉用蜜糖等黏合剂搅拌均匀后制成丸子；糊丸则是将药材提取物与糊状基质混合后制成丸子。不同的丸剂制作方法对药效有一定影响。

丸剂的优点之一是剂量准确。由于丸剂是事先按照特定比例制备好的，所以每颗丸剂都含有确定的药物成分，使用时可以更好地控制剂量，避免过量或不足的情况发生。

此外，丸剂的服用非常方便。丸剂为固体剂型，不易变形，携带和保存都比较方便。无论是家庭用药还是在外出时携带，丸剂都可以轻松携带，并随时服用。

丸剂的药效持久也是其特点之一。丸剂在制作过程中会添加适量的黏合剂，以保持丸剂的形状和稳定性。这使得药物成分能够稳定存在于丸剂中，在服用后持续释放药效，从而保证治疗效果的持久性。

但需要注意的是，丸剂的制作过程较为复杂，对药材选择、加工和配伍等方面有一定要求。同时，在使用丸剂时，也需要遵循医嘱，在正确的时间、剂量和方法下使用，以确保有效性和安全性。

2. 散剂

散剂是一种常见的中药剂型，由药材粉碎成细粉，混合均匀后制成的剂型。散剂具有制作简便、剂量易于调整、便于小儿和老人服用等特点。

散剂制备的过程相对简单，首先将药材进行粉碎，然后按照一定比例混合均匀。这种制备方式可以确保每颗散剂中含有相对均匀的药物成分，方便控制剂量。

由于散剂是细粉状的，所以它的渗透性和溶解性较好。这使得散剂能够很快地释放药效，加快吸收和发挥作用。因此，散剂常被用于口服治疗中，例如草药汤剂、颗粒剂等。

除了制备简单、剂量易于调整外，散剂还具有便于小儿和老人服用的优势。由于散剂是细粉状的，其口感相对较好，易于吞咽。而丸剂等其他剂型可能存在较大的体积，对于咀嚼和吞咽能力较弱的特殊人群来说，可能较难接受。

需要注意的是，散剂的保存和使用要注意采取防潮、防虫等措施，以免影响药效和质量。

3. 膏剂

膏剂是一种常见的中药剂型，由药材提取物与适宜的基质混合，制成半固体或稠糊状的剂型。膏剂具有药效持久、局部作用强、使用方便等特点。

膏剂的制备过程主要包括选材、提取、配伍和加工等步骤。选用药材时，通常选择药性温和、性平稳的药材进行提取。提取时，采用适当的溶剂提取药材活性成分。然后将提取物与基质混合，制成半固体或稠糊状的膏剂。

膏剂具有药效持久的特点，这是因为膏剂中的药物成分能够长时间停留在应用部位，与皮肤或黏膜接触较久，从而发挥局部作用。此外，膏剂的局部作用较强，能够更好地渗透皮肤或黏膜，直接作用于病灶部位，提高治疗效果。

膏剂的使用也相对方便。膏剂一般为外用剂型，无须内服，使用方法简单明了。在使用时，只需将适量的膏剂涂抹在患处即可，无须进行复杂的药物计量和调剂过程。

常见的膏剂包括煎膏剂、软膏剂和硬膏剂。煎膏剂是将药材煎汤后，加入胶质基质中制成；软膏剂则是将药物提取物与油脂基质混合制成；硬膏剂则是将药物提取物与固体基质混合制成。不同的膏剂在药效、质地和使用方式上有所差异。

4. 丹剂

丹剂是一种特殊的中药剂型，多为矿物药经过高温烧炼制成。丹剂具有药效猛烈、作用迅速等特点，但使用不当容易导致中毒，因此需要严格掌握用药剂量和方法。

丹剂在制备过程中，通常会选择具有药用价值的矿物或矿石作为原料，经过高温烧炼处理后研磨成粉，再按照一定比例配伍成丸或散剂。

丹剂的特点之一是药效猛烈。由于丹剂中的矿物成分经过高温处理，活性成分得到释放或激活，具有较强的药效。因此，丹剂在使用时需要特别注意用药剂量和使用方法，避免过量使用或长期使用。

丹剂的作用迅速也是其特点之一。由于丹剂中的活性成分已被处理成容易溶解的形式，所以在服用后能够迅速被吸收和利用，发挥作用。这使得丹剂常被用于急救或需要立即见效的情况下。

然而，由于丹剂的药效猛烈，使用不当可能导致中毒。因此，在使用丹剂时必须严格掌握用药剂量和方法，遵循医嘱进行合理使用。

（二）不同剂型的特点与应用

中药制剂的不同剂型各具特点，因此在实际应用中，需要根据患者的具体情况和治疗需求选择合适的剂型。

1. 基于病情的应用

针对需要长时间持续释放药效的疾病，如慢性病和亚健康状态，选择丸剂和散剂是较为合适的。丸剂和散剂能够通过口服的方式进入体内，其制备过程经过精心调配，能够提供稳定的药效。这种剂型以粉末或颗粒的形式存在，可以更好地保护药物成分的稳定性和活性。

丸剂和散剂的用药方式灵活多样，可以根据患者的实际情况进行调整。例如，对于需要长期服药的患者，可以按照医嘱将丸剂或散剂分成多次服用，以维持药效的连续稳定释放。这种方式特别适用于慢性疾病患者，通过长期稳定的药效，可以有效改善患者的健康状况。

而对于局部病灶，如皮肤病和风湿病等，膏剂是更为合适的选择。膏剂具有黏性和渗透性，可以直接涂抹在病灶处，通过皮肤吸收发挥药效。膏剂能够在病灶局部形成一层保护膜，使药物长时间停留在患处，并逐渐释放药效。这种局部应用方式可以减少药物在体内的分布和代谢，提高药物在病灶处的浓度和疗效。

2. 基于人群的应用

针对儿童、老人等吞咽困难的人群，散剂是更好的选择。散剂可以方便地溶解在水中或食物中，更容易被这些人群接受和吸收。对于年幼的儿童来说，让他们服用丸剂可能存在较大困难，而将散剂溶解在水中或食物中，则能够降低他们的抵触情绪，增加服药的便利性。同样地，在老年人群中，由于咀嚼和吞咽功能的减弱，散剂的服用方式更为适宜。

对于需要快速起效的急症，如心绞痛和哮喘等，丹剂可能更为适用。丹剂是指中药制剂中较为浓缩的固体剂型，具有较高的药效。丹剂通常以颗粒或小球状存在，可以迅速溶解在口腔中，通过口腔黏膜吸收进入血液循环。这种剂型具有药效迅速、起效快的特点，可以对急性症状进行快速缓解和控制。

然而，需要注意的是，丹剂的使用必须非常谨慎，以免出现中毒等不良反应。丹剂作为中药制剂中较为浓缩的剂型，药效较高，因此使用时需要严格按照医嘱进行剂量控制，并且注意监测患者的身体反应和不良反应情况。

3. 剂型与药效的关系

不同的剂型对药效有一定的影响。丸剂和散剂通常药效持久但起效较慢。由于丸剂和散剂需要经过口服途径进入体内，药物在消化道中会经历一系列的吸收、分布和代谢过程，因此起效时间相对较长。然而，一旦药物吸收进入血液循环，其药效会持续一段时间，从而可以实现持续的治疗效果。

与丸剂和散剂相比，丹剂的起效速度较快，但药效持续时间较短。由于丹剂以颗粒或小球状存在，能够迅速溶解在口腔中，通过黏膜吸收进入血液循环，因此起效迅速。然而，丹剂药效持续时间相对较短，需要在一定时间内重新服用以维持疗效。

在选择中药制剂时，除考虑药材的性质和患者的病情外，还需要考虑剂型对药效的影响。医生会根据疾病特点、患者情况和治疗目标来选择合适的剂型，以最大程度地发挥药物的治疗作用，并确保安全有效的用药。

三、中药制剂的稳定性研究

（一）影响中药制剂稳定性的因素

中药制剂的稳定性是保证其疗效和安全性的关键因素之一。然而，在实际生产和储存过程中，中药制剂的稳定性常常受到多种因素的影响。下面将详细介绍这些影响因素。

1. 环境因素

中药制剂在储存和运输过程中，常常受到温度、湿度、光照等环境因素的影响。适宜的环境条件对于中药制剂的稳定性至关重要。过高或过低的温度可能导致中药制剂中的成分发生化学反应或物理变化，从而影响其稳定性。在高温环境下，一些活性成分可能会失去活性或降解，导致药效的降低。同时，湿度过高则容易引起中药制剂的吸湿、发霉等问题，影响药物质量。此外，光照特别是紫外线也能引发中药制剂中的化学反应，导致成分降解。因此，为确保中药制剂的稳定性，应将其储存在干燥、阴凉、避光的地方，并控制好运输过程中的环境条件。

2. 原料与辅料的质量

原料和辅料是中药制剂的重要组成部分。如果原料质量不佳，含有过多的杂质或水分，或者辅料选择不当，与中药的有效成分发生反应，都会导致中药制剂的稳定性下降。原料的质量问题可能来自种植环境、采收、储存等多个环节，所以在制剂过程中，必须选择高质量的中药材，并进行严格的质量控制和检测。另外，辅料的选择也非常重要，它们应该与中药成分相容并起到辅助作用，而不会对中药的有效成分产生不良反应。因此，在中药制剂的配方设计中，需考虑原料和辅料的质量问题，以确保中药制剂的稳定性和安全性。

3. 生产工艺的影响

生产工艺是影响中药制剂稳定性的关键因素之一。不同的提取方法、制剂工艺和加工条件都会对中药制剂的稳定性产生影响。例如，提取过程中的温度、时间、溶剂选择等都会影响有效成分的提取率和纯度，进而影响制剂的稳定性。过高或过低的温度可能导致有效成分的降解，而过长或过短的提取时间也会影响有效成分的提取效果。此外，不适当的溶剂选择可能导致溶解度不佳或与中药成分发生反应，进而影响中药制剂的质量和稳定性。因此，在生产工艺中，需要科学合理地确定提取方法、制剂工艺和加工条件，以保证中药制剂的稳定性和一致性。

（二）提高中药制剂稳定性的方法

针对以上影响稳定性的因素，可以采取一系列措施来提高中药制剂的稳定性。

1. 优化生产工艺

优化生产工艺是提高中药制剂稳定性的首要任务。通过改进提取方法、选择合适的溶剂、优化制剂工艺等，可以有效减少有效成分的损失和降解，提高中药制剂的稳定性。

2. 严格控制原料与辅料质量

确保原料和辅料的质量是提高中药制剂稳定性的关键。应建立严格的原料采购标准，控制原料中的杂质和水分含量。同时，选择合适的辅料，并进行相容性试验，确保辅料与中药有效成分不发生反应。

3. 改善包装和储存条件

合理的包装和储存条件是保持中药制剂稳定性的重要因素。应选择具有良好阻隔性能的包装材料，如有避光、防潮、阻氧等功能的包装材料，以减少环境因素对中药制剂的影响。此外，建立严格的库房管理制度，控制储存场所的温度、湿度和光照，确保中药制剂在适宜的条件下进行储存。

4. 加强质量监控和稳定性研究

建立完善的质量监控体系，对原料、辅料和成品进行全面检测和控制，确保产品质量符合标准。同时，加强稳定性研究，通过对中药制剂在不同条件下的稳定性进行考察，预测其保质期，并为生产工艺和包装改进提供依据。

需要注意的是，提高中药制剂的稳定性是一个系统性的工作，涉及处方设计、原料控制、生产工艺、包装储存等多个环节。只有综合考虑各种因素，并采取相应的措施，才能有效提高中药制剂的稳定性，确保其疗效和安全性。

四、中药制剂的处方设计与优化

（一）处方设计原则

1. 中医辨证施治原则

处方设计应基于中医辨证施治原则，即根据患者的具体病情、病因、症候等综合因素来进行药物组合和剂量的选择，以达到治疗的最佳效果。

2. 药物相互作用

在处方设计过程中，需要考虑各种药物之间的相互作用。合理的组合应避免药物之间的相互抵消或加强作用，以确保药物的疗效。

3. 药物安全性和毒副作用

处方设计应根据患者的身体状况、年龄、性别等因素，选择适当的药物，并考虑到药物的安全性和毒副作用，以及药物的耐受性。

4. 药物的适应证和禁忌证

处方设计应根据患者的具体病情，选择适应证的药物，并避免使用禁忌证的药物。

5. 药物的药效学特点

在处方设计过程中，需要考虑药物的药效学特点，如吸收、分布、代谢和排泄等，以确定正确的给药途径和剂型。

6. 药物的用量和给药频次

处方设计应根据患者的年龄、体重、病情等因素，合理确定药物的用量和给药频次，以保证药物的疗效和安全性。

7. 药物的质量要求

处方设计应选择符合药典标准的优质药材和制剂，确保药物的质量和疗效。

（二）处方优化方法

1. 中药炮制工艺的优化

通过对中药炮制过程中各个环节的优化，如药材的挑选、清洗、切割和炮制方法的改进，可提高药物的有效成分的提取率和稳定性，从而提高药物的疗效。

2. 药物组合的优化

对于复方中药制剂，通过调整药物组合比例和配伍关系，可以改善药物的疗效，并减少不良反应的发生。通过科学合理地选择药物组合，可以提高治疗的针对性和综合疗效。

3. 药物剂型的优化

根据患者的病情和生理特点，选择合适的药物剂型，如颗粒剂、丸剂、膏剂等，以提高药物的生物利用度和便利性，增加患者的依从性。

4. 药物给药途径的优化

根据药物的药理学特点和患者的病情，选择合适的给药途径，如口服、注射、外用等，以提高药物的吸收和作用的速度和效果。

5. 药物剂量和给药频次的优化

根据患者的年龄、体重、生理状态等因素，合理确定药物的剂量和给药频次，以确保药物的疗效和安全性，避免药物的过量或药物滥用。

6. 药物疗程的优化

根据患者的病程和治疗反应，调整药物的疗程，以达到最佳的治疗效果。

第三节　中药制剂的生物药剂学与药物动力学

一、生物药剂学定义与研究内容

（一）生物药剂学的意义与目标

1. 意义

生物药剂学在现代医药领域中占据了重要的地位。其意义体现在以下几个方面。

（1）确保药物疗效：通过研究生物制剂在生物体内的行为，生物药剂学能够帮助我们了解药物如何发挥作用，从而确保药物使用时的疗效。

（2）保障用药安全：除了药物的效果，药物的安全性也是至关重要的。生物药剂学可以揭示药物可能带来的副作用，为临床用药提供警示。

（3）指导新药研发：在新药的研发过程中，生物药剂学可以为其提供理论支撑，帮助研发者预测新药在体内可能的行为，从而指导药物的优化设计。

2. 目标

生物药剂学的目标是为医药领域提供科学的基础理论，指导药物的研发、生产和临床应用。更具体地说，其目标包括以下方面。

（1）深入探究生物制剂的药效学特性，也就是药物如何在生物体内发挥作用。

（2）为药物的合理使用提供科学依据，确保药物在最大程度上发挥疗效，同时减少可能的副作用。

（3）指导新药的研发，通过预测和评估新药的体内行为，为新药从实验室走向临床提供理论支持。

（二）生物药剂学与中药制剂关系

中药制剂作为传统医药的重要组成部分，在现代医药研究中受到了越来越多的关注。生物药剂学与中药制剂之间存在密切的关系。

（1）吸收：对于中药制剂而言，其成分复杂，吸收过程可能受到多种因素的影响。生物药剂学研究能够帮助我们了解中药制剂中的哪些成分容易被吸收，以及吸收的速度和程度。

（2）分布：药物在体内的分布决定了其作用的部位和效果。通过生物药剂学的方法，可以揭示中药制剂在体内的分布情况，从而指导临床用药。

（3）代谢：药物在体内的代谢过程是其失效或产生副作用的关键环节。生物药剂学可以研究中药制剂在体内的代谢途径和代谢产物，为药物的优化提供依据。

（4）排泄：了解药物如何排出体外对于评估药物的蓄积毒性和确定给药间隔都非常重要。生物药剂学在这方面也提供了有价值的信息。

通过生物药剂学的研究，我们可以得到关于中药制剂在体内行为的详细数据。这些数据不仅可以帮助我们更好地理解和应用中药制剂，还可以为中药制剂的进一步研发和优化提供科学依据。例如，通过改变中药制剂的某些成分或调整给药方式，可能提高其疗效或降低其副作用。

二、中药制剂的吸收、分布、代谢与排泄

（一）吸收过程与影响因素

中药制剂的吸收是药物进入体内后的首要过程，它关系到药物能否达到预期的治疗部位并发挥其药效。吸收过程并非简单地从给药部位进入血液，而是涉及多个环节和影响因素。

药物的特性是影响吸收的关键因素之一。例如，药物的溶解度决定了其在体液中的扩散速度，进而影响吸收速率。具有高度溶解度的药物更容易在体液中扩散，从而被迅速吸收。另一方面，脂溶性药物则更容易通过生物膜，如细胞膜，进入细胞内部。这种特性使得脂溶性药物在给药后能够更快地达到作用部位。

给药途径也对药物的吸收有着重要影响。口服给药是最常见的途径，但药物需要经过胃肠道的消化和吸收过程，这可能受到胃酸、消化酶、肠道菌群等多种因素的影响。注射给药则能够直接将药物送入血液，避免了胃肠道的吸收障碍，因此通常吸收更快、更完全。

药物剂型同样会影响吸收过程。例如，颗粒剂和丸剂在胃肠道中的溶解速度不同，进而影响药物的释放和吸收。一些现代中药制剂还采用纳米技术、微囊技术等，旨在提高药物的生物利用度和吸收效率。

不可忽视的是患者的生理状况。患者的年龄、性别、健康状况等都会影响药物的吸收。例如，老年人的胃肠道功能减退，可能导致药物吸收减慢；而某些疾病状态可能会影响肝脏的代谢功能或肾脏的排泄功能，从而影响药物的吸收和分布。

（二）分布特点与药效关系

药物在体内的分布决定了其作用的部位和范围。中药制剂的分布受到多种因素的影响，其中药物的化学性质是关键因素之一。亲水性药物倾向于分布在体液丰富的组织，而脂溶性药物则更容易进入脂肪组织。

蛋白结合率是另一个影响药物分布的重要因素。一些药物在体内会与血浆蛋白结合，这种结合会影响药物的分布和清除。蛋白结合率高的药物通常具有较长的半衰期和较慢的清除速度。

药效与药物的分布特点密切相关。例如，一个针对肺部感染的药物需要能够在肺部达到有效的浓度，而一个治疗心脏病的药物则需要在心脏组织中有较高的分布。因此，了解中药制剂的分布特点对于预测其药效和选择合适的给药方案至关重要。

（三）代谢途径与药物活性

代谢是药物在体内经历的重要过程之一。通过代谢，药物可能被转化为活性代谢产物，继续发挥其治疗作用；或者转化为无活性代谢产物，最终被排出体外。中药制剂的代谢主要发生在肝脏，通过一系列的代谢酶完成。

代谢活性直接影响药物的疗效和安全性。某些中药成分经过代谢后可能产生毒性代谢产物，导致不良反应。另一方面，一些中药成分经过代谢后活性增强，对特定疾病的治疗效果更佳。因此，深入了解中药制剂的代谢途径和代谢产物的性质，有助于评估其疗效和安全性。

（四）排泄方式与药物清除

药物的排泄是体内药物清除的主要途径，它决定了药物在体内的停留时间和作用持续时间。肾排泄是主要的排泄方式，通过尿液将药物及其代谢产物排出体外。肝胆排泄则是将药物排入胆汁，最终通过肠道排出。肺排泄则是某些挥发性药物通过呼吸排出的方式。

对于中药制剂而言，排泄方式的选择和影响因素较为复杂。部分中药成分可以通过多种排泄途径清除，而某些特定成分可能主要通过某一特定途径排泄。这些排泄特点直接影响药物的半衰期和作用时间，从而影响治疗效果。

三、中药制剂的药物动力学模型

（一）零级释放与一级释放模型

零级释放模型是一种描述药物在给药部位恒定速率释放到体内的数学模型。在零级释放模型中，药物的释放速率不受浓度梯度的影响，而是由药物本身的特性和给药系统的设计决定。换句话说，不论体内的药物浓度如何，药物都以恒定的速率进行释放。这种模型通常用于描述缓释剂型药物的释放过程，为了维持治疗效果的持久性和稳定性。零级释放模型的特点是药物的血浆浓度呈线性增长，即随时间的推移而逐渐升高。

一级释放模型是一种描述药物在给药部位非恒定速率释放到体内的数学模型。在一级释放模型中，药物的释放速率随时间呈指数衰减。这种模型通常用于描述快速释放剂型药物的释放过程，主要是为了达到迅速发挥药效的目的。一级释放模型的特点是药物的血浆浓度在初始释放后迅速上升，然后逐渐降低，呈指数衰减的趋势。

（二）药物动力学模型在中药制剂中的应用

药物动力学模型在中药制剂研究中具有重要的应用价值。通过建立药物动力学模型，可以更加深入地了解中药制剂在体内的释放和吸收过程，以及药物在体内的浓度变化规律。这对于优化中药制剂的给药方案，提高药物的疗效和安全性具有重要意义。

首先，药物动力学模型可以帮助研究人员预测中药制剂的药物释放速率和吸收速率。通过建立释放模型和吸收模型，可以了解中药制剂在不同给药条件下的释放和吸收特性。这有助于确定最佳的给药途径、剂型设计和用药方案，从而达到更好的治疗效果。

其次，药物动力学模型可以评估中药制剂的药代动力学参数。药物的药代动力学参数包括药物的吸收速率常数、分布容积、消除速率常数等，可以通过建立药物动力学模型来估算。这些参数可以提供有关中药制剂在体内的吸收、分布、代谢和排泄等过程的信息，为药物剂量的调整和治疗方案的制订提供依据。

最后，药物动力学模型还可用于预测中药制剂的药效持续时间和药物浓度的关系。通过模拟药物浓度与药效之间的关系，可以推导出中药制剂的最佳给药时间、给药剂量和用药频率，从而实现药物的最佳治疗效果。

四、中药制剂的生物利用度与评价

（一）生物利用度定义与意义

1. 生物利用度定义

生物利用度是一个药学上的重要概念，特别是对于中药制剂这样的复杂体系。简而言之，生物利用度描述的是药物被吸收进入体内循环的比例。当一个药物被给药后，它需要经过多种生理过程，如溶解、吸收、分布、代谢和排泄。生物利用度特指这一过程中药物从给药部位被吸收，并最终进入血液循环的部分。

2. 生物利用度的意义

生物利用度的评价对于药物的研发和临床应用都有着重要的意义。以下是其主要意义。

（1）评估药物效果：生物利用度直接关系到药物在体内的浓度，从而影响药物的效果。一个药物的生物利用度高，意味着它在体内的浓度更高，更有可能达到预期的治疗效果。

（2）指导给药方案：了解药物的生物利用度可以帮助制定更合理的给药方案。例如，对于生物利用度低的药物，可能需要增加给药剂量或者改变给药途径，以提高其吸收效率。

（3）降低副作用：部分药物在胃肠道或其他组织中可能被迅速代谢或排泄，导致进入血液循环的药物浓度很低。这种情况下，药物的生物利用度低，可能需要增加给药剂量。但是，增加剂量可能导致局部药物浓度过高，引发不良反应。因此，了解生物利用度可以帮助平衡治疗效果与副作用。

（4）推动中药现代化：对于中药制剂而言，生物利用度的研究有助于推动中药的现代化和国际化。通过系统地研究和提高中药的生物利用度，可以使中药在国际医药领域中获得更广泛的认可和应用。

（二）生物利用度的评价方法

评价中药制剂的生物利用度是药物研发过程中的重要环节。以下是主要的评价方法。

1. 药物浓度-时间曲线（C-T 曲线）

C-T 曲线是描述药物在体内随时间变化的浓度的曲线。通过测定给药后的系列时间点上的血药浓度，可以绘制出 C-T 曲线。这个曲线可以直观地反映出药物在体内的吸收、分布和消除过程。

2. 相关药动学参数

除了直观的 C-T 曲线，还需要一系列的药动学参数来更精确地评价生物利用度。其中，最常用的参数如下。

（1）面积下曲线（AUC）：AUC 是指 C-T 曲线下的面积，它反映的是药物在体内总的暴露量。AUC 越大，意味着药物的生物利用度越高。

（2）最大药物浓度（Cmax）：Cmax 表示的是药物在体内达到的最大浓度。这个参数可以反映出药物吸收的速度和程度。

（3）时间达峰值（Tmax）：Tmax 是指从给药到达到 Cmax 的时间。这个参数可以帮助了解药物吸收的速率。

这些参数通常通过动物实验或人体临床试验获得。为了确保数据的准确性和可靠性，通常需要遵循严格的试验设计和操作规范。

综上所述，生物利用度是评价中药制剂性能的重要指标，它不仅关系到药物的疗效，还与药物的安全性、给药方案等多个方面密切相关。系统地研究和提高中药制剂的生物利用度，有助于推动中药的研发和应用走向更高的水平。

五、中药制剂与生物体的相互作用

（一）药物与生物大分子的相互作用

中药制剂的活性成分可以与生物体内的蛋白质、酶、核酸等生物大分子发生相互作用，这些相互作用对药物的药效和安全性具有重要影响。以下是几种常见的药物与生物大分子的相互作用方式。

（1）结合作用：药物与蛋白质之间的结合作用是药物分子与靶标分子之间的物理或化学相互作用。这种结合作用可以导致药物在体内产生特定的药理效应。例如，某些中药制剂的活性成分可以与细胞表面的受体结合，从而触发一系列信号传导路径，实现治疗效果。

（2）代谢作用：生物体内的酶系统可以将药物进行代谢转化，使其更容易被排泄。中药制剂的活性成分可能会通过代谢作用被转化为更具活性或无活性的代谢产物。这些代谢产物可能对药物的药理效应和毒副作用产生影响。

（3）解离作用：药物与蛋白质之间的结合不是永久性的，而是动态平衡的过程。药物可以通过与蛋白质的结合解离，从而改变其在体内的分布和代谢。解离作用的快慢可以影响药物的持续时间和疗效。

这些药物与生物大分子的相互作用可以通过实验方法，如体外结合实验、酶活性测定、分子对接模拟等进行研究。这些研究可以帮助我们了解中药制剂的活性成分和靶标之间的关系，揭示药物的作用机制，为优化药物设计和提高疗效提供依据。

（二）药物对生物体的影响及药效学研究

中药制剂作为药物，会对生物体产生各种不同的药理效应。药效学的研究可以帮助我们了解中药制剂的药理作用机制，从而改善其疗效和减少不良反应的发生。以下是药物对生物体的影响及药效学研究的几个方面。

（1）药物的治疗效果：药效学研究可以评估中药制剂对疾病的治疗效果。通过实验和临床观察，可以确定中药制剂的治疗指标、疗效评价方法和适应证，为合理应用中药提供依据。

（2）药物的副作用：药效学研究可以帮助我们了解中药制剂的不良反应及其发生机制。通过监测药物的毒性、副作用和安全性，可以评估中药制剂的风险与效益，保证患者用药的安全性和可控性。

（3）药物的作用机制：药效学研究可以揭示中药制剂的药理作用机制。通过细胞实验、动物模型和分子生物学技术等手段，可以深入了解中药制剂对靶标分子的作用途径和信号传导机制，从而为优化中药制剂的设计和开发提供理论基础。

（4）药物的药代动力学：药代动力学可以评估中药制剂在体内的吸收、分布、代谢和排泄过程。通过药物药代动力学研究，可以确定中药制剂的给药方案、剂型设计和用药频率，实现最佳的治疗效果。

综上所述，药物与生物大分子的相互作用是中药制剂产生药理效应的重要基础。药效学研究可以帮助我们了解中药制剂的药理作用机制，改善其疗效和减少不良反应的发生。通过深入研究药物对生物体的影响，可以为中药制剂的合理应用和药物研发提供科学依据。

第二章　中药制剂原料与辅料

第一节　中药原料的选用与处理

一、中药原料的选用原则

（一）产地与品种选择

中药材的产地与品种选择对于保证药效、确保药品质量与临床疗效至关重要。这两个因素直接关联到中药的原始品质，进一步影响到制药工艺及最终药品的疗效。

在中药材的产地选择方面，自古以来，中医药界就特别重视“道地药材”的选择。这是因为特定地区的自然环境，包括土壤、气候、水文等因素，都为某种或某些中药材提供了最佳的生长条件。在这种条件下生长的药材，其药效成分含量和比例都达到最佳状态，从而确保药效。例如，山西产的黄芪被誉为最佳，这得益于山西独特的自然环境，其土壤中的矿物质和气候条件为黄芪的生长提供了得天独厚的条件，使其药效成分含量丰富。而当归以甘肃产为优，也是因为甘肃的特定自然环境为当归的生长创造了良好条件，使其含有更高的药效成分。这些药效成分在治疗各种疾病时发挥着至关重要的作用。

品种选择同样不容忽视。同一植物的不同品种，由于受基因、生长环境等多重因素影响，其药效成分含量可能存在显著差异。这意味着，即使两种药材来自同一产地，但如果品种不同，其药效也可能有天壤之别。因此，在选择中药原料时，必须明确其品种，确保选择的是药效最佳、最稳定的品种。

为了确保选材的准确性，现代的科技手段也被广泛应用。通过 DNA 技术、化学成分分析等方法，可以精确鉴定中药材的品种和产地，为中药生产提供科学依据。

（二）药效成分含量考虑

除了产地与品种，药效成分的含量是评价中药质量的又一核心指标。即使是同一产地、同一品种的药材，由于生长过程中的环境因素变化、收获时间的不同等，都可能导致药效成分含量的差异。

因此，在选用中药原料时，对其药效成分进行定量分析是不可或缺的一步。这需要借助高效液相色谱、气相色谱等先进仪器，精确测定原料中的药效成分含量。只有确保药效成分含量稳定且符合药用标准，才能确保最终药品的安全和有效。

对于药效成分含量的控制，也体现了中药现代化的一个重要方向。即通过科学、量化的手段，确保中药质量的稳定和可控。这样不仅可以提高中药的疗效，还有助于中药在国际市场上得到认可和推广。

二、中药原料的采集与储存

（一）采集时机与方法

中药的采集是中药产业链中的首要环节，它直接关系到中药原料的品质和药效。采集的时机和方法是中药学中重要的研究内容，它们对于确保中药质量，发挥中药的最佳治疗效果有着不可替代的作用。

1. 采集时机

选择合适的采集时机是获取高质量中药原料的关键。一般来说，这个时机应选择在植物生长旺盛、药效成分含量最高的时期。这个时期的植物体内活性成分丰富，药效强劲。例如，许多草药都是在花开前或果实成熟时采集，因为此时的药效成分最为丰富。

此外，采集的季节也会影响原料的品质。比如春季是新生期，植物的嫩叶和根茎中的养分丰富，适合采集根茎类药材；夏季植物生长旺盛，适合采集叶类药材；秋季果实成熟，适合采集果实和种子类药材；冬季植物收藏养分，适合采集树皮和根类药材。

2. 采集方法

正确的采集方法是保证中药原料质量的重要因素。在采集过程中，必须注意保护植物主体结构，避免药效的损失。比如割草时应当留茬，挖根时要避免破坏根系。同时，要尽量保持原料的新鲜和完整，避免在采集过程中造成原料的破损和污染。

对于一些需要特殊处理的原料，如去皮、洗净等，也需要在采集后及时进行。这样可以避免原料在空气中暴露时间过长，引起药效成分的氧化和挥发。

（二）原料的储存与保管

储存和保管环节对于保持中药原料质量同样至关重要。一旦储存环境不良或保管方式不当，就可能导致原料品质下降，甚至产生有害物质。

1. 储存环境

中药原料的储存环境需要严格控制。一般来说，中药原料需要储存在阴凉、干燥、通风的地方，避免阳光直射和潮湿。阳光和高温可能会导致药效成分的分解和挥发，而潮湿则可能引发霉菌的生长，影响原料的品质。因此，储存环境的温度、湿度、光照等因素都需要定期监控和调整。

2. 保管方式

除了储存环境外，保管方式也是影响中药原料质量的重要因素。首先，原料在储存时应当按照种类、性质进行分类存放，避免不同原料间的交叉污染。其次，为了防止原料发霉、虫蛀，还需要定期进行翻晒、通风等操作，保持储存环境的干燥和通风。对于易挥发的原料，还需要密封储存，避免药效成分流失。这些都需要有专人负责管理，并定期进行质量检查。

另外，对于一些珍贵的中药原料，还可以采用低温冷藏、真空包装等更先进的保管方式，以延长其保质期限，保持药效的稳定。

三、中药原料的炮制处理

（一）炮制目的与方法

炮制是中药学中一项不可或缺的技术，自古以来就在中医药领域中占有重要的地位。这一环节的处理，对于中药原料的药性、药效都会产生深远的影响。其主要目的可以归纳为以下几点。

（1）增强药效：某些中药原料经过特定的炮制处理后，其有效成分更易释放，或更易被人体吸收，从而提高了药物的疗效。

（2）降低毒性：部分中药原料含有毒性成分，直接服用可能对人体造成伤害。通过炮制处理，可以降低或消除这些毒性，使药物更加安全。

（3）改变药性：中药原料经过炮制后，其药性可能会发生变化。例如，从寒性变为温性，或从燥性变为润性，以便更好地适应不同的治疗需求。

（4）提高药物的稳定性：某些中药原料在自然状态下易受潮、发霉或虫蛀。经过炮制处理后，其稳定性得到提高，更便于储存和运输。

为了实现上述目的，人们在实践中积累了多种多样的炮制方法。其中，最常见的包括以下几种。

（1）炒：将原料置于锅中，用文火加热并持续翻动，使其均匀受热。炒制可以使药性更温和，并增强某些药效。

（2）炙：用高温火焰直接加热原料，快速提高其温度。炙制通常用于增强药效。

（3）煅：在高温条件下，使原料经历氧化还原反应，从而改变其化学性质。

（4）蒸：将原料放在密封的容器中，用水蒸气加热。蒸制可以使药性更为醇厚。

（5）煮：将原料放入沸水中加热，使其中的有效成分溶解或变性。

这些炮制方法都有明确的目的和适应性。在选择炮制方法时，必须考虑到中药原料的性质、治疗的需求以及患者的体质等因素。

（二）炮制对药性药效的影响

炮制不仅是中药原料的加工过程，更是一门精深的技术和艺术。每一种炮制方法都可能对原料的药性和药效产生显著的影响。这种影响可能表现为药性的温热寒凉、升降浮沉的变化，也可能表现为药效的强弱增减。

具体来说，炮制可以通过以下方式影响药性药效。

（1）药性变化：某些寒凉的药材经过炮制后可能变为温性，如大黄炒制后减少其寒性，增加其温性。这种药性的调整使得药材更能适应不同体质的患者。

（2）药效增减：炮制过程中，一些药材的有效成分可能会得到浓缩或损失，从而使得药效得到增强或减弱。例如，黄芪经过炙制后，其补气效果会明显增强。

（3）毒性降低：某些有毒的药材，如附子，经过特定的炮制方法后，其毒性成分可以被分解或转化，从而使得药物在使用时更加安全。

（4）功效专一：通过特定的炮制手段，可以使药材的疗效更加专一。例如，陈皮经过炒制后，其理气效果更佳。

四、中药原料的现代化处理技术

（一）高科技在原料处理中的应用

随着科技的飞速进步，高科技手段在中药原料处理中的应用日益广泛，为中药产业带来了诸多变革。这些高科技手段不仅提高了中药原料的质量稳定性，还优化了提取过程，使中药的药效成分更加纯净高效。

1. 色谱技术的应用

色谱技术是一种高效的分离分析技术，被广泛应用于中药原料的成分分析中。通过色谱技术，可以快速准确地分离和鉴定中药原料中的各种化学成分，为质量控制提供可靠依据。比如，高效液相色谱法（HPLC）可以分离和测定中药中的多种活性成分，确保原料的药效和稳定性。

2. 质谱技术的应用

质谱技术是一种高灵敏度的分析技术，可以用于中药原料的结构鉴定和成分分析。通过质谱技术，可以得到原料分子的结构信息，进一步了解药效成分的性质和作用机制。这对于中药研发和新药创制具有重要意义。

3. 先进提取技术的应用

传统的中药提取方法往往效率低下，药效成分损失较大。而现代高科技提取技术如超临界萃取、微波萃取等，以其高效、环保、节能的特点，被广泛应用于中药原料的提取过程中。这些先进提取技术可以大大提高提取效率，减少药效成分的损失，获得更高纯度的药效成分。

（二）原料处理技术的发展趋势

随着人们对中药认识的不断深入和科技的不断发展，中药原料处理技术呈现出以下发展趋势。

1. 精细化处理

未来，对中药原料的处理将更加精细化。通过更精细的分类和处理，可以更好地保留原料中的药效成分，提高药效。同时，精细化处理还可以减少原料的浪费，提高资源利用率。

2. 高科技化处理

随着科技的不断发展，更多的高科技手段将被应用于中药原料的处理和分析中。例如，人工智能、大数据等技术可以在原料质量控制、生产工艺优化等方面发挥重要作用。高科技化将进一步提高中药原料处理的效率和准确性。

3. 绿色化处理

环保和可持续性已经成为当今社会的热门话题。在中药原料处理过程中，注重环保和可持续性，减少对环境的污染，是未来的重要发展趋势。通过采用环保的处理方法和材料，可以降低中药产业对环境的影响，实现绿色发展。

综上所述，高科技在中药原料处理中的应用为中药产业带来了诸多机遇和挑战。通过不断引进和发展高科技手段，我们可以进一步提高中药原料的质量，优化提取过程，为中药产业的可持续发展注入新的活力。同时，随着原料处理技术的发展趋势的不断深化，我们有理由相信，未来的中药产业将更加精细化、高科技化、绿色化，为人类健康事业作出更大的贡献。

第二节　辅料的种类与应用

一、辅料的定义与作用

辅料是指在药物制剂中，除了主药成分外，用于改善制剂性质、提高制剂稳定性、调节药物释放速度、改善口感及外观等的物质。辅料在药物制剂中发挥着重要的作用。

（一）辅料在制剂中的意义

辅料在制剂中的意义主要体现在以下几个方面。

（1）提高药物疗效：通过调节药物的释放速度，辅料可以确保药物在体内的有效浓度，从而提高药物的疗效。

（2）增加患者接受度：改善制剂的口感和外观，使患者更愿意接受药物治疗。

（3）确保药物稳定：通过提供保护性的环境，防止中药原料在制剂中发生降解或变质。

（二）辅料的主要作用

辅料在中药制剂中扮演了重要的角色。它们不仅有助于增加药物的稳定性、调节药效释放，还能改善口感及外观，提高制剂的工艺性能。

1. 增加药物的稳定性

辅料在增加药物稳定性方面起到至关重要的作用。一些特定的辅料，如抗氧化剂和防潮剂，能够提供一个保护性的环境，有效地隔绝光、氧、水分等可能导致药物降解的因素。通过这种方式，确保中药原料在制剂中能够更长时间地保持稳定。

对于需要长期储存和运输的药物制剂而言，这种稳定性尤为重要。在长时间的储存过程中，许多因素如光照、氧气和湿度都可能导致药物成分的降解，从而降低药物的疗效。然而，通过添加合适的辅料，可以有效地延长药物的保质期，并确保其在整个储存和运输过程中保持疗效的稳定。

2. 调节药效释放

辅料还可以起到调节药效释放的作用。某些辅料，如缓释剂和控释剂，能够通过改变制剂的结构或表面性质，控制药物在体内的释放速度。这种释放速度的调控对于满足不同治疗需求至关重要。

通过选择合适的辅料，可以实现药物的缓释、速释或定位释放。例如，缓释剂可以使药物在体内缓慢释放，从而维持长时间的治疗效果。而速释剂则能够促进药物迅速释放，迅速缓解患者的症状。这种释放方式的多样性使得中药制剂能够更灵活地适应不同疾病和患者的需求。

3. 改善口感及外观

中药制剂往往因为其苦涩的味道和不良的外观而不被患者所接受。然而，通过添加辅料如矫味剂和着色剂，可以有效地改善这些问题。矫味剂可以掩盖中药制剂的不良味道，使其口感更加宜人。着色剂则可以改善制剂的颜色，使其看起来更加吸引人。

除了改善口感和外观，这些辅料还有助于提高患者对药物的接受度。当药物更容易被患者接受时，他们将更愿意遵守治疗方案，从而提高治疗的依从性和效果。

4. 提高制剂的工艺性能

在生产过程中，辅料还能起到提高制剂工艺性能的作用。一些辅料，如填充剂、黏合剂、崩解剂和润滑剂等，可以改善药物的流动性、可压性、成型性等。这些特性对于生产工艺的顺畅进行至关重要，它们能够提高生产效率，降低成本，并确保最终产品的质量。

填充剂可以增加药物的体积，使其更易于处理和包装。黏合剂则有助于将药物成分牢固地黏合在一起，形成稳定的剂型。崩解剂能够促进药物在体内的迅速崩解，有利于药效的释放。而润滑剂则可以减少药物颗粒之间的摩擦，改善流动性，使生产工艺更加顺畅。

（三）辅料的选择与注意事项

在选择辅料时，需要考虑其与主药的相容性、对制剂性质的影响以及安全性等因素。同时，辅料的种类和用量也需要根据制剂的具体需求和患者的特点进行合理调整。在使用过程中，还需要注意辅料的添加顺序、混合方式等细节，以确保最终制剂的质量和稳定性。

二、常见辅料的种类与特点

（一）填充剂

填充剂是一种常用的辅料，主要用于增加制剂的体积和重量。常见的填充剂包括淀粉、乳糖等。这些填充剂具有良好的流动性和可压性，能够有效提高制剂的成型性。

（1）淀粉：淀粉是一种天然植物多糖，常用作填充剂来增加制剂的容积。它具有良好的分散性和稳定性，能够有效地保持制剂的均匀性。此外，淀粉还具有较好的可压性，能够增加制剂的密度，提高制剂的硬度。

（2）乳糖：乳糖是乳制品中天然存在的一种糖类，也是常用的填充剂之一。乳糖具有良好的溶解性和流动性，能够使制剂具有良好的可压性和表面光滑度。此外，乳糖还具有一定的甜味，可以改善制剂的口感。

（二）黏合剂

黏合剂是用于增加制剂的粘性，促进各种成分之间的黏附。常见的黏合剂包括明胶、阿拉伯胶等。

（1）明胶：明胶是一种动物源性蛋白质，具有良好的黏附性和溶解性。它能够增加制剂的黏度，使药物颗粒均匀分布，并且能够提高制剂的稳定性和可保存性。此外，明胶还具有一定的胶凝性，可以增加制剂的结构强度。

（2）阿拉伯胶：阿拉伯胶是一种植物源性胶质，也是常用的黏合剂之一。阿拉伯胶可以促进制剂中各种成分的黏附，提高制剂的均匀性和稳定性。与明胶相比，阿拉伯胶在一些特殊的制剂中更为常用，因为它不含动物蛋白质，适用于某些特定的人群。

（三）崩解剂

崩解剂是一种用于促进制剂在体内的崩解和释放药物的辅料。常见的崩解剂包括羧甲基纤维素钠、交联聚维酮等。

（1）羧甲基纤维素钠：羧甲基纤维素钠是一种水溶性高分子化合物，能够迅速吸收水分，使制剂迅速崩解。它具有良好的润湿性和吸湿性，能够增加制剂的溶解速度，提高药物的生物利用度。

（2）交联聚维酮：交联聚维酮是一种高分子聚合物，常用作崩解剂。它可以吸收水分，形成凝胶状结构，从而促进制剂的崩解。交联聚维酮具有较高的溶解度和吸湿性，能够有效提高制剂的崩解速度和药效。

（四）润滑剂

润滑剂是一种用于减少制剂与设备之间摩擦力的辅料，以提高生产工艺的顺畅性。常用的润滑剂包括硬脂酸镁、滑石粉等。

（1）硬脂酸镁：硬脂酸镁是一种无机盐，在制剂中常用作润滑剂。它具有良好的润滑性和降黏特性，能够降低颗粒间的摩擦系数，改善制剂的流动性和成型性。

（2）滑石粉：滑石粉是一种天然矿物质，常用作润滑剂。它具有良好的润滑性和流动性，能够减少制剂与设备之间的摩擦力，使制剂更容易流动和加工。

三、辅料的选择原则

在选择辅料时，应当遵循以下原则。

（一）与主药的相容性

辅料应当与主药成分相容，不产生化学反应或物理变化，以确保制剂的稳定性和疗效。这是因为，在药物制剂中，主药和辅料通常具有复杂的化学成分和相互作用。如果辅料与主药成分相互作用，可能会导致制剂的稳定性降低，或者产生不良反应，从而影响患者的治疗效果。

（二）对制剂性质的影响

在选择辅料时，应当根据制剂的特定需求选择适当的辅料。例如，需要快速崩解的制剂可以选择具有良好崩解性能的崩解剂。崩解剂是一种能够促进药物在体内快速崩解的辅料，它可以增加制剂的疗效，并确保患者能够及时地吸收药物。

同时，在选择崩解剂时，还应当考虑制剂的药物释放速度。药物释放速度是指药物在体内从制剂中释放到血液中的速度。如果药物释放速度过慢，会影响患者的治疗效果，并可能导致制剂的副作用。因此，在选择崩解剂时，应当选择能够快速释放药物的崩解剂，以确保制剂的疗效和患者的治疗安全性。

（三）对制剂成本的影响

在选择辅料时，还应当考虑制剂的成本影响。虽然选择优质的辅料可能会增加制剂的成本，但这是为了确保制剂的疗效和稳定性，以及减少制剂在患者体内的不良反应。如果选择劣质的辅料，可能会导致制剂的疗效降低，或者产生不良反应，从而增加制剂的成本。

因此，在选择辅料时，应当综合考虑制剂的疗效、稳定性和成本，以确保选择最合适的辅料。

四、辅料在中药制剂中的特殊应用

在中药制剂中，辅料的应用尤为重要。它们不仅可以提高中药制剂的稳定性，还可以改善中药制剂的口感与外观。例如，针对中药苦味的问题，可以选择合适的矫味剂来掩盖苦味，提高患者的服药依从性。同时，通过选用适宜的着色剂和包衣材料，可以改善中药制剂的外观，使其更加易于被患者接受。

第三节　原料与辅料的质量控制

一、原料的质量控制方法

（一）原料的鉴定与检验

在中药制剂生产中，原料的质量控制至关重要。以下是原料的鉴定与检验的方法和步骤。

1. 外观鉴别

外观鉴别是通过对中药原料的颜色、形状、气味、质地等外观特征进行观察，并与已知的标准进行比对，从而判断原料的真伪和质量的一种方法。它是中药鉴别中最直观、最常用的方法之一。

在颜色方面，中药原料的颜色可以反映其成分和品质。例如，黄芩的颜色应为黄色，若呈现绿色或棕色则可能表示其品质不佳或掺杂其他物质。通过对原料颜色的仔细观察，可以初步判断其是否符合规范要求。

形状也是外观鉴别的重要指标之一。中药原料的形状特征与其种类和加工方法密切相关。例如，甘草的形状应为圆柱形，若呈现扁平或不规则形状则可能为劣质品。因此，通过观察原料的形状，可以判断其是否经过正确的加工和处理。

气味和质地同样也能提供重要鉴别信息。中药原料的气味通常与其药效成分有关，而质地则与其含水量、纯度等方面有关。例如，当归应具有浓郁的香气，若气味淡薄或有异味，则可能表示其储存不当或掺杂其他物质。通过观察和感受原料的质地和气味，可以进一步确认其真伪和质量。

2. 化学鉴别

化学鉴别是利用物理化学分析方法对中药原料的化学成分进行鉴定，以确定其质量和纯度的一种方法。这种方法基于原料中特定化学成分的存在与否，以及成分的含量和比例来判断原料的真伪和质量。

红外光谱、紫外光谱、核磁共振等现代仪器分析技术在化学鉴别中发挥着重要作用。例如，红外光谱可以用于鉴定原料中的官能团和化学键类型；紫外光谱可用于检测原料中的特定发色团；而核磁共振则可以提供关于分子结构和化学成分的信息。通过这些分析方法的应用，可以对中药原料进行准确的化学成分鉴定和质量评估。

3. 微生物鉴别

微生物鉴别是采用菌落计数、培养和鉴定等方法对中药原料中的微生物进行检测，以确保原料不受微生物污染的一种方法。中药原料在生长、采摘、储存和加工过程中，有可能受到微生物的污染，这不仅可能影响原料的质量，还可能对患者的健康造成潜在风险。

通过微生物鉴别，可以对中药原料中的细菌、霉菌、酵母菌等微生物进行检测和计数。对于超出标准的微生物污染，可以采取相应的处理措施，如清洗、烘干或灭菌等，以确保原料的微生物指标符合规定。这种鉴别方法有助于保证中药制剂的安全性和有效性。

4. 痕量元素检测

痕量元素检测是利用原子吸收光谱、电感耦合等离子体发射光谱等技术，对中药原料中的痕量元素进行检测的方法。痕量元素是指在中药原料中存在的微小量的元素，它们可能对药物的安全性和有效性产生重要影响。

通过痕量元素检测，可以确定中药原料中是否含有超标的重金属、农药残留等有害物质。这些物质的存在可能会对患者的健康造成潜在风险，因此对其进行严格控制至关重要。原子吸收光谱和电感耦合等离子体发射光谱等技术具有高灵敏度和高准确性，能够准确地检测和定量分析原料中的痕量元素。

（二）有害物质的检测与控制

在原料中存在一些有害物质，如重金属、农药残留等，对人体健康有潜在危害。以下是有害物质的检测与控制方法。

1. 重金属检测

重金属，如铅、汞、砷等，在中药原料中的存在是一个严重的问题。这些重金属不仅对人体有害，还可能影响中药的药效。因此，对中药原料中的重金属含量进行检测至关重要。

原子吸收光谱法是一种常用的重金属检测技术。其原理是基于原子能级跃迁时吸收特定波长的光辐射，通过测定被吸收的光辐射强度来推算样品中待测元素的含量。这种方法具有灵敏度高、选择性好、分析速度快等优点，被广泛应用于中药原料的重金属检测。

电感耦合等离子体发射光谱法是另一种重金属检测技术。它利用高频电感耦合产生的等离子体激发样品中的原子，通过测量原子回到基态时发射的光谱来确定元素的种类和含量。这种方法可以同时检测多种重金属元素，而且检测限低，非常适合中药原料的复杂基质。

为了确保中药原料的安全性，这两种技术经常被结合使用，相互验证，从而为中药原料的重金属含量提供准确的数据。

2. 农药残留检测

农药在农业生产中的广泛使用，可能导致中药原料中存在农药残留。这些残留农药对人体健康构成潜在威胁，因此对中药原料进行农药残留检测十分必要。

高效液相色谱法是检测农药残留的常用技术之一。它可以分离、纯化和检测复杂混合物中的微量组分，包括各种农药残留。通过合适的色谱条件和检测器，可以实现对多种农药残留的同时检测。

气相色谱法也是检测农药残留的重要手段。它适用于挥发性或半挥发性农药的检测，具有高分离效能、高灵敏度、高选择性等优点。

这些技术的应用，确保了中药原料中农药残留量的准确测定，为中药安全使用提供了有力保障。

3. 霉菌毒素检测

霉菌毒素是由霉菌产生的一类有害物质，它们可能污染中药原料，影响中药的质量和安全性。因此，霉菌毒素的检测也是中药原料质量控制的重要环节。

高效液相色谱法同样适用于霉菌毒素的检测。通过色谱分离和后续的质谱鉴定，可以准确地定性和定量测定中药原料中的多种霉菌毒素。

酶联免疫吸附试验是一种基于抗原-抗体反应的检测方法。它利用特异性抗体与霉菌毒素结合，然后通过酶标记的二抗与抗体结合，最后通过底物显色或荧光发射来测定霉菌毒素的含量。这种方法具有灵敏度高、特异性强、操作简便等优点，被广泛应用于霉菌毒素的快速筛查和定量检测。

为了确保中药的安全性和有效性，我们必须重视这些有害物质的检测和控制。只有通过严格的质量控制和监管措施，才能确保中药原料的质量和安全，为人们的健康提供可靠的保障。

二、辅料的质量控制方法

（一）辅料的规格与标准

辅料作为中药制剂中的辅助成分，其质量也需要得到严格控制。以下是辅料的质量控制方法。

1. 规格制定

规格制定是根据中药制剂的要求和特性，确定辅料的规格要求，主要包括外观、理化指标和稳定性等方面。规格制定是辅料质量控制的重要环节，对于保证中药制剂的质量和疗效具有重要作用。

在规格制定过程中，首先需要考虑中药制剂的特性和使用要求。例如，对于填充剂来说，应根据其在制剂中的功能和形式，确定颗粒大小、颜色、形状等外观特征。这些规格要求既要满足中药制剂的制备工艺和工艺要求，又要符合药物的安全性和使用便捷性。

其次，在规格制定过程中，需要明确辅料的理化指标。理化指标是通过定量的方法来描述辅料的特性和性能。例如，对于黏合剂来说，可以规定其黏度、溶解度等理化指标。这些指标能够从物理和化学的角度反映辅料的质量和性能，为中药制剂的配方设计和制备提供了基础数据。

最后，在规格制定过程中，还需要考虑辅料的稳定性。稳定性是指辅料在储存和使用过程中的物理和化学性质是否能够保持不变。通过对辅料的长期储存和环境条件下的测试，可以评估其稳定性，并据此制定适当的储存条件和有效期。例如，在规格制定时，可以设定辅料的稳定性要求，如在规定的温度、湿度和光照条件下，辅料在一定时间内不发生质量变化。

2. 标准制定

标准制定是根据相关法规和标准，制定辅料的质量标准，明确其合格范围和检测方法。标准制定是辅料质量控制的基础工作，对于保障辅料的质量一致性和可靠性具有重要意义。

在标准制定中，首先需要考虑相关法规和标准的要求。例如，根据中华人民共和国药典、中国药典等法规和标准，制定辅料的质量标准。这些法规和标准是保障药物质量和安全性的重要依据，通过参考和遵循这些法规和标准，可以确保辅料的质量符合要求。

其次，在标准制定过程中，需要明确辅料的合格范围。合格范围是指辅料在特定条件下满足质量标准的范围。例如，对于填充剂来说，可以制定其含量、溶解度、微生物限度等指标，并明确其合格范围。通过确定合格范围，可以判断辅料是否符合质量标准，从而保证辅料的质量稳定和可控。

最后，在标准制定过程中，还需要确定辅料的检测方法。检测方法是评价辅料质量的重要手段，能够对辅料的各项指标进行准确、可靠的检测和分析。例如，对于填充剂的含量检测，可以采用荧光分析法、高效液相色谱法等方法进行检测。通过确定合适的检测方法，能够确保辅料的质量检测结果准确可靠，符合质量标准的要求。

（二）辅料的纯度和稳定性检测

对于辅料的纯度和稳定性，需要进行相应的检测和评价，以确保其质量符合要求。

1. 纯度检测

纯度检测是化学或生物领域中一个非常重要的环节，其目的是确保产品质量符合规定的标准。在辅料的纯度检测中，物理化学分析技术是最常用的方法之一，包括高效液相色谱（HPLC）和气相色谱（GC）等。这些技术具有分离和分析样品中化合物的能力，并能够准确测定样品中各种有害杂质的含量，确保纯度达到规定的标准。

首先，让我们来看看高效液相色谱。HPLC 是一种广泛应用的液相色谱技术，其主要特点是分离效率高、检测灵敏度高、分析速度快等特点。它适用于分析具有高沸点、极性或含有大量不饱和键的化合物。通过 HPLC，可以对样品中的多种化合物进行分离，并准确测定各种杂质的含量。例如，在纯度检测中，可以对样品中的有机酸、有机碱、蛋白质等化合物进行分离和测定，以确保它们在样品中的含量符合规定的标准。

其次，让我们来看看气相色谱。GC 是一种常用的气相色谱技术，适用于分析具有高沸点或不饱和键的化合物。通过 GC，可以对样品中的多种化合物进行分离，并准确测定各种杂质的含量。例如，在纯度检测中，可以对样品中的醇类、羰基化合物、氨基酸等化合物进行分离和测定，以确保它们在样品中的含量符合规定的标准。

纯度检测中的样品前处理也是非常重要的一步。这包括对样品进行研磨、切片、磨碎等处理，以便于样品中的各种化合物能够充分地溶解在载液中，从而保证在色谱分析时，样品中的化合物能够被有效分离和检测。此外，在样品处理过程中，还需要注意对样品中的水分和其他挥发性成分进行去除，以避免这些成分对检测结果的干扰。

除了传统的物理化学分析技术外，现代分析仪器的发展也使得纯度检测有了更多的选择。例如，高分辨率质谱（HRMS）是一种非常高级的检测手段，具有极高的检测精度和可靠性。它适用于分析样品中痕量元素，如氩、氪、氙等。

2. 稳定性评价

稳定性评价是产品研发过程中非常重要的一环，尤其是在考虑产品的长期稳定性和可靠性时。稳定性评价的目的是确定产品在储存和使用过程中是否会发生分解、变质或降解等现象，以便及时采取相应的措施。

稳定性评价的测试方法通常包括长期储存和不同环境条件下的试验。在长期储存条件下，产品需要经受住长时间的考验，以确保其能够在储存和使用过程中保持稳定性。不同环境条件下的试验则可以模拟产品在实际使用中可能遭遇的环境压力，例如高温、低温、潮湿、干燥等条件。

在评价产品稳定性时，需要关注以下几个方面。

（1）温度：温度是影响产品稳定性的一个非常重要的因素。在储存和使用的过程中，产品需要经受住不同温度条件下可能出现的温度梯度。例如，高温可能会导致产品分解、变质或降解等现象，而低温则可能会导致产品的活性降低。因此，温度是稳定性评价中一个非常重要的评价指标。

（2）湿度：湿度也是影响产品稳定性的一个非常重要的因素。在储存和使用的过程中，产品需要经受住不同湿度条件下可能出现的湿度梯度。例如，高湿度可能会导致产品分解、变质或降解等现象，而低湿度则可能会导致产品的活性降低。因此，湿度也是稳定性评价中一个非常重要的评价指标。

（3）稳定性：稳定性是产品在储存和使用过程中是否会发生分解、变质或降解等现象的评估。在评价产品的稳定性时，需要考虑产品在储存和使用过程中是否会出现这种情况，以及这种情况发生的可能性。

（4）降解：降解是产品在储存和使用过程中是否会发生分解、变质或降解等现象的评估。在评价产品的降解时，需要考虑产品在储存和使用过程中是否会出现这种情况，以及这种情况发生的可能性。

（5）储存条件：产品的储存条件对产品的稳定性评价也非常重要。在评价产品的储存条件时，需要考虑产品在储存和使用过程中是否会出现这种情况，以及这种情况发生的可能性。

（6）有效期：产品的有效期对产品的稳定性评价也非常重要。在评价产品的有效期时，需要考虑产品在储存和使用过程中是否会出现这种情况，以及这种情况发生的可能性。

稳定性评价是产品研发过程中非常重要的一环，只有在产品储存和使用过程中保持产品的稳定性，才能够确保产品的长期稳定性和可靠性。

三、原料与辅料的储存与保管规范

（一）储存条件的监控与管理

为了保证原料和辅料的质量，需要制定储存条件的监控与管理规范。以下是一些常见的规范措施。

1. 温湿度控制

温湿度控制是确保中药原料和辅料质量稳定的重要措施之一。中药原料和辅料的特性各不相同，对于温度和湿度的要求也存在差异。因此，根据原料和辅料的特性，确定适宜的储存温度和湿度是至关重要的。

首先，要了解每种原料和辅料的温湿度敏感性。一些中药原料含有挥发性成分，对温度较敏感，储存温度过高可能导致成分挥发损失，影响药效。而一些辅料则可能对湿度敏感，过高的湿度可能导致吸湿、潮解或发霉。因此，需要仔细研究各种原料和辅料的特性，并确定其适宜的储存温湿度范围。

其次，在储存过程中，应采取有效的温湿度控制措施。这包括安装温湿度监测设备，定期检查并记录储存区域的温湿度情况。根据监测结果，及时调整储存环境的温湿度，确保其保持在适宜范围内。对于温度控制，可以利用空调、暖气等设备来调节储存区域的温度。对于湿度控制，可以采用除湿机、加湿器等设备来维持适宜的湿度水平。

最后，还应注意储存区域的温湿度均匀性。避免出现温湿度差异过大的情况，以确保原料和辅料在整个储存区域内的质量稳定。

2. 光线控制

光线控制是保护中药原料和辅料免受光敏影响的重要手段。某些中药原料和辅料在受到阳光或强光的照射下，可能发生化学反应，导致药效降低或产生有害物质。因此，采取适当的光线控制措施对于保持原料和辅料的质量至关重要。

针对容易受光敏影响的原料和辅料，应采取避光措施。一种常用的方法是将原料和辅料存放在不透光的容器中，如棕色玻璃瓶或不透明的塑料袋。这些容器可以有效阻挡光线的穿透，减少原料和辅料与光线的接触。

另外，还可以使用遮光设施来保护原料和辅料免受光线侵害。在储存区域设置遮阳窗帘、百叶窗或遮阳网等遮光设施，可以有效遮挡阳光和强光的直接照射。此外，还可以选择储存在阴凉、避免阳光直射的地方，如室内仓库或地下室。

需要注意的是，对于一些特别敏感的原料和辅料，可能需要采取更严格的光线控制措施。例如，某些草药中的活性成分可能在光线存在下迅速分解，因此需要储存在完全黑暗的环境中。这要求储存区域具有良好的遮光性能，并采取额外的措施来确保完全排除光线的干扰。

3. 空气质量控制

空气质量控制对于保持中药原料和辅料的纯度和质量同样重要。储存区域的空气质量可能受到尘埃、异味等污染物的影响，因此需采取相应措施来维护良好的空气质量。

应保持储存区域的空气流通。通过合理设置通风设施，如排气扇、通风口等，可以促进空气流通，减少尘埃的积聚。定期开窗通风也可以有效排除污浊空气，保持空气清新。

（二）定期检验与轮换制度

为了确保原料和辅料的质量稳定，应建立定期检验和轮换制度。具体措施如下。

1. 定期检验

在中药产业链中，原料和辅料的质量直接决定了最终产品的品质与安全性。为了确保每一批次的原料和辅料都符合预定的质量标准，定期检验成了一个不可或缺的环节。

定期检验的重要性：

（1）质量保障：通过对原料和辅料的定期检验，可以及时发现其中可能存在的问题，如重金属超标、农药残留等，确保产品的安全性。

（2）工艺稳定：稳定的原料和辅料质量是保证生产工艺稳定的基础。定期检验可以确保生产过程中的参数稳定，减少不良品的产生。

（3）符合法规：国家和行业都对中药原料和辅料设定了相应的质量标准。定期检验是确保企业生产和产品符合国家和行业标准的重要手段。

实施策略：

（1）设定合理的检验周期：根据原料和辅料的性质、储存条件以及使用频率，设定合理的检验周期。一般而言，高风险、易变质的原料和辅料需要更短的检验周期。

（2）引入第三方检测：为了确保检验的公正性和准确性，很多企业选择引入第三方检测机构进行定期检验，对原料和辅料进行更为严格的评价。

（3）建立数据库：对每次检验的数据进行记录和整理，形成原料和辅料的质量数据库。这不仅可以追踪质量变化，还能为企业研发和质量控制提供宝贵的数据。

2. 轮换制度

在中药生产中，一些原料和辅料由于种种原因，可能会长时间储存。长时间的储存可能会导致其质量下降，甚至过期。为此，建立轮换制度变得至关重要。

轮换制度的意义：

（1）避免质量下降：通过轮换，可以确保原料和辅料在有效期内得到使用，避免因长时间储存导致的质量下降。

（2）减少浪费：合理的轮换可以避免某些原料和辅料因过期而被废弃，从而减少企业的经济损失。

（3）持续监控：轮换制度通常与定期检验相结合，确保在库的原料和辅料始终处于被监控状态。

实施策略：

（1）先进先出原则：对于长时间储存的原料和辅料，应采用“先进先出”的原则，即先入库的原料和辅料应优先出库使用。

（2）设定轮换周期：根据原料和辅料的有效期、使用频率以及历史数据，设定合理的轮换周期，确保每个批次的原料和辅料都能在有效期内得到使用。

（3）与供应商协同：与供应商建立紧密的合作关系，确保原料和辅料的稳定供应，减少因供应不稳定导致的长时间储存情况。

（4）库存管理：建立高效的库存管理系统，实时追踪原料和辅料的入库、出库、有效期等信息，为轮换制度的实施提供数据支持。

四、原料与辅料质量控制体系的建立与完善

（一）质量控制体系的组成与运作流程

建立和完善原料与辅料的质量控制体系是保证中药制剂质量的关键。以下是质量控制体系的组成和运作流程。

1. 质量控制团队

建立由专业人员组成的质量控制团队是确保中药原料和辅料质量的关键。这个团队将负责制定和执行质量控制计划，确保产品在整个供应链中始终保持高质量标准。团队成员应具备丰富的行业经验和专业知识，包括药学、化学、微生物学等领域。他们应定期接受培训，以保持对新技术和法规的更新。

质量控制团队的主要职责包括制定原料和辅料的质量标准、监督供应商的质量表现、评估仓储条件、抽样检测产品等。通过与生产部门、采购部门等其他相关部门的紧密合

作，质量控制团队能够确保质量控制计划在整个企业中得到有效执行。

2. 质量标准与规范

为了确保中药原料和辅料的质量，制定针对性的质量标准和规范至关重要。这些标准和规范应涵盖外观、理化指标、微生物限度等方面，以确保产品在不同环节都符合预期用途。

在外观方面，可以制定关于颜色、形状、质地等方面的标准，确保原料和辅料在视觉上符合预期。在理化指标方面，可以设定水分含量、灰分、有效成分含量等标准，以评估产品的纯度和效力。对于微生物限度，可以制定关于总菌数、霉菌和酵母菌数、大肠菌群等方面的规范，以确保产品微生物污染控制在安全范围内。

这些标准和规范应根据行业法规、企业实际需求和产品特性进行定期评估和更新，以确保其始终与当前的最佳实践保持一致。

3. 供应商选择与评估

选择可靠的供应商是确保中药原料和辅料质量的关键环节。企业应建立供应商评估和选择机制，以确保选购的原料和辅料来源可靠。评估供应商时，可以考虑其生产能力、质量管理体系、历史业绩、市场声誉等方面。与供应商建立长期稳定的合作关系，有助于确保产品质量的稳定性和持续性。

企业应定期对供应商进行评估和审计，以确保其始终符合质量要求。对于表现不佳的供应商，应及时采取措施，包括要求整改、减少采购量或终止合作关系等。同时，与优秀供应商建立战略合作关系，可以在产品质量、成本控制、交货期等方面实现共赢。

4. 过程控制与监测

对原料与辅料的生产过程进行控制和监测，是确保最终产品质量的重要环节。企业应对整个供应链过程进行细致的管理，包括原料的采购验收、加工生产、仓储环境等。

在采购验收环节，应对原料和辅料进行严格的质量检查，确保其符合预定的质量标准和规范。在加工生产环节，应制定并执行详细的操作规程，确保产品在生产过程中不受污染、不损失有效成分。在仓储环境方面，应对温度、湿度、光线等环境因素进行监控，确保储存条件符合产品特性要求，避免产品质量受损。

5. 不合格品管理

尽管有严格的质量控制措施，但偶尔仍可能出现不符合质量标准的原料和辅料。因此，企业应建立不合格品管理程序，确保及时有效地处理这些问题。

一旦发现不合格品，应立即停止使用，并进行详细的调查和分析，找出原因并采取相应的纠正措施。这可能包括重新调整生产工艺、改进储存条件、更换供应商等。同时，应对不合格品进行记录和追踪，以防止其流入市场或误用于生产。

（二）持续改进与质量风险管理的理念和方法在质量控制中的应用

持续改进和质量风险管理的理念和方法在原料与辅料的质量控制中起着重要作用。具体措施如下。

1. 过程改进

在中药生产中，过程控制是确保原料与辅料质量稳定性和一致性的关键环节。通过对生产过程进行深入分析和持续改进，可以有效提高产品质量和生产效率。

（1）流程梳理：首先，要对生产过程进行全面梳理，明确每个工序的输入、输出和关键控制点，确保流程清晰、合理。

（2）问题分析：针对生产过程中出现的问题，进行根本原因分析，找出影响质量稳定性和一致性的主要因素。

（3）改进措施：根据问题分析结果，制定相应的改进措施。例如，优化生产工艺参数，提高设备精度，完善操作规程等。

（4）效果验证：实施改进措施后，要对生产过程进行再次评估，确保改进措施取得实效，质量稳定性和一致性得到明显提升。

2. 风险评估与管理

原料与辅料的生产和使用环节存在各种潜在风险，如供应商不稳定、储存条件不当等。因此，进行风险评估和管理是保障产品质量安全的重要手段。

（1）风险识别：通过对原料与辅料生产和使用环节的全面梳理，识别出可能存在的质量风险。

（2）风险评估：对识别出的风险进行定量和定性评估，确定风险的大小和优先级。

（3）风险管理：根据风险评估结果，制定相应的管理措施。例如，建立供应商评价体系，加强原料和辅料入库检验，定期对储存环境进行检查等。

（4）风险防范：通过培训和演练等方式，提高员工的风险防范意识，确保在发生风险事件时能够迅速应对。

3. 数据分析与监控

在数字化时代，数据分析与监控在中药生产中发挥着越来越重要的作用。通过对原料与辅料的质量数据进行统计和分析，可以及时发现潜在问题，采取预防性措施，降低质量风险。

（1）数据收集：建立完善的数据收集机制，确保原料与辅料生产过程中的关键数据得到及时、准确地记录。

（2）数据分析：运用统计学和质量管理工具，对收集到的数据进行深入分析，找出质量波动的规律和潜在问题。

（3）问题预警：根据数据分析结果，设置合理的预警阈值，当数据出现异常时及时发出预警信号。

（4）预防性措施：针对预警信号，采取相应的预防性措施，如调整生产工艺参数、加强设备维护等，确保产品质量稳定。

4. 合规性管理

合规性管理是中药原料与辅料生产过程中的基本要求。确保生产过程符合相关法规和标准，遵循质量管理体系要求，对于保障产品质量和安全性具有重要意义。

（1）法规梳理：全面梳理国家和行业关于中药原料与辅料的法规和标准，确保企业对相关要求有清晰的认识。

（2）质量管理体系建设：建立完善的质量管理体系，确保原料与辅料的生产过程符合质量管理体系要求。

（3）合规性检查：定期对原料与辅料的生产过程进行合规性检查，确保生产过程始终符合相关法规和标准。

（4）持续改进：根据合规性检查结果，对生产过程进行持续改进，提高合规性和生产效率。

综上所述，通过对中药原料与辅料生产过程的持续改进、风险评估与管理、数据分析与监控以及合规性管理等方面的综合施策，可以有效提高原料与辅料的质量稳定性和一致性，确保产品质量和安全性，为中药产业的持续发展奠定坚实基础。

第三章 中药制剂制备工艺

第一节 制备工艺概述

一、中药制剂的定义与特点

（一）中药制剂的定义

中药制剂是指利用中草药及其有效成分经过加工、配伍后，按照一定规则和方法制成的能够直接应用于临床医学的制剂。中药制剂的制备过程包括药材的采集、加工、配伍、炮制等环节，通过科学的方法将多种中草药的活性成分提取和组合，形成具有特定药效的药物形式。

中药制剂的制备方法根据不同的需求和药材特性采用不同的技术，如水煎剂、浸膏剂、浸膏丸、煎膏剂、膏方、丸剂、散剂、片剂、胶囊剂、糊剂、糖浆剂、口服液剂等。这些制剂形式使得中药易于使用和调整剂量，提高了临床应用的便利性和灵活性。

（二）中药制剂的特点

（1）安全性：中药制剂对人体的毒副作用相对较小。中草药经过配伍和加工后，可以降低其毒性并提高药效，减少不良反应的发生。经过临床验证，中药制剂在治疗疾病时具有较低的毒性和副作用。

（2）稳定性：中药制剂经过科学的配方和加工工艺，能够保持药物的稳定性和有效性。在制备过程中，中药制剂的配伍、炮制等环节能够使药材的药效更加稳定，并延长药物的保存期限。这一特点保证了中药制剂在使用过程中不易发生质量变化，更好地满足临床需求。

（3）方便性：中药制剂易于携带和使用。由于中药制剂常以粉末、颗粒、丸剂、片剂、胶囊剂等形式存在，患者可以根据病情和需要进行剂量的调整，并灵活选择不同的给药途径。此外，中药制剂也可以根据患者的口味偏好进行调整，提高了患者的依从性。

（4）规范性：中药制剂的生产和质量控制遵循一定的规范和标准。制剂的生产需要符合相关药典规定的工艺和质量标准，保证制剂的品质和安全性。此外，制剂的生产过程也需要严格控制，包括药材的采集、加工、配伍等环节，以确保药物的合理使用和疗效。

（5）综合疗效：中药制剂常采用多种中草药的组合，能够综合发挥各种草药的疗效，提高治疗效果。中药制剂常常根据特定疾病的病机和临床表现进行配方，通过中草药之间的相互作用，达到协同治疗的效果，从而改善患者的症状和疾病状态。

二、中药制剂的分类与制备方法

（一）中药制剂的分类

1. 药食同源类

如枸杞膏、当归酒等，可同时具有药用和食用价值。

2. 固体制剂类

包括丸剂、散剂、胶囊剂等，是将中草药加工成固体形式的制剂。

3. 液体制剂类

如浸膏、煎剂、注射剂等，是利用溶剂将中草药提取出有效成分制成的制剂。

4. 外用制剂类

如贴剂、膏剂、粉剂等，直接应用于皮肤或黏膜外部的制剂。

（二）中药制剂的制备方法

1. 研磨法

将中草药研磨成细粉后进行配伍制剂，适用于固体制剂类和外用制剂类。

2. 浸泡法

将中草药浸泡在溶剂中，浸液提取有效成分后制成制剂，适用于液体制剂类。

3. 煎煮法

将中草药与水一起煎煮，将溶解于水中的有效成分提取并制成制剂，适用于液体制剂类。

4. 焙干法

将中草药进行干燥和烘烤处理，使其质量稳定并制成制剂，适用于固体制剂类和外用制剂类。

（三）中药制剂的质量控制

1. 药材的选择与鉴别

在中药制剂的生产过程中，必须选用优质的中草药，并对药材进行鉴别。药材的选择要考虑其生长环境、采收期、部位等因素，以确保药材的纯度和品质。同时，通过药材的形态特征、气味、色泽、质地、化学成分等方面进行鉴别，确保使用的药材符合标准要求。

2. 制剂工艺的控制

在制剂过程中，需要严格按照制剂工艺流程进行操作，包括原料的配比、混合、溶解、浓缩、干燥等各个环节。每一步工艺都需要进行严密的控制，确保操作的准确性和可重复性。对于制剂中涉及的温度、时间、pH 等参数，要进行精确的监控和调控，以保证制剂品质的稳定性和一致性。

3. 质量标准的制定

针对不同的中药制剂，需要制定相应的质量标准。质量标准是衡量中药制剂质量的依据，包括外观、含量、溶解度、微生物限度等指标。通过设置合理的标准，可以评估中药制剂的质量符合性，并且能够保证制剂的安全性和有效性。

4. 质量检测方法的建立

为了对中药制剂进行质量控制，需要建立适用于中药制剂的质量检测方法。常用的检测方法包括高效液相色谱法、紫外分光光度法、气相色谱法等。这些方法能够对制剂中的主要成分进行定量或定性分析，以确定其含量和纯度。通过建立准确、可靠的检测方法，可以对制剂的质量进行监控和评价。

（四）中药制剂的临床应用与疗效评价

1. 临床试验的设计与实施

针对中药制剂的临床应用，需要进行科学的临床试验来评价其治疗效果和安全性。在试验设计过程中，要确定研究对象、试验方案、观察指标等，并进行随机分组、盲法等方法提高试验的可靠性。通过控制变量、收集数据并进行统计分析，可以获得中药制剂在临床应用中的疗效评价。

2. 观察疗效与不良反应

在中药制剂的临床应用过程中，需要对患者的疗效和不良反应进行观察和记录。通过观察疾病的治疗效果、症状的改善情况、相关生理指标的变化等，可以评价中药制剂的疗效。同时，要密切关注患者是否出现不良反应或药物相互作用，及时采取措施进行干预和处理。

3. 综合评价与比较研究

对于中药制剂的临床应用，需要进行综合评价和比较研究。通过与其他治疗方法或药物的比较，评估中药制剂在疾病治疗中的优势和特点。同时，还需要考虑中药制剂的适应证、禁忌证、用药剂量等因素，综合评估其在临床实践中的应用价值。

4. 临床信息的积累与分享

在中药制剂的临床应用中，需要积累临床数据、疗效案例和观察结果等信息。通过建立临床数据库或病例库，收集和整理这些数据，并与其他医疗机构或研究机构进行分享和交流，以推动中药制剂的临床应用和疗效评价的进展。

三、中药制剂的制备工艺基本流程

（一）药材的选择与准备

药材的选择是中药制剂质量控制中的重要环节。首先，需要选择符合质量标准的中草药。这包括对药材的采购渠道和供应商进行严格筛选和审核，确保药材的来源可靠和质量可控。同时，还需要对药材进行外观、色泽、气味等指标的检查，排除有虫蛀、霉变、异味等问题。然后，对药材进行清洗处理，去除杂质和表面污物，并进行晾晒或烘干，使药材保持适当的湿度和储存状态。

（二）药材的加工

药材的加工是将中草药进行研磨、切片、提取等工艺处理，以获取有效成分。在加工过程中，需要根据不同的药材性质和使用要求，采用相应的加工方法和工艺流程。例如，对于需要研磨的药材，可以采用研磨机械将药材研磨成粉末；对于需要提取有效成分的药材，可以采用水、酒精等溶剂进行提取。在加工过程中，需要控制加工时间、温度等参数，确保有效成分的稳定性和质量。

（三）药材的配伍

药材的配伍是将多种中草药按照一定比例进行混合。在配伍过程中，需要结合中医药理论，考虑药物的相容性、相互作用和协同效应。同时，还需要考虑药材的药性、功效和副作用，确保药材的组合能够发挥理想的疗效，并避免不良反应和药物相互干扰。药材的配伍需要严格按照处方或方剂进行，在配伍的过程中可以借助专业的配伍软件或数据库辅助，以提高配伍的准确性和合理性。

（四）剂型的确定与制备

剂型的确定是根据药材的性质和临床需求选择适合的制剂类型，如丸剂、散剂、煎剂等，并进行相应的制备工艺。在剂型的确定过程中，需要考虑服用的便利性、药效的发挥和药物的稳定性等因素。例如，对于需要长期使用的药材，可以选择丸剂或颗粒剂作为剂型，便于携带和饮用；对于需要直接外用的药材，可以选择膏剂或贴剂作为剂型，方便患者使用。在制备过程中，需要根据剂型的不同，采用相应的工艺和设备，确保制剂的质量和稳定性。

（五）质量控制与质量标准制定

质量控制是中药制剂生产过程中的关键环节，通过对制剂进行质量控制，确保产品的质量稳定和安全性。在制剂过程中，需要建立相应的质量控制点，进行原料、加工、配伍、制备等环节的质量监测和检验。这包括对原材料的质量控制、工艺参数的控制、制剂的外观、含量、溶解度、稳定性等指标的检测和评价。同时，还需要建立相应的质量标准，根据国家药典、企业标准等制定适合产品的质量指标和限度。质量标准的制定需要考虑国家法规和行业标准的要求，确保产品的质量符合相关规定。

四、中药制剂的制备工艺参数设置

（一）中药制剂的原料药质量参数

1. 药材质量

药材作为中药制剂的基础，其质量直接关系到最终产品的质量。在选择药材时，应优先考虑无虫蛀、无霉变、无杂质的优质药材。这些药材不仅保证了制剂的安全性和有效性，还能确保最终产品的稳定性和一致性。为了确保药材质量，采购部门应与质量控制团队紧密合作，对供应商进行严格的筛选和评估。同时，定期对库存药材进行检查，及时发现并处理质量问题。

2. 药材含水量

药材的含水量是影响中药制剂稳定性和有效性的关键因素之一。过高的含水量可能导致药材发霉、变质，而过低的含水量则可能影响药材的溶解度和提取效果。因此，控制药材的含水量至关重要。在采购和储存过程中，应对药材的含水量进行严格检测，确保其符合规定标准。此外，加工过程中也应关注药材的含水量变化，避免在加工过程中引入过多水分。

3. 药材粉碎度

药材的粉碎度对于提高制剂的溶解度和吸收性具有重要意义。适当的粉碎度有助于增加药材与溶剂的接触面积，从而提高有效成分的提取率。然而，过度粉碎可能导致有效成分的损失和制剂的稳定性下降。因此，应根据药材的特性和制剂需求，控制药材的粉碎度，以达到最佳提取效果。

（二）中药制剂的制备工艺参数

1. 加工温度

加工温度是影响中药制剂质量的重要因素之一。不同的药材具有不同的活性成分和稳定性，因此需要根据药材的特性和制剂需求来选择合适的加工温度。过高的温度可能导致活性成分的破坏和损失，而过低的温度则可能影响提取效果和制剂的稳定性。因此，在制备过程中应严格控制加工温度，确保其在适宜范围内。

2. 溶剂的选择与浓度

溶剂的选择和浓度对于提取效果和制剂质量具有重要影响，应根据中草药的成分特点和目标成分的性质进行选择。例如，极性溶剂如水和乙醇适用于提取极性成分，而非极性溶剂如石油醚适用于提取脂溶性成分。同时，控制溶剂的浓度也至关重要，以确保提取过程的有效性和选择性。

3. 配伍比例

中药制剂的疗效往往取决于各味药的配伍比例。根据方剂配方确定中药的配伍比例，以达到最佳的疗效是制备过程中的关键步骤。在制定配伍比例时，应遵循经典方剂和现代研究成果，确保各味药的比例既符合传统医学理论又具有科学依据。同时，还应考虑不同批次药材的质量差异和患者个体差异等因素，对配伍比例进行适当调整。

4. 制剂的加工工艺参数

制剂的加工工艺参数如丸剂的压制压力、散剂的研磨时间等对于最终产品的质量具有重要影响。这些参数的设置应根据制剂的特点和目标进行优化。例如，压制压力过大可能导致丸剂硬度过高、溶解性能下降；而研磨时间过长则可能导致有效成分的损失和制剂的稳定性下降。因此，在制备过程中应严格控制这些加工工艺参数，以确保最终产品的质量和疗效。

（三）质量控制参数

1. 外观

中药制剂的外观特征如颜色、形状、气味等是判断其质量的重要依据之一。通过对制剂外观的检查可以初步判断其是否符合规定标准。例如，丸剂应具有光滑的表面、均匀的色泽和适宜的大小；散剂应具有细腻的颗粒和均匀的色泽等。对于不符合外观标准的制剂应及时进行处理和分析原因以避免质量问题的发生。

2. 含量

有效成分的含量是评价中药制剂质量的关键指标之一。含量的高低直接影响到制剂的药效和安全性。因此需要对每批产品进行含量测定确保其符合规定标准。常用的含量测定方法包括高效液相色谱法、气相色谱法等这些方法具有准确度高、重现性好等优点被广泛应用于中药制剂的质量控制中。

3. 溶解度

溶解度是反映中药制剂在溶剂中溶解性能的重要参数之一。溶解度的大小直接影响到制剂的溶出速度和吸收性能从而影响到其药效发挥速度和程度。因此需要对每批产品的溶解度进行检测确保其符合规定标准以保证制剂具有良好的溶出性能和吸收性能从而确保药效的发挥。

第二节 工艺流程与操作要点

一、药材的制备与处理

中药材的制备与处理是中医药产业链中的关键环节，涉及从采集到最终药材成品的多个步骤。这些步骤不仅影响药材的质量和疗效，还关系到中医药的安全性和有效性。下面将详细探讨中药材制备与处理的各个环节。

（一）药材的采集

采集是中药材制备的首要环节。选择合适的采集时机至关重要，因为这直接影响药材的有效成分含量和药效。通常，每种药材都有其特定的最佳采集时期，这需要根据其生长期和药用部位的特点来确定。例如，一些根茎类药材需要在其根部养分积累最为丰富的季节进行采集，而叶类药材则通常在植物生长旺盛、叶子茂盛的时期采集。

采集过程也需要严格遵循一系列规范，以确保药材的质量和安全性。这包括使用合适的工具和方法进行采集，避免对植物造成不必要的损伤，以及防止混入其他种类的植物或杂质。同时，采集人员需要具备相应的知识和技能，能够准确识别药材的种类和成熟度，并了解如何保护药材的资源可持续性。

（二）药材的清洗与处理

采集回来的药材通常需要进行清洗和处理，以去除表面的泥土、杂质和其他非药用部分。这一过程通常包括用水清洗药材，去除泥土和灰尘，然后进行挑选，去除劣质或不符合要求的药材。对于有根茎的药材，还需要特别注意根须的修整，去除腐烂或受损的部分，确保药材的整体质量。

清洗和处理过程中使用的水和其他清洗剂需要符合相关质量标准，以避免引入新的污染物。同时，处理过程应在合适的条件下进行，如适当的水温和处理时间，以最小化对药材有效成分的损失。

（三）药材的晾晒

清洗和处理后的药材需要进行晾晒，以降低其水分含量并防止霉变和变质。晾晒应在通风良好、阳光充足的地方进行，以确保药材能够均匀干燥。晾晒的时间和方法需要根据药材的种类和厚度来确定，以避免过度干燥或晾晒不足。

（四）药材的切割

晾晒后的药材通常需要进行切割或切碎，以便于后续的加工和提取。切割的方法和设备应根据药材的性质和要求来选择，以确保切割的准确性和效率。例如，一些硬质的药材可能需要使用专用的切割机械，而柔软的叶类药材则可以通过手工或简单的工具进行切割。

（五）药材的分类和质量评价

切割好的药材需要按照一定的分类标准进行分类和归档，以便于后续的管理和使用。分类的依据可以是药材的种类、来源、质量等级或其他相关因素。同时，还需要对分类好的药材进行质量评价，以确保其符合预定的质量标准。

质量评价通常包括外观检查、气味评估、色泽观察以及纯度测定等多个方面。外观检查主要是观察药材的形态、大小、颜色等是否符合要求；气味评估则是通过嗅闻药材的气味来判断其新鲜度和纯度；色泽观察则是通过比较药材的色泽来判断其质量和成熟度；纯度测定则是通过化学或仪器分析方法来确定药材中有效成分的含量和纯度。

通过这些综合性的质量评价措施，可以确保制备好的中药材在质量上达到预定的标准，从而保障其在中医药应用中的安全性和有效性。

二、药材的粉碎与干燥

中药材的粉碎与干燥是中草药制剂生产过程中的重要环节，对药材的质量和制剂的效果有着至关重要的影响。下面我们将详细探讨这两个过程的细节和注意事项。

（一）药材的粉碎

在中药材的处理过程中，粉碎是一个必不可少的步骤。通过粉碎，我们能够将切割好的药材进一步破碎，使其达到制剂所需的粒度要求。这个过程主要通过粉碎机械来完成，一般采用振动式粉碎机或喷雾式粉碎机。

振动式粉碎机主要通过高速振动的刀片对药材进行破碎。这种机器的优点在于破碎效率高，适用于大规模生产。然而，由于破碎过程中产生的热量较高，可能会对某些热敏性药材的成分造成损失。因此，在使用振动式粉碎机时，需要根据药材的性质合理选择操作参数，以避免成分损失。

喷雾式粉碎机则通过高速喷射的气流将药材破碎。这种方法的优点在于破碎过程中产生的热量较低，对药材成分的影响较小。然而，由于破碎效率相对较低，更适用于小规模生产或处理热敏性药材。

（二）药材的干燥

粉碎后的药材需要进行干燥，以降低水分含量，防止霉变和细菌滋生。常用的干燥方法有自然风干、太阳晒干、烘箱干燥等。

自然风干是将药材摊开在通风良好的地方，利用自然风进行干燥。这种方法简单易行，成本较低，但干燥时间较长，且易受天气条件影响。因此，自然风干更适用于小规模生产或气候适宜的地区。

太阳晒干是将药材摊开在阳光下进行干燥。这种方法干燥速度较快，且可以利用太阳能，降低成本。然而，需要注意的是，某些药材在阳光下长时间暴晒可能会导致成分损失或变质。因此，在选择太阳晒干时，需要根据药材的性质和当地气候条件进行合理操作。

烘箱干燥是将药材放入烘箱中，通过电热或蒸汽进行干燥。这种方法可以控制干燥的温度和时间，适用于大规模生产和高要求的产品。然而，需要注意的是，过高的温度或过长的时间可能会导致药材成分的损失或变质。因此，在使用烘箱干燥时，需要根据药材的性质和产品要求合理选择操作参数。

（三）药材的筛选和提取物的保存

干燥后的药材需要进行筛选，去除杂质和不符合要求的部分。这一步骤可以通过振动筛、旋转筛等设备进行。筛选后的药材应储存在干燥、阴凉的地方，避免吸湿和阳光直射。

对于需要进行提取的药材，可以选择适当的溶剂进行提取，如水、乙醇、甲醇等。提取方法可以是浸渍、渗漉、回流提取等。提取物应储存在密封容器中，避免氧化和污染。对于易挥发的提取物，还需要在低温下进行储存。

（四）药材粉末的处理

对于一些需要使用药材粉末的制剂，如散剂、丸剂等，可以将粉碎后的药材进行进一步的细磨和过筛，以获得更细腻均匀的药材粉末。细磨可以通过球磨机、砂磨机等设备进行。过筛则需要使用不同目数的筛网，以获得所需粒度的粉末。处理后的药材粉末应储存在密封容器中，避免吸湿和结块。

三、药材的萃取与分离

（一）药材的浸泡

药材的浸泡是中药制剂制备过程中的一个重要步骤。它的目的是将药材中的有效成分溶解到溶剂中，以便后续制剂制备的进行。药材的浸泡通常通过以下步骤完成。

（1）药材的选择：首先根据临床需求和药材的特性，选取适宜的药材进行浸泡。药材的选择应符合药典规定，并确保其质量安全。

（2）药材的准备：选取好的药材后，需要对其进行处理。这包括清洗、去杂和切割等工作，以提高药材的品质和利用率。

（3）容器和溶剂的选择：根据药材的性质和需要溶解的成分，选择合适的容器和溶剂进行浸泡。常见的溶剂包括乙醇、水和乙醚等。

（4）比例和时间控制：根据药典规定或经验，确定药材与溶剂的比例，并控制浸泡时间。不同的药材和溶剂需要不同的比例和时间，以获得最佳的溶解效果。

（5）温度和环境控制：在进行浸泡过程中，可以根据需要控制温度和环境条件。有些药材对温度和湿度较为敏感，因此需要注意控制这些因素，以提高浸泡效果。

（6）搅拌和振荡：为了加快有效成分的溶解速度，可以适时进行搅拌或振荡操作。这能够增强药材与溶剂的接触，促进成分的溶解。

（7）浸泡液的收集：经过一定时间的浸泡后，将药材与溶剂分离，收集溶液。对于一些需要多次浸泡的药材，可以进行多次浸泡和收集，以提高有效成分的得率。

（二）药材的煎煮

药材的煎煮是中药制剂制备过程中必不可少的步骤之一。通过煎煮可以将药材中的有效成分溶解到水中，形成煎剂或煎膏，用于临床医学的应用。药材的煎煮通常包括以下步骤。

（1）药材的浸泡：在进行煎煮之前，需要将药材进行适当的浸泡。这可以使药材表面的杂质和部分溶解性成分溶解出来，提高煎煮效果。

（2）水的选择：选择合适的水作为煎煮的溶剂。水的选择应符合药典规定，并确保其质量符合标准，不含有有害物质。

（3）煎煮设备的准备：根据煎煮的需求，选择合适的煎煮设备，如药锅、砂锅或煎药机等。确保设备的清洁卫生，并能够达到所需的煎煮要求。

（4）温度和时间控制：根据药材的特性和药典规定，确定煎煮的温度和时间。一般情况下，先用大火煮沸，然后转小火持续保持一定的温度和时间。

（5）搅拌和煮沸：在煎煮过程中，适时进行搅拌操作，以保证药材与水的充分接触。同时，保持水的持续煮沸，促进药材中有效成分的溶解。

（6）煮汁的收集：经过一定的煎煮时间后，将药材和剩余的水分分离，收集煎剂或煎膏。对于一些需要多次煎煮的药材，可以进行多次煎煮和收集，以提高有效成分的得率。

（7）渣滓的处理：将煎煮后产生的渣滓进行处理，可以通过简单的过滤或压榨等步骤，去除其中的固体物质，以得到更纯净的煎剂。

（三）药材的蒸馏提取

药材的蒸馏提取是一种常用的药材提取方法，适用于一些易挥发的药材成分。蒸馏提取的过程主要包括以下步骤。

（1）药材的准备：选取合适的药材，并对其进行清洗和切碎处理，以提高药材中有效成分的释放。

（2）提取设备的准备：选择合适的提取设备，如蒸馏器、萃取器等。确保设备的清洁卫生，并能够满足提取的要求。

（3）药材的装填：将处理好的药材放入提取设备中，注意填充均匀，以保证提取效果的均匀性。

（4）加热和蒸馏：通过加热提取设备，使药材中的有效成分挥发，随后经过冷凝器冷却，使挥发的成分重新液化，形成提取液。这一步骤通常需要控制加热和冷却的温度和时间，以保证提取效果和提取液的质量。

（5）提取液的收集：将经过蒸馏提取的提取液收集起来，并进行标记和储存。在收集过程中，需注意防止外界污染和药液挥发损失。

（6）进一步处理：蒸馏提取得到的提取液可能需要进一步处理，如过滤、浓缩等。这些步骤可以去除杂质和水分，提高提取液的纯度和浓度。

（四）药材的固态提取

对于一些不易溶解的药材成分，可以采用固态提取的方法进行提取。固态提取的过程主要包括以下步骤。

（1）药材的准备：选取合适的药材，并进行清洗和切碎处理。对于一些粉末状的药材，可以直接使用。

（2）溶剂的选择：根据药材成分的特性和需求，选择合适的溶剂进行固态提取。常用的溶剂有水、乙醇、醚类和酸碱等。

（3）固液混合：将药材与溶剂进行充分的固液混合，使药材中的有效成分溶解到溶剂中。可以通过摇匀、搅拌或磨碎等方法促进混合效果。

（4）提取条件控制：根据药材的特性和溶剂的选择，确定适当的提取条件，如提取温度、时间和压力等。这些条件会影响提取速度和提取效果。

（5）固液分离：经过一定的提取时间后，将固体药材与溶液进行分离。常用的分离方法包括过滤、离心和沉淀等。

（6）提取液的收集：将分离得到的提取液进行收集，并进行标记和储存。在收集过程中，需注意防止外界污染和溶剂挥发损失。

（7）进一步处理：根据实际需要，可以对提取液进行进一步处理，如浓缩、结晶和纯化等。这些步骤可以提高提取液的纯度和浓度，使其更适合制备中药制剂。

（五）药材的分离和纯化

药材经过提取得到的提取液可能含有多种成分，其中包括目标成分和杂质。为了获得目标成分的纯品，需要进行分离和纯化的步骤。常见的分离和纯化方法如下。

（1）萃取：利用溶剂的差异性，通过萃取操作将目标成分从提取液中分离出来。可以选择不同的溶剂和具体的萃取条件，以实现目标成分的有效分离。

（2）结晶：通过控制温度和溶剂浓度，使目标成分在溶液中结晶出来，然后进行过滤或离心分离。结晶可以提高目标成分的纯度和稳定性。

（3）过滤：利用滤纸或滤膜等过滤介质，将固体颗粒或大分子物质从溶液中分离出来。过滤可以去除杂质，并使溶液变得清澈。

（4）扩散：利用扩散的原理，通过物质在不同介质中的迁移差异，实现目标成分的分离和纯化。可以采用凝胶扩散、气体扩散等方法。

（5）离心：通过离心机的离心作用，将溶液中的颗粒物或悬浮物分离出来。离心可以加快分离速度，并提高分离效果。

（6）色谱：利用不同物质在固定相和流动相之间的亲和性差异，实现目标成分的分离和纯化。常见的色谱分离方法包括薄层色谱、柱层析和气相色谱等。

四、药材的浓缩与干燥

（一）药液的浓缩

药液的浓缩是中药制剂生产过程中非常重要的一步。在得到的提取液中，目标成分通常只占很小的比例，为了增加目标成分的浓度，需要去除大部分的溶剂。药液的浓缩主要通过以下几个步骤实现。

（1）蒸发浓缩：将提取液置于适当的容器中，加热使其蒸发，使溶剂逐渐蒸发而目标成分得以浓缩。

（2）真空浓缩：利用真空设备，降低提取液的沸点，加速溶剂的蒸发，从而更快地实现浓缩。

（3）冷冻浓缩：利用低温条件下，使溶剂迅速冷冻并形成固态，然后将固态溶剂去除，以实现药液的浓缩。

通过药液的浓缩，可以有效提高目标成分的浓度，使制剂中的活性成分更加丰富，增强药物的疗效和功效。

（二）药液的再提取

有些药材中的有效成分需要经过多次的提取才能完全释放和提取出来。因此，在药液的浓缩后，还可以进行再提取的过程，以提高目标成分的提取率。再提取的步骤包括以下几个方面。

（1）再次加入溶剂：在浓缩后的药液中，再次加入适量的溶剂，使没有完全释放的目标成分重新溶解。

（2）二次搅拌提取：通过充分的搅拌或超声波处理等方法，促使目标成分从固体药材中进一步释放到溶剂中。

（3）分离和收集：将再次提取的溶液与原来的提取液进行分离，收集新的提取液。

通过药液的再提取，可以最大限度地提高目标成分的提取率，充分利用药材中的有效成分。

（三）药液的凝固和干燥

药液的凝固和干燥是将浓缩后的药液转化为固态制剂的重要步骤。通过冷却或加热的方法，使药液中的溶剂迅速凝固，从而降低水分含量，得到固态制剂。具体步骤如下。

（1）冷却凝固：将浓缩后的药液置于低温环境中，使溶剂迅速冷却并凝固成固态。可以采用冷冻法、喷雾冷却法等。

（2）加热干燥：将凝固后的药液在适当的温度下进行加热，使溶剂蒸发，进一步降低水分含量，并得到干燥的固态制剂。

通过药液的凝固和干燥，可以提高制剂的稳定性和保存性，方便储存和使用。

（四）药液的精制和调整

对于一些需要进一步精制和调整的药液，可以进行适当的处理，以提高制剂质量和效果。主要包括以下步骤。

（1）结晶：通过溶剂的挥发或控制温度，使药液中的目标成分结晶，进一步纯化和提纯。

（2）脱色：对于颜色较深的药液，可以通过活性炭吸附、溶剂萃取等方法去除不需要的色素，使药液呈现清澈的色泽。

（3）pH 调节：根据制剂的要求，对药液的 pH 进行调整，以保证最佳的稳定性和适宜的应用条件。

通过药液的精制和调整，可以进一步提高制剂的纯度、稳定性和适应性，确保中药制剂的质量和疗效。

五、药材的储存与养护

（一）药材的包装

将制备好的药材进行适当的包装，选择符合要求的包装材料和包装形式，以保护药材的质量和保存时间。药材的包装是保障药材质量不受损害的重要环节。在选择包装材料时，需要考虑药材的性质、保存要求和市场需求等因素。

首先，包装材料应具备保护药材免受外界环境影响的能力。常见的包装材料包括塑料袋、玻璃瓶、铝箔袋等。塑料袋具有良好的密封性和防潮性能，适用于一次性包装。玻璃瓶可以有效隔绝外界空气，防止药材氧化。铝箔袋具有良好的光线和氧气屏障性能，适用于对光敏感的药材。

其次，包装形式应根据药材的特性进行选择。对于易碎、易破裂的药材，可采用包装盒或模压托盘进行固定，以防止损坏。对于颗粒状或粉末状的药材，可采用密封包装或真空包装，防止氧化、潮湿和污染。

在包装过程中，应注意以下几点。首先，确保包装环境的清洁和卫生，避免污染药材。其次，控制包装温度和湿度，避免包装过程中的高温和高湿度对药材质量的不利影响。最后，加强包装质量的检查和控制，确保包装合格率和完整性。

（二）药材的储存条件

根据不同的药材特性，确定合适的储存条件，包括温度、湿度、通风等因素，以防止药材发霉、虫害和品质变化。合理的药材储存条件直接影响药材质量和保质期的保持。

首先，药材的储存温度是关键因素之一。一般来说，药材的储存温度应控制在适宜的范围内，避免过高或过低的温度。不同的药材对温度的要求不同，应根据药材的性质和特点确定合适的储存温度。对于一些易氧化的药材，储存温度应相对较低；而对于一些含水量较高的药材，储存温度应相对较高。

其次，药材的储存湿度也是重要因素之一。过高的湿度容易导致药材发霉和变质，而过低的湿度则可能导致药材失去活性物质或产生裂纹。因此，根据药材的特性和要求，确定合适的湿度范围，采取相应的湿度调控措施，如加湿、除湿等。

再次，通风条件对于药材的储存也非常重要。良好的通风可以有效降低药材的湿度和温度，避免内部空气滞留和霉菌滋生。在药材储存区域内设置通风设备，保证空气流通，并定期清理和消毒，以确保良好的储存环境。

最后，还需注意药材与其他物质的隔离。有些药材具有强烈的气味，容易被其他物质吸附，影响药材的品质。因此，在储存过程中应注意与具有挥发性气味的物质保持一定距离，或采取隔离包装措施。

（三）药材的标识和记录

对储存好的药材进行标识和记录是为了方便追溯和管理。标识和记录包括药材名称、产地、采集时间、储存条件等信息。

首先，对每批药材应进行标识，标明药材的名称、产地和采集时间等基本信息。同时，可以通过二维码、条形码等技术手段，将药材的相关信息与电子数据库相连接，实现追溯和查询。

其次，在药材的储存过程中需要记录相关信息。记录的内容包括药材的进货日期、产地、数量、质量检验结果、储存条件等信息。同时，还应建立健全的储存档案管理系统，使得药材的信息可以快速查询和检索，方便管理和追溯。

这些标识和记录的工作有助于提高药材质量的追溯性和可控性。通过标识和记录，可以及时了解药材的来源和储存信息，为合理使用和管理提供依据。

（四）药材的定期检查和保养

药材是中药制剂的重要组成部分，其质量对于药效的发挥至关重要。为了确保药材的质量和保存期限，必须进行定期的检查和保养工作。

首先，药材在储存过程中可能会出现一些问题，比如包装破损、变质、虫害等。因此，定期对储存的药材进行检查是十分必要的。检查时应注意以下几个方面。

（1）包装检查：检查药材包装是否完好，是否存在破损、漏气、渗漏等情况。如果发现包装有问题，应及时更换新的包装材料，以保证药材的密封性和质量。

（2）外观检查：观察药材的外观是否正常，如颜色是否一致、是否有异味等。如果发现异常情况，应及时对药材进行处理，避免使用受损的药材。

（3）湿度检查：测量存放药材的环境湿度，确保湿度在适宜的范围内。如果湿度过高，容易导致药材变质、霉变，应及时调整储存环境，做好防潮工作。

（4）温度检查：监测药材储存区域的温度，避免过高或过低的温度对药材产生不利影响。需要注意的是，不同的药材对温度的要求可能不同，应根据具体情况进行调整。

针对发现的问题，应及时处理。对于包装破损的药材，应更换新的包装材料，确保密封性；对于变质的药材，应淘汰并进行合理处置；对于受虫害影响的药材，可以采取相应的虫害防治措施。

（五）药材的养护和更新

药材在长时间储存之后，可能会出现质量下降、污染、虫害等问题，为了保证药材的质量，需要进行定期的养护和更新工作。

（1）清洁：定期对储存的药材进行清洁工作，去除灰尘、杂质等污物，保持药材的干净和整洁。清洁时应注意使用无毒、无害的清洁剂，避免对药材产生污染。

（2）防虫：对于易受虫害的药材，应采取相应的防虫措施，如使用防虫剂、安装虫窝检测设备等。定期检查虫害情况，如发现虫害应及时采取控制措施，避免虫害扩散。

（3）防潮：储存过程中，药材容易吸湿引起霉变，因此需要做好防潮工作。可以采用密封包装或者在储存区域设置除湿设备等方式来控制湿度，避免造成药材的质量下降。

（4）更新：长期储存的药材可能会出现质量下降的情况，因此需要进行定期的更新工作。对于过期的药材，应及时淘汰，并补充新鲜的药材来替代，以保证药材的有效成分和药效。

第三节　制备过程中的质量控制

一、中药制剂质量控制的基本要求

（一）原材料的质量控制

在中药制剂的生产中，原材料是产品质量控制的基础。为了确保最终产品的质量，必须对原材料进行严格的质量控制。这包括对原材料的来源、外观、色泽、气味、纯度、含量等方面进行检测和评估。只有符合相应药典规定的原材料，才能用于生产。

具体来说，对于采购的原材料，首先要确保其来源可靠，具有合法资质证明。对于采用野生植物的原材料，还需要进行地理产地的调查和采购的合规性审核，确保其品质合格。此外，在采购过程中，应与供应商建立良好的合作关系，确保供应链的稳定性。

在原材料入库前，应对其进行严格的检验。这包括外观检查、色泽对比、气味辨识等感官检测，以及纯度、含量等指标的化验分析。只有通过检测的原材料，才能入库待用。对于不合格的原材料，应及时退货或销毁，避免混入生产环节。

（二）工艺流程的质量控制

在中药制剂的生产过程中，工艺流程是质量控制的关键环节。为了确保最终产品的质量稳定可靠，必须制定详细的操作规范和质量控制点，对各个环节进行严格的监控和管理。

首先，应制定合理的配方比例，确保各种原材料之间的配比符合方剂要求。在加工过程中，应遵循标准化的操作规程，避免误操作或违规操作导致的质量问题。例如，对于粉碎、混合、干燥等环节，应严格控制时间、温度、压力等参数，确保产品的一致性和稳定性。

其次，在制备方法上也需要不断创新和优化。通过对制备工艺的改进和提高，可以进一步提高产品的质量和疗效。例如，采用先进的提取技术可以提高有效成分的提取率；采用新型成型工艺可以改善产品的外观和口感等。

（三）设备设施的质量控制

在中药制剂的生产过程中，设备设施也是影响产品质量的重要因素之一。为了确保设备的性能和精度符合要求，必须对设备进行严格的质量控制。

首先，在选购设备时，应选择符合相关规范和标准的设备供应商。对于与中药质量有关的设备，如粉碎机、混合机、干燥机等，还需要进行实地考察和评估，确保其性能和精度符合要求。在安装和调试过程中，也需要对设备进行严格的检查和验收，确保其符合设计要求和使用规范。

其次，在使用过程中，还需要对设备进行定期的检查和维护。这包括定期检查设备的性能状态、清洁情况、润滑情况等；定期对设备进行维护保养、更换易损件等；定期对设备进行消毒处理，防止污染物的残留。通过加强设备设施的质量控制和管理，可以确保设备的正常运行和产品质量的稳定可靠。

（四）质量管理体系的建立

为了确保中药制剂的质量稳定可靠，必须建立完善的质量管理体系。这包括制定质量管理制度、建立质量管理体系文件、实施质量控制措施等方面。通过建立规范的质量管理体系，可以对各个环节进行有效的监控和管理，确保产品的质量符合要求。

首先，应建立完善的质量管理制度。这包括明确各个部门的职责和权限、建立质量标准和质量目标、制订质量计划和质量控制措施等。通过制度化管理，可以确保各项质量活动有章可循、有法可依。

其次，应建立质量管理体系文件。这包括质量手册、程序文件、作业指导书等。通过建立和完善这些文件，可以明确各项质量活动的具体要求和实施方法，确保各项质量活动得到有效执行和监控。

最后，应实施有效的质量控制措施。这包括对原材料进行严格的检验和监控、对生产过程进行定期的检查和评估、对产品进行定期的抽样检测和化验分析等。通过实施这些措施，可以及时发现和处理质量问题，确保产品的质量稳定可靠。

（五）质量风险评估和控制

为了确保中药制剂的质量稳定可靠，还需要进行质量风险评估和控制。这包括对可能影响产品质量的因素进行分析和评估、采取相应的措施进行控制等方面。通过对可能影响产品质量的因素进行风险评估和控制，可以及时发现和处理潜在的质量问题，确保产品的质量符合要求。

具体来说，应建立完善的风险评估和控制机制。包括对原材料的供应商进行评估和审核、制定合理的采购计划和质量控制标准；对生产过程进行定期的风险评估和控制；对产品进行定期的质量检测和分析等方面。通过加强风险评估和控制力度，可以降低产品质量风险的发生概率和影响程度确保中药制剂的质量稳定可靠。

二、中药制剂制备过程中的质量控制措施

（一）原材料检验控制

在制备中药制剂的过程中，原材料的质量是至关重要的。为了确保最终产品的质量，必须对原材料进行严格的检验和控制。这一环节涉及对原材料的外观、气味、纯度、含量等各个方面的综合检测，以确保其品质符合既定的标准。

首先，外观检测是初步判断原材料质量的重要手段。通过对原材料的形态、颜色、大小等进行观察，可以初步判断其是否符合规定。例如，某些药材应具有特定的颜色或形态，若出现明显的变异或异常状况，则可能是质量不佳或掺假的迹象。

其次，气味检测也是评价原材料质量的重要途径。中药材通常具有特定的气味，通过嗅闻可以判断其是否新鲜、纯正。若出现异味或气味不正，则可能是原材料质量有问题或储存不当导致。

再次，纯度检测是确保原材料质量的关键环节。通过使用现代分析技术，如高效液相色谱、气相色谱等，对原材料中的有效成分进行定量和定性分析，确保其含量和纯度符合标准。这不仅可以保障最终产品的疗效，还可以避免可能的副作用和风险。

最后，含量检测是对原材料中有效成分的具体含量进行测定，以确保其达到预定的治疗浓度。通过精确的仪器和分析方法，可以对原材料中的多种有效成分进行准确的测定和评价，从而确保其在制备过程中的稳定性和一致性。

（二）工艺操作规范

制备中药制剂的过程涉及多个环节和操作步骤，因此制定详细的工艺操作规范至关重要。这些规范应包括原材料的配比、加工工艺、制备方法等各个方面，以确保制备过程的一致性和可控性。

首先，原材料的配比应根据具体的制剂要求和药理作用来确定。通过对不同原材料进行精确的比例控制，可以确保最终产品中各成分的含量和比例达到最佳的治疗效果。

其次，加工工艺的选择和操作应遵循科学原理和实践经验。例如，某些药材可能需要特定的炮制方法来提取有效成分或去除毒性成分，而这些方法的选择和操作都需要严格遵循工艺规范。

最后，制备方法的选择也是影响中药制剂质量的关键因素。不同的制备方法可能导致产品中有效成分的分布和释放行为有所不同，因此需要根据具体的治疗需求和剂型要求来选择合适的制备方法。

（三）生产环境控制

在中药制剂的生产过程中，生产环境的控制也是至关重要的。为了确保产品的质量和安全性，生产车间必须满足无尘、无菌、无异味等要求。

为了达到这些要求，生产车间应定期进行清洁和消毒工作。通过使用合适的清洁剂和消毒剂，可以有效去除车间内的尘埃、微生物和其他污染物，从而保持生产环境的洁净和卫生。

此外，对生产车间的空气质量和温湿度进行监测和控制也是必要的。通过使用空气质量监测仪器和温湿度传感器等设备，可以实时监测车间内的空气质量指标和温湿度变化，从而及时采取措施进行调整和控制。

（四）中间产品检验控制

在制备中药制剂的过程中，中间产品的检验控制是确保最终产品质量的重要环节。通过对中间产品的检测和分析，可以及时发现和解决可能存在的质量问题，从而避免最终产品出现质量问题。

中间产品的检验控制应包括对其外观、含量、溶解度等各个方面的综合检测。通过使用合适的分析方法和仪器，可以对中间产品中的有效成分进行准确的测定和评价，从而确保其质量符合要求。

（五）成品检验控制

当中药制剂生产完成后，必须进行成品的检验控制以确保其质量符合标准。这一环节涉及对成品的外观、含量、溶解度、稳定性等多个方面的综合检测和评价。

外观检测是对成品进行初步评价的重要手段。通过对成品的形态、颜色、包装等进行观察可以初步判断其是否符合规定要求。若出现明显的变异或异常情况则可能是生产过程中出现的问题或储存不当导致的，需要进一步进行质量分析和排查。

三、中药制剂制备过程中的质量评估与改进

（一）质量评估

在中药制剂的生产流程完成后，为确保产品安全有效、质量可控，必须进行严格的质量评估。这一环节旨在通过系统的方法和手段，对成品的检测结果进行深入的分析和评估，从而全面了解产品的质量状况。为实现这一目标，可以采用多种统计方法，例如方差分析、回归分析、过程能力指数等，对多批次的数据进行细致分析，以评估产品的稳定性、一致性和可靠性。

在具体操作时，首先需要确定评估的标准和依据。这通常包括国家法律法规、药典标准、企业内部标准等。在此基础上，制订出详细的评估方案，明确评估的对象、方法、指标和判定标准。随后，按照方案进行实验操作，对成品进行全面检测，获取大量实际数据。通过运用统计方法对这些数据进行处理和分析，可以得出产品质量的各项指标，如含量、溶出度、崩解时限等是否符合要求，以及产品之间的质量差异是否在可接受范围内。

质量评估的结果将以报告的形式呈现，详细阐述检测的过程、方法、数据以及结论。这将为企业决策层提供有力的参考依据，以判断产品是否可投放市场，或者是否需要进行进一步的质量改进。

（二）质量改进

根据质量评估的结果，企业可能会发现产品存在某些质量问题或隐患。这时，就需要针对这些问题进行有效的质量改进。质量改进的目标是提高产品的质量稳定性和一致性，确保每一批次的产品都能达到既定的质量标准。

为实现这一目标，企业可以从多个方面入手。首先，可以对工艺流程进行优化。通过对生产过程中的各个环节进行深入研究和分析，找出可能影响产品质量的关键因素，然后对其进行改进或控制。例如，可以调整某些工艺参数、改进设备性能、优化操作手法等。其次，调整原材料配方也是一个有效的改进手段。通过对原材料的质量、来源、成分等进行深入研究和分析，找出可能影响产品质量的关键因素，然后对其进行严格控制或替换。此外，引入新的原材料或辅料，以改善产品的某些性能也是常见的做法。最后，设备设施的改进同样不容忽视。更新或升级生产设备、检测仪器等硬件设施，不仅能提高生产效率和产品质量，还能降低生产成本和减少质量风险。例如，引入自动化生产线、智能化检测系统等技术手段，可以大幅提高生产过程的可控性和准确性。

（三）不良事件管理

尽管企业在中药制剂生产过程中采取了多种质量控制措施，但仍有可能发生不良事件或质量问题。这时，企业需要建立健全的不良事件管理制度，确保在问题发生后能迅速响应和处理。

不良事件管理制度应包括以下几个方面。首先，是不良事件的监测和报告机制。企业应设立专门部门或人员负责监测产品质量信息和使用情况反馈，一旦发现不良事件或质量问题应立即报告给相关部门和领导层。其次，是不良事件的调查和处理程序。企业应成立专门调查组对不良事件进行深入调查和分析找出问题根源并采取相应的纠正措施以防止类似问题再次发生。最后，是不良事件的记录和归档要求。企业应对所有不良事件进行详细记录包括事件发生的时间、地点、涉及的产品批次、原因、处理结果等信息并定期进行归档和分析以便总结经验教训持续改进质量控制措施。

（四）持续改进

中药制剂生产企业要实现持续稳健的发展必须建立持续改进的机制不断优化质量控制措施和管理体系。这意味着企业需要在生产过程中不断地寻找问题、分析问题、解决问题从而实现产品质量的持续提升和突破。

为实现持续改进企业可以采取多种措施和方法。首先，可以引入先进的技术和管理方法，例如引入先进的生产工艺、检测技术和管理理念，以提高企业的核心竞争力。其次，可以与行业内外的优秀企业或研究机构进行合作与交流学习，借鉴他们的成功经验和做法，以拓宽视野和思路。最后，企业还可以开展内部培训和人才培养计划提高员工的专业素质和技能水平为持续改进提供有力的人才保障。

第四章　中药制剂设备与技术

第一节　制剂设备概述

一、中药制剂设备的重要性

（一）确保中药制剂的质量和安全性

中药制剂的质量和安全性对于患者的治疗效果和健康安全至关重要。为了确保中药制剂的质量和安全性，必须选用符合标准的制剂设备。

首先，制剂设备的选用非常重要。应选择具备良好性能、精度高、稳定可靠的制剂设备，以确保中药制剂的生产达到规定的质量标准。这些设备需要具备适宜的容量和特性，能够满足中药制剂的生产需求，同时具备灵活性和可调节性，以适应不同药材的处理和生产工艺。

其次，制剂设备的操作和维护也是确保中药制剂质量和安全性的重要环节。操作人员应接受专业培训，了解设备的使用方法和操作流程，严格按照操作规程进行操作，避免人为因素对中药制剂质量产生不良影响。同时，对制剂设备进行定期的保养和维修，保持设备的正常运行状态，修复或更换损坏的部件，确保设备的性能和精度符合要求。

最后，制剂设备的清洁和消毒也是确保中药制剂质量和安全性的重要措施。设备应定期进行清洁和消毒，以防止交叉污染和微生物的滋生，保证中药制剂的卫生安全。

通过上述措施，可以确保中药制剂的质量和安全性，提高患者的治疗效果和健康安全。

（二）提高中药制剂的生产效率

随着中药市场的不断扩大和需求的增加，对中药制剂的生产效率提出了更高的要求。采用先进的制剂设备可以大大提高生产效率，降低生产成本，满足市场需求。

首先，自动化生产线的应用可以实现中药制剂的连续生产，减少人工操作，提高生产效率。自动输送、定量包装、流水线操作等技术的应用，使得中药制剂的生产更加高效快捷，减少了人工因素对生产效率的影响。

其次，智能化的制剂设备具有自动化控制和监测功能，可以减少人为因素对产品质量的影响，提高生产效率。通过对设备进行智能化改造和升级，实现设备的自动控制、在线检测和故障报警等功能，可以提高生产效率，并且减少了人工检测和调整的时间。

最后，优化生产流程和工艺也是提高中药制剂生产效率的关键。通过对生产流程和工艺进行精细化管理和优化，减少不必要的环节和重复操作，提高材料利用率和生产效率。

通过以上措施，可以有效提高中药制剂的生产效率，保证供应市场需求，降低生产成本，提高企业竞争力。

（三）推动中药制剂的现代化发展

中药制剂的现代化发展是中医药事业发展的重要方向之一。采用先进的制剂设备可以推动中药制剂的现代化发展，提高中药制剂的科技含量和附加值。

首先，采用新型的制剂设备和工艺可以生产出外观美观、口感好的中药制剂。比如，采用新型的成型工艺，可以使中药制剂更加易于服用，提高患者的依从性；采用先进的包装设备，可以保持中药制剂的新鲜度和稳定性，延长其保质期。

其次，采用先进的提取技术和设备可以提高有效成分的提取率和纯度。通过对中药材进行高效提取和分离，可以获得更多活性成分，提高中药制剂的药效和治疗效果。

最后，采用先进的分装技术和设备可以生产出精确剂量的中药制剂，满足个体化和差异化的治疗需求。

通过推动中药制剂的现代化发展，可以提高中药制剂的科技含量和附加值，促进中医药事业的创新和发展。

（四）保障中药资源的可持续利用

中药资源是中医药事业发展的重要基础，保障中药资源的可持续利用是非常重要的。采用符合标准的制剂设备可以有效保障中药资源的可持续利用。

首先，合理选择和使用制剂设备可以减少中药资源的浪费和消耗。采用适当容量的设备和合理的生产规模，能够减少对中药资源的需求，降低资源浪费。

其次，设备的合理使用和维护保养可以延长设备的使用寿命，减少设备的损耗和浪费。定期进行设备维护、保养和检修，及时修复和更换损坏的部件，可以保持设备的良好状态，减少设备的报废和更新。

最后，通过对制剂工艺和技术的不断改进和创新，可以提高中药制剂的生产效率和材料利用率，从而减少对中药资源的消耗。

通过上述措施，可以有效保障中药资源的可持续利用，为中医药事业的发展提供有力支持。

（五）提升中药制剂的品牌形象和市场竞争力

采用先进的制剂设备可以提升中药制剂的品牌形象和市场竞争力，使中药制剂在市场中更具竞争力。

首先，高质量的制剂设备能够生产出优质的中药制剂产品。通过使用高质量的设备，可以确保产品的稳定性、安全性和有效性，提高产品的品质和信誉度。这将增强消费者对产品的信任和认可，提高品牌形象。

其次，采用创新的设备和工艺可以满足消费者多样化的需求。通过使用创新的设备和工艺生产出的中药制剂产品，在外观、口感、用药方式等方面可以更好地满足消费者的个性化需求，提高产品的市场占有率。

最后，采用先进的质量控制和管理体系，严格遵守药品生产质量管理的相关规定和标准，可以确保产品的质量与安全，增强产品的竞争力。

通过使用先进的制剂设备，不断提升中药制剂的品质、品牌形象和市场竞争力，可以在激烈的市场竞争中取得优势，推动中医药事业的发展。

二、中药制剂设备的基本要求

（一）符合相关标准和规定

中药制剂设备必须符合相关的法规、行业标准和企业内部规定，这是确保设备质量和产品合规性的基本要求。国家相关法规是制定中药制剂设备生产与质量管理规范的法律依据，其中包括涉及设备安全、环境保护、产品质量等方面的法规和规定。行业标准则是根据国家法规制定的具体适用于中药制剂设备的技术要求和检测方法。而企业内部规定则是指企业根据自身实际情况制定的、更加具体和详细的设备管理规定。

只有符合相关标准和规定的设备才能够得到生产许可，并且用于中药制剂的生产过程。这样可以确保生产出的产品符合质量和安全要求，同时也能保护消费者的权益。符合标准和规定的设备经过了严格的检验和评估，具备了可靠的性能和稳定的工作特性，能够提供稳定的工艺参数和操作环境。

（二）性能稳定可靠

中药制剂设备的性能稳定可靠是保证产品质量稳定的重要条件。设备的性能包括精度、稳定性、可靠性等方面。精度是指设备在工作过程中对各种参数进行测量和控制时的准确度。稳定性是指设备在长时间运行中能够保持稳定的工作状态。可靠性是指设备在正常工作条件下能够持续稳定地工作，不发生故障或损坏。

只有性能稳定可靠的设备才能够满足中药制剂工艺的要求，确保产品质量和安全。在中药制剂的生产过程中，需要对原材料进行复杂的提取、炮制、干燥等工艺操作，因此设备必须能够提供精确的工艺参数和恒定的操作环境，以保证产品的质量和成分的稳定性。同时，稳定可靠的设备还能够降低生产过程中的变异性，提高产品的一致性和稳定性。

（三）易于操作和维护保养

中药制剂设备必须易于操作和维护保养，这对于提高生产效率和设备使用寿命非常重要。易于操作的设备可以降低操作人员的技术要求和操作难度，减少操作错误和人为失误，从而提高生产效率和产品质量。同时，易于维护保养的设备可以降低设备故障率，减少停机维修时间，提高设备的可靠性和稳定性。

设备的操作界面应该设计简洁明了，操作流程应该合理合规，操作指导应该清晰易懂。此外，设备应该配备完善的维护保养手册和操作指南，方便操作人员进行维护保养工作。设备的维护保养工作包括定期检查、清洁、润滑、更换易损件等，这些工作对于延长设备使用寿命、提高设备可靠性非常重要。

（四）具有完善的安全保护措施

中药制剂设备必须具有完善的安全保护措施，以确保操作人员的安全和防止安全事故的发生。安全保护措施包括设备的安全防护装置、紧急停车装置等方面。设备的安全防护装置可以对危险区域进行封闭和限制，防止操作人员接触到危险区域，避免意外伤害的发生。紧急停车装置则可以在发生紧急情况时迅速停止设备运行，保护操作人员和设备安全。

中药制剂设备的操作过程中可能涉及高温、高压、有毒有害物质等，因此设备必须具备相应的安全措施。例如，设备应该配备可靠的温度、压力等监测装置和报警系统，及时提醒操作人员注意安全。同时，设备应该具备防爆、防腐蚀等特性，以降低操作风险和事故概率。

（五）具有良好的经济效益和社会效益

中药制剂设备必须具备良好的经济效益和社会效益，这是企业选择设备的重要考虑因素。良好的经济效益包括设备的投资回报率、运行成本、能源消耗等方面。设备的投资回报率应该较高，即设备投入产出比较合理。运行成本应该较低，包括设备维护保养费用、耗材费用等。设备的能源消耗应该较少，符合节能环保的要求。

良好的社会效益包括设备的技术含量、创新性和科学性。设备的技术含量应该较高，符合行业发展趋势和技术进步要求。设备的创新性应该较强，能够提供行业先进的工艺和解决方案。设备的科学性应该较高，能够充分利用现代科学技术手段，提高中药制剂的生产效率和质量水平。

三、中药制剂设备的分类

（一）粉碎设备

粉碎设备是中药制剂生产中常用的设备之一，主要用于将中药材进行粉碎处理，以便后续加工使用。常见的粉碎设备有锤式粉碎机、齿式粉碎机等。这些设备具有结构简单、操作方便、粉碎效果好等特点。

锤式粉碎机是一种常用的粉碎设备，它由旋转的锤头和静止的筛网组成。在操作过程中，物料被投入到设备内部，通过锤头的高速旋转对物料进行撞击和破碎，然后通过筛网分离出所需的粉末。锤式粉碎机适用于中药材的粗碎和细碎，可以根据需要调整出料粒度。

齿式粉碎机是一种利用刀具的旋转和剪切力将物料粉碎的设备。它由转子、刀具和筛网组成。物料通过进料口进入设备，在转子的旋转下与刀具接触，被切割和粉碎，然后通过筛网分离出粉末。齿式粉碎机适用于中药材的粗细研磨，可根据需要更换不同规格的刀具和筛网。

这些粉碎设备在中药制剂生产过程中起着关键作用。它们通过高速旋转和切割力将中药材粉碎成所需的粒度，使其更易于溶解和吸收，提高中药制剂的效果和质量。同时，这些设备具有结构简单、操作方便、粉碎效果好等特点，能够满足中药制剂生产的需求。

（二）提取设备

提取设备主要用于从中药材中提取有效成分，是中药制剂生产中的关键环节之一。常见的提取设备有水提法提取罐、醇提法提取罐等。这些设备具有提取效率高、操作简便等特点。

水提法提取罐是一种常用的中药材提取设备，它利用水作为溶剂，将中药材进行浸泡或煮沸，使溶解其中的有效成分溶解于水中。该设备由提取罐、加热器、搅拌器等组成。操作时，中药材和适量的水加入提取罐，通过加热和搅拌作用，使有效成分溶解到水溶液中，然后通过过滤等工艺步骤得到提取液。

醇提法提取罐则是利用醇类溶剂进行提取的设备。醇溶剂常用的有乙醇、丙醇等。操作时，中药材和适量的醇溶剂加入提取罐，通过加热和搅拌作用，使有效成分溶解到醇溶液中，然后通过过滤等工艺步骤得到提取液。醇提法提取罐可以提取出一些水溶性较差的有效成分，提高提取效果。

这些提取设备在中药制剂生产中起着至关重要的作用。它们能够将中药材中的有效成分提取出来，使之具备更好的药效和疗效。同时，这些设备具有提取效率高、操作简便等特点，能够满足中药制剂生产的需求。

（三）干燥设备

干燥设备主要用于将提取后的药液进行干燥处理，以便后续加工使用。常见的干燥设备有真空干燥机、喷雾干燥机等。这些设备具有干燥效果好、操作简便等特点。

真空干燥机是一种利用真空技术进行干燥的设备，它通过降低空气压力加快水的蒸发速度，将湿润的药液中的水分蒸发掉，从而使药液干燥。真空干燥机由真空腔体、加热系统和冷凝系统等组成。操作时，将湿润的药液置于真空腔体内，通过加热和抽真空的方式，使药液中的水分蒸发，并通过冷凝系统收集蒸发的水分，最终得到干燥的药品。

喷雾干燥机则是一种利用喷雾技术进行干燥的设备，它通过将提取液喷雾成细小颗粒，在热风中迅速干燥，使液体转化为固体。喷雾干燥机由热风系统、喷雾系统和收集系统等组成。操作时，将提取液通过喷雾系统雾化成细小颗粒，在热风中进行快速干燥，最终得到干燥的药品。

这些干燥设备在中药制剂生产中起着重要作用。它们能够将提取后的药液中的水分快速蒸发掉，使药品保持干燥状态，以便后续加工和包装。同时，这些设备具有干燥效果好、操作简便等特点，能够满足中药制剂生产的需求。

（四）成型设备

成型设备主要用于将干燥后的药材进行成型处理，制成各种剂型的中药制剂。常见的成型设备有压片机、制丸机等。这些设备具有成型效果好、生产效率高等特点。

压片机是一种常用的成型设备，它通过对干燥的药材进行压制，使其成型为片剂或片状颗粒。压片机由进料系统、压制系统和出料系统等组成。操作时，将干燥的药材放入进料系统，经过预压和主压两个步骤，使药材成型为片剂或片状颗粒。

制丸机则是一种将干燥的药材制成丸剂的设备，它通过滚动的方式使药材成型为丸状。制丸机主要由送料系统、压制系统和出料系统等组成。操作时，将干燥的药材放入送料系统，经过压制和出料两个步骤，使药材成型为丸剂。

这些成型设备在中药制剂生产中起着重要作用。它们能够将干燥后的药材进行成型处理，制成各种剂型的中药制剂，包括片剂、丸剂等。同时，这些设备具有成型效果好、生产效率高等特点，能够满足中药制剂生产的需求。

第二节　制剂设备的原理与操作

一、中药制剂设备的工作原理

（一）提取原理

在中药制剂的生产流程中，提取环节具有至关重要的作用。只有通过高效、精确的提取过程，才能从药材中获取到尽可能多的有效成分，进而保证药物的疗效。提取设备的工作原理，主要是基于溶剂与药材之间的物理和化学作用。

具体来说，当溶剂与药材接触时，通过浸泡和渗透作用，溶剂能够逐渐进入到药材的内部，与其中的有效成分进行充分的接触。在这个过程中，溶剂通过溶解和扩散作用，将药材中的有效成分转移到溶剂中，从而实现提取的目的。

为了确保有效成分的最大提取率和纯度，提取过程中需要对多个因素进行严格控制。首先是提取温度，温度的高低直接影响到溶剂的溶解能力和药材中有效成分的溶解度。过高的温度可能会导致有效成分的分解和损失，而过低的温度则可能使提取过程变得缓慢和低效。因此，根据药材的性质和提取需求选择合适的温度是非常重要的。

其次是提取时间，足够的时间能够保证溶剂与药材充分接触，进而实现有效成分的充分提取。然而，过长的时间也可能导致有效成分的分解和损失。因此，在提取过程中需要根据药材的性质和提取需求确定合适的提取时间。

最后是溶剂的种类和浓度，这也是影响提取效果的重要因素。不同的溶剂对于不同的有效成分具有不同的溶解能力，因此需要根据药材的性质和提取需求选择合适的溶剂。同时，溶剂的浓度也会影响到提取效率和提取物的纯度，因此需要对溶剂的浓度进行严格控制。

（二）分离原理

在提取有效成分后，为了得到纯度更高的有效成分，还需要对其进行分离纯化。这一过程中，中药制剂设备采用的是一系列物理和化学方法，如沉降法、过滤法、萃取法、层析法等。

沉降法主要是利用有效成分与杂质之间的密度差异，通过自然沉降或离心沉降的方式将杂质去除。过滤法则是利用过滤材料将悬浮在溶液中的固体颗粒截留下来，从而实现溶液的澄清。这两种方法主要用于去除提取液中的不溶性杂质。

萃取法主要是利用不同成分在不同溶剂中的溶解度差异，通过添加新的溶剂将有效成分从原溶剂中萃取出来。这种方法主要用于去除提取液中的可溶性杂质，提高有效成分的纯度。而层析法则是一种更为精细的分离方法，它利用不同成分在固定相和流动相之间的分配系数差异，实现对有效成分的分离纯化。这种方法特别适用于对结构相似、性质相近的成分进行分离纯化。

（三）浓缩原理

为了得到一定浓度的中药制剂，需要对分离纯化后的有效成分进行浓缩。浓缩的原理主要是通过加热蒸发溶剂或使用吸附剂等手段，将有效成分中的水分或其他溶剂去除，从而提高其浓度。

在浓缩过程中，需要控制浓缩温度、时间和浓缩程度。过高的温度和过长的时间可能导致有效成分的损失和降解，而浓缩程度不足则可能使制剂的浓度达不到要求。因此，在浓缩过程中需要根据有效成分的性质和制剂需求确定合适的条件。

（四）干燥原理

干燥是中药制剂制备过程中的重要环节之一。通过去除制剂中的水分，可以提高其稳定性和保存期限。干燥的原理主要是通过加热、通风或使用干燥剂等手段，将制剂中的水分蒸发掉。在这个过程中，需要控制干燥温度、时间和湿度等因素。过高的温度和过长的干燥时间可能导致有效成分的损失和降解，而湿度过高则可能使制剂重新吸湿。因此，在干燥过程中需要根据制剂的性质和需求确定合适的条件。同时，选择合适的干燥设备和方法也是非常重要的。例如，对于热敏性成分较多的制剂，可以选择真空干燥或喷雾干燥等方法进行干燥；而对于含有大量水分的制剂，则可以选择鼓风干燥或带式干燥等方法进行干燥。

二、中药制剂设备的操作流程

（一）设备准备阶段

在中药制剂的生产过程中，设备准备阶段的重要性不容忽视。这一阶段主要是为了确保设备能够正常运行，满足生产需要，并为后续的生产环节打下良好的基础。

首先，对设备的完整性进行检查是关键步骤之一。设备的完整性直接关系到其能否正常运行以及生产的安全。检查时应关注设备外观是否有损伤，各部件是否齐全，紧固件是否松动等。对于发现的问题，应及时进行修复或更换相关部件，确保设备的完整性。

其次，设备的清洁度也是准备阶段需要重点关注的方面。由于中药制剂的生产涉及多种药材和溶剂，如果设备清洁度不够，容易导致交叉污染，影响产品质量。因此，在生产前需要对设备的内外表面进行彻底清洁，去除残留物和污渍，必要时还应进行消毒处理。

再次，安全性能的检查也是必不可少的环节。中药制剂的生产过程中可能涉及高温、高压、有毒有害物质等危险因素，因此设备的安全性能至关重要。在准备阶段，应对设备的安全保护装置、电气系统、液压系统等进行检查，确保其工作正常可靠。

最后，对于操作过程中可能使用的溶剂、材料等也需要进行准备和检查。溶剂和材料的质量直接关系到产品的质量和安全性。在准备阶段，应对溶剂和材料的种类、数量、质量等进行核对，确保其符合生产要求。

（二）投料阶段

投料阶段是中药制剂生产过程中的关键环节之一。投料的准确性直接影响到最终产品的质量。在这一阶段，需要根据制备工艺要求，将经过检验合格的中药材或提取物投入设备中。

投料顺序是影响产品质量的重要因素之一。不同的药材或提取物之间可能存在相互作用，投料顺序不当可能导致有效成分的损失或产生不良反应。因此，在投料前需要仔细阅读工艺文件，了解各药材或提取物的性质和投料顺序要求，严格按照规定进行操作。

投料量也是投料阶段需要控制的关键因素之一。投料量过多或过少都可能导致产品质量的波动。为了确保投料的准确性，可以使用电子秤等计量工具进行精确称量，并定期对计量工具进行校准和维护。

投料方式也是影响产品质量的重要因素之一。不同的药材或提取物可能需要采用不同的投料方式，如分批投料、连续投料等。在选择投料方式时需要考虑药材的性质、工艺要求和设备性能等因素确保投料的均匀性和一致性。

（三）提取阶段

提取阶段是中药制剂生产过程中的核心环节之一。在这一阶段，需要通过一定的提取方法和条件将药材中的有效成分提取出来为后续的分离纯化操作提供基础。提取阶段需要严格控制提取温度、时间、溶剂种类和浓度等因素以确保有效成分的最大提取率和纯度。

提取温度是影响提取效果的关键因素之一。温度过高可能导致有效成分的分解或挥发损失，温度过低则可能使提取过程变得缓慢或不彻底。因此，需要根据药材的性质和工艺要求选择合适的提取温度并进行精确控制。

提取时间也是影响提取效果的重要因素之一。提取时间过短可能使有效成分未能充分溶解和扩散，提取时间过长则可能导致有效成分的分解或损失。因此，需要根据药材的性质和工艺要求确定合适的提取时间并进行严格控制。

溶剂种类和浓度也是影响提取效果的关键因素之一。不同的溶剂对药材中的有效成分的溶解性和选择性存在差异，因此需要根据药材的性质和工艺要求选择合适的溶剂种类和浓度以确保有效成分的充分提取和纯度。

（四）分离纯化阶段

分离纯化阶段是提取阶段的后续环节，旨在从提取液中去除杂质进一步纯化有效成分并为后续的浓缩干燥阶段提供基础。在这一阶段需要根据制备工艺要求选择合适的分离方法和条件进行分离纯化操作。常见的分离方法包括沉降法、过滤法、萃取法等，而分离条件则包括分离速度、分离效果以及分离材料的使用情况等因素。选择合适的分离方法和条件对于确保有效成分的纯度和收率具有重要意义。

分离速度是影响分离效果的关键因素之一，分离速度过快可能导致有效成分未能充分分离和纯化，分离速度过慢则可能降低生产效率增加成本。因此，需要根据药材的性质和工艺要求确定合适的分离速度并进行严格控制。

分离效果是评价分离纯化操作成功与否的重要指标之一。良好的分离效果应能够确保有效成分与杂质的有效分离并获得高纯度的产品。为了实现良好的分离效果可以选择适合的分离材料和操作条件并进行优化和调整。

分离材料的使用情况也是影响分离纯化效果的重要因素之一。不同的分离材料具有不同的分离性能和选择性，因此，需要根据药材的性质和工艺要求选择合适的分离材料并进行合理使用和管理，以避免浪费和污染。

（五）浓缩干燥阶段

浓缩干燥阶段是中药制剂生产过程中的最后环节，旨在通过浓缩和干燥操作去除多余的水分，获得具有一定浓度和稳定性的制剂产品。在这一阶段，需要根据制备工艺要求进行浓缩和干燥操作并确保制剂的质量和稳定性。浓缩操作是通过加热蒸发溶剂等手段将提取液中的水分去除获得较高浓度的有效成分的过程。浓缩过程中需要控制浓缩温度和时间，避免有效成分的分解或损失，同时确保浓缩液的质量和浓度符合要求。干燥操作是将浓缩后的制剂进一步去除水分，提高其稳定性和保存期限的过程。干燥过程中需要控制干燥温度和时间，避免制剂的烧焦或结块，同时确保干燥后的制剂具有良好的流动性和溶解性，以满足使用要求。

三、中药制剂设备的主要部件

（一）提取罐

提取罐是中药制剂设备中的核心部件之一，主要承担药材的浸泡、提取和分离等任务。为了确保提取罐能够满足不同药材和工艺的需求，其结构和材料的选择和设计至关重要。

首先，提取罐的结构应根据药材的形态和提取工艺进行定制。一般来说，提取罐应具备足够的容量，以容纳药材和溶剂，并提供充足的搅拌和循环空间，以确保提取的均匀性和效率。同时，提取罐还应具备良好的密封性，以防止溶剂挥发和外界污染物的进入。

其次，提取罐的材料选择也是关键。由于中药材的成分复杂，且部分药材可能含有腐蚀性成分，因此提取罐的内壁材料应具备优良的耐腐蚀性和化学稳定性。常见的材料包括不锈钢、搪玻璃等。此外，提取罐的加热和冷却系统也需要根据工艺要求进行设计，以保证提取过程的温度控制和能耗降低。

在实际使用过程中，提取罐还需要配备相应的搅拌器和传动系统，以实现药材和溶剂的充分混合和均匀提取。搅拌器的设计和转速应根据药材的性质和提取工艺进行优化，以避免药材的破损和提取液的飞溅。传动系统则需要具备稳定的性能和可靠的密封性，以确保长时间运行的安全性和耐用性。

（二）分离器

分离器在中药制剂设备中起着至关重要的作用，主要用于对提取液进行分离纯化操作。根据结构和工作原理的不同，分离器可以分为沉降式分离器、过滤式分离器、萃取式分离器等。选择合适的分离器对于提高有效成分的纯度和收率具有重要意义。

沉降式分离器主要利用重力作用使固体颗粒沉降在底部，从而实现固液分离。这种分离器适用于颗粒较大、沉降速度较快的固体颗粒。过滤式分离器则通过过滤介质将固体颗粒截留在过滤层上，从而实现固液分离。过滤介质的选择应根据固体颗粒的大小和性质而定，常见的过滤介质包括滤布、滤纸、滤网等。萃取式分离器则利用不同成分在溶剂中的溶解度差异进行分离纯化操作，适用于有效成分含量较低或成分复杂的提取液。

在选择分离器时，还需要考虑其处理量、分离效率、操作难度和维护成本等因素。对于大规模生产的企业来说，处理量大、分离效率高的分离器更为合适；而对于小规模生产或实验室研究来说，操作简便、维护方便的分离器可能更为合适。

（三）浓缩器

浓缩器主要用于对分离纯化后的有效成分进行浓缩操作，以提高制剂的浓度和质量。常见的浓缩器包括蒸发式浓缩器、膜式浓缩器等。选择合适的浓缩器对于提高制剂的浓度和质量具有重要意义。

蒸发式浓缩器通过加热使溶剂蒸发并冷凝回收有效成分从而实现浓缩操作。这种浓缩器适用于热稳定性好的有效成分但对于易挥发或易分解的有效成分可能不适用。膜式浓缩器则利用膜的选择透过性使溶剂和小分子物质通过膜而大分子物质被截留从而实现浓缩操作。这种浓缩器具有操作温度低、有效成分损失少等优点，但膜的选择和清洗较为困难且成本较高。

在选择浓缩器时需要考虑其处理能力、浓缩效率、操作难度和维护成本等因素。对于大规模生产的企业来说，处理能力大、浓缩效率高的浓缩器更为合适；而对于小规模生产或实验室研究来说操作简便、维护方便的浓缩器可能更为合适。同时还需要考虑有效成分的性质和工艺要求选择适合的浓缩方法和设备参数以确保浓缩操作的顺利进行并提高制剂的质量和稳定性。

（四）干燥机

干燥机主要用于对浓缩后的制剂进行干燥操作以提高制剂的稳定性和保存期限。常见的干燥机包括热风循环干燥机、真空干燥机等。选择合适的干燥机对于提高制剂的稳定性和保存期限具有重要意义。

热风循环干燥机通过热风循环对物料进行干燥操作适用于大多数中药制剂的干燥，但需要注意温度和湿度的控制，以避免有效成分的损失和降解。真空干燥机则在真空条件下进行干燥操作可以降低物料的沸点加快干燥速度并减少有效成分的损失，但设备成本较高且操作较为复杂。在选择干燥机时需要考虑其干燥效率、操作难度和维护成本等因素并根据制剂的性质和工艺要求进行选择和设计。

四、中药制剂设备的安装与调试

（一）设备安装前的准备工作

在安装中药制剂设备之前需要进行充分的准备工作。

首先，需要确定设备的安装位置。安装位置应考虑到设备与其他设备或环境的空间要求，确保设备操作和维护的便利性。同时，还需要考虑到设备的重量、尺寸以及产生的振动和噪声等因素对周围环境的影响，并采取相应的措施进行隔离或吸音处理。

其次，进行基础施工。中药制剂设备通常需要在坚固的基础上进行安装，以保证设备的稳定性和安全性。基础施工包括清除安装区域的杂物和污垢，进行地面平整、加固，以及适时设置设备所需的支撑结构。此外，还需要根据设备的重量和振动特性，合理设计基础的厚度和强度，并进行相应的混凝土浇筑和固化工作。

最后，需要确保电源接口符合要求。中药制剂设备通常需要接入电源进行正常运行，因此需要检查安装位置附近是否有足够的电力供应，并选择合适的电源接口进行接线。在接线过程中，要确保电源线路的负荷能够满足设备的需求，并采取必要的安全措施，如接地保护、漏电保护等，以确保设备的安全运行。

（二）设备的安装与固定

根据设备的安装图纸和要求进行设备的安装与固定，以确保设备的稳定性和安全性。在进行安装前，需要对设备进行组装和检查，确保各个部件的完好和配合良好。接下来，根据设备安装图纸，按照相应的顺序和方法进行设备的安装。

在安装设备的过程中，需要特别注意以下几个因素。

首先是设备的水平度。设备的水平度直接影响到设备的正常运行和使用寿命，因此在安装过程中需要使用水平仪等工具进行测量和调整，保证设备水平度的要求。

其次是设备的垂直度。部分设备有垂直度要求，如立式设备的安装。在安装过程中需要使用垂直仪等工具进行测量和调整，保证设备垂直度的要求。

最后，还需要注意各部件之间的连接情况。确保连接处的紧固件、密封件等均完好无损，并按照设备要求进行正确的连接。特别是对于液压、气动等设备，连接管路和接头的安装需要注意密封性和连接牢固性，以确保设备的正常运行和使用安全。

安装完成后，需要进行设备的固定工作。根据设备的要求，采用螺栓、焊接等方法将设备牢固地固定在基础上，以防止设备在运行过程中出现晃动和位移，保证设备的稳定性和安全性。

（三）设备的调试与运行

在设备安装完成后，需要进行调试与运行工作，以确保设备能够正常运行并满足制备工艺要求。

首先，需要检查设备的运行情况。包括检查设备各部件的运转是否正常、各传感器信号是否准确等。如果发现异常情况，需要及时排除故障并进行修复或更换。

接下来，需要调整操作参数。根据制备工艺要求，结合设备的实际情况，调整设备的操作参数，如温度、压力、转速等，以确保设备能够按照预期的工艺条件进行运行。在调整参数的过程中，需要根据实际情况进行逐步调试，并记录下每次调整的结果和参数值，以备后续参考。

在设备正式运行之前，还需要处理异常情况。异常情况可能包括设备的报警、故障、漏液等。对于报警和故障，需要根据设备的技术手册和维修手册进行诊断和处理；对于漏液等问题，需要检查设备各接口和密封件是否完好，并及时采取相应的维护措施。

在调试与运行过程中，需要密切关注设备的运行状态和数据变化。通过仪表、监控系统等手段，及时获取设备的运行参数和状态信息。如果发现设备存在异常或不稳定现象，需要根据实际情况及时调整操作参数和处理异常情况，以确保设备的稳定性和可靠性。

综上所述，设备安装前的准备工作、设备的安装与固定以及设备的调试与运行是中药制剂设备安装过程中的重要环节。只有充分做好这些工作，才能确保设备的安全运行、提高中药制剂的生产效率和质量水平。

第三节　设备在制剂过程中的应用与质量控制

一、中药制剂设备的应用范围

（一）中药材前处理设备

中药材前处理设备是中药制剂生产过程中的重要环节，主要用于对原材料进行清洗、切片和干燥等预处理工作。这些设备采用一系列先进的技术与方法，能够有效去除中药材表面的泥沙、残留农药和重金属等污染物，从而保证中药材的质量和安全性。

首先，中药材前处理设备中的清洗设备采用高效的清洗系统，可以对原材料进行彻底的清洁处理。清洗设备一般由清洗槽、喷淋器、过滤器等组成。在清洗过程中，可以选择合适的清洗介质，如水或溶剂，根据中药材的特性和需要进行选择。通过循环喷淋和过滤，能够有效去除中药材表面的杂质和有害物质。

其次，中药材前处理设备中的切片设备可以将经过清洗处理的中药材进行切片或切碎。切片设备采用先进的切割技术，能够将中药材切成均匀的薄片或颗粒，以提高中药材的表观积性、增加物质的接触面积，从而有利于后续的提取工艺。

最后，中药材前处理设备中的干燥设备用于对切片或切碎后的中药材进行干燥处理。干燥设备采用先进的干燥技术，如热风循环干燥、真空干燥等，能够将中药材中的水分迅速蒸发，达到预定的含水率。干燥后的中药材具有较低的含水率，能够有效延长中药材的保存期限，并且有利于后续的提取和制剂成型过程。

（二）提取与浓缩设备

提取与浓缩设备是中药制剂生产过程中不可或缺的关键设备，主要用于从中药材中提取有效成分，并对其进行浓缩。这些设备采用多种方法和技术，如水提、醇提、超声提取等，以满足不同种类中药材的提取需求。

首先，提取设备是将中药材中的有效成分转移到溶剂中的关键设备。其中，水提是最常用的提取方法之一，适用于水溶性成分丰富的中药材。醇提是另一种常用的提取方法，适用于醇溶性成分较多的中药材。此外，还可以利用超声波进行提取，通过超声波的作用，破坏细胞壁，促进溶剂与中药材的接触，加快提取速度。

其次，浓缩设备是将提取液中的溶剂去除，使有效成分得以浓缩的设备。浓缩设备可以采用多种方法，如真空浓缩、蒸发浓缩等。在浓缩过程中，可以根据提取液的性质选择合适的浓缩方式。通过浓缩，可以提高产品的浓度和纯度，方便后续的制剂加工和储存。

（三）制剂成型设备

制剂成型设备是将中药提取物制成不同剂型的中药制剂的关键设备。这些设备通过精确的计量、混合、压制等操作，保证制剂的质量和稳定性。

首先，制剂成型设备中的计量设备能够准确地测量和配比各种制剂原料。通过先进的称量技术和计量系统，可以精确控制每个原料的投入量，保证制剂的配方准确性。

其次，混合设备用于将各种原料进行充分混合。混合设备采用高效的搅拌系统，能够使各种原料均匀混合，并使其中药提取物与辅料充分融合，确保制剂的一致性和稳定性。

最后，压制设备用于将混合后的制剂原料进行压制成型。压制设备采用先进的压片技术，能够控制压力、速度和时间等参数，确保制剂的质量和外观。同时，还可以根据需要进行特殊形状的制剂成型，如丸剂的制作。

（四）包装与储存设备

包装与储存设备是中药制剂生产过程中不可或缺的环节，主要用于中药制剂的包装和储存，以保证产品的质量和稳定性。

首先，包装设备根据中药制剂的特性和市场需求，选择合适的包装方式。常见的包装方式有瓶装、袋装、盒装等。包装设备可以进行自动或半自动的包装操作，能够将制剂按照一定的规格进行包装，提高包装效率和一致性。

其次，储存设备在中药制剂生产过程中起到重要的作用。储存设备需要具备良好的密封性和保温性，以防止制剂受到外界环境的污染和变质。同时，储存设备还需要具备适当的温湿度控制系统，以确保产品在储存过程中的质量和稳定性。

二、中药制剂设备的质量控制措施

（一）设备采购与验收

在采购中药制剂设备时，应选择具有生产许可证、质量认证的设备供应商，以确保设备的质量和性能符合相关标准和要求。首先，需要仔细调研市场上的设备供应商，在多个候选供应商中进行评估和比较，选择具有良好信誉和丰富经验的供应商。其次，在选择供应商时，应查看其是否拥有合法的生产许可证，以及是否通过了相关质量认证，如 ISO 9001 质量管理体系认证等。

在设备到货后，应进行严格的验收和测试，以确保设备的各项参数和性能指标符合采购合同和技术协议的要求。验收过程应由专业人员进行，并按照验收标准和程序进行操作。主要包括以下几个方面。

（1）外观检查：检查设备外观是否完好无损，无明显变形、划痕等问题。

（2）功能测试：按照设备的操作说明书，进行功能性测试，验证设备各项功能是否正常运行。

（3）性能测试：通过设备的性能测试，确认设备在设计参数范围内的运行情况，如设备的工作效率、生产能力等。

（4）安全检查：检查设备的安全保护装置是否完善，保证操作人员在使用过程中的人身安全。

验收合格后，需要及时记录验收结果，并与供应商签署正式的验收报告和交接确认文件。同时，还需要妥善保存设备相关的证件和质量认证文件，以备日后参考和追溯。

（二）操作规程与培训

为确保设备的正确使用和维护，应制订详细的操作规程和培训计划。操作规程是指针对设备的具体操作步骤、注意事项、安全要求等进行规范化和标准化的文件。操作规程应简明扼要地描述设备的操作流程、设备调试和清洁的方法、操作人员的安全注意事项等内容，以确保设备能够安全高效地进行操作。

同时，还应根据不同岗位的操作需求和人员素质制订培训计划。培训计划应包括设备原理、操作技能、维护保养等方面的内容。培训可以通过内部培训、外部培训或邀请专业人员进行培训等方式进行。培训内容应系统全面，培训方式可以采用理论教学、实际操作、模拟演练等多种形式相结合，以提高操作人员的技能水平和工作质量。

制订操作规程和培训计划时，应强调设备操作的安全性和规范性，并注重培养操作人员的责任感和主动性。定期对操作人员进行考核和评估，及时发现和纠正操作中存在的问题，并为操作人员提供必要的技术支持和指导。

（三）定期检查与维护保养

为确保设备的正常运行和使用寿命，应定期进行设备的检查和维护保养工作。定期检查可以发现设备故障和隐患，及时采取措施进行处理，以防止故障进一步扩大。维护保养工作可以延长设备的使用寿命和保证设备的稳定性。

定期检查的内容通常包括以下几个方面。

（1）外观检查：检查设备是否存在破损、腐蚀、变形等问题。

（2）紧固件检查：检查设备紧固件是否松动或脱落，及时进行紧固。

（3）润滑状况检查：检查设备的润滑部位是否存在干涩、油封是否完好等，必要时及时补充或更换润滑油。

（4）安全保护装置检查：检查设备的安全保护装置是否正常运行，以确保操作人员的安全。

维护保养工作包括清洁、润滑、紧固、调整等操作。清洁工作应定期清除设备表面的灰尘、污物等，保持设备的清洁整洁。润滑工作是对设备的润滑部位进行润滑，以减少磨损和摩擦，延长设备的使用寿命。紧固工作是对设备的紧固件进行检查和紧固，以防止紧固件松动或脱落。调整工作是对设备的参数进行调整，以确保设备的性能指标达到要求。

另外，还需要及时更换易损件和维修损坏部件，以保证设备的正常运行和产能。对更换的易损件和维修工作，应记录相关信息，以备参考和追溯。

（四）记录与档案管理

为确保设备的使用和维护保养工作的可追溯性，应建立完善的记录和档案管理制度。记录的内容可以包括设备的运行时间、操作人员、维护保养情况等。档案则包括设备的采购合同、技术协议、验收报告、维修记录等资料。

对于设备的运行时间，可以通过设备自带的计时装置进行记录，或者使用电子记录系统进行管理。同时，还可以对设备的运行状况进行定期巡检，记录设备的运行状态和异常情况。

对于操作人员和维护保养情况的记录，可以建立相应的记录表格或使用电子记录系统进行管理。记录操作人员的信息可以追溯到每一次设备操作，以便监控操作人员的工作质量和责任心。而对于维护保养情况的记录，则可以反映设备的维护状况和维修历史，为设备的保养提供参考依据。

对于档案的管理，可以建立电子档案系统或实体档案室，对设备的相关资料进行分类整理和归档。档案的管理应严格遵循相关法律法规和保密要求，确保档案的完整性和安全性。定期对档案进行检查和审查，及时更新和补充档案内容。

（五）异常处理与应急预案

为应对设备使用过程中可能出现的异常情况或突发事件，应制订相应的异常处理和应急预案。异常处理措施包括停机检查、原因分析、维修处理等。停机检查是指在设备出现异常时及时停止运行，进行检查和排除故障。原因分析是在设备出现故障后，对故障原因进行详细分析，找出根本原因，并提出改进措施。维修处理是指对设备进行修复和维护，恢复设备的正常运行。

应急预案则是针对火灾、泄漏等紧急情况的应对措施和救援方案。应急预案需要包括火灾报警器、灭火器材等设备的配置，以及人员的疏散逃生路线、联络方式等内容。应急预案的制订要充分考虑设备使用场所的特点和实际情况，确保应急工作的高效性和安全性。

这些措施和预案可以最大限度地降低设备使用过程中可能出现的风险和损失。定期对异常处理和应急预案进行演练和培训，提高操作人员的应急处理能力和危机意识。

三、中药制剂设备的应用效果评价

（一）提高生产效率和产品质量

随着科技的进步和市场竞争的加剧，提高生产效率和产品质量已经成为中药制剂企业生存和发展的关键。通过引入先进的中药制剂设备和技术手段，企业可以大幅提升生产效率和产品质量，从而满足市场需求，提升竞争力。

首先，自动化生产线的引入可以实现连续化生产，减少人工操作环节，从而提高生产效率。自动化生产线通过机械设备、传感器、控制系统等实现各个环节的自动化操作，大大缩短了生产周期，同时降低了人为因素对生产的影响。这种生产方式不仅可以减少人工成本，而且可以提高生产过程中的安全性和稳定性，降低出错率。

其次，智能化检测系统的应用可以对产品进行在线检测，及时发现并处理质量问题，保证产品质量的稳定性。智能化检测系统通过高精度传感器、图像识别技术、数据分析技术等实现对产品质量的实时监测和数据分析。一旦发现质量问题，系统可以自动报警并采取相应的处理措施，从而避免不合格产品流入市场。这种检测方式不仅可以提高检测效率，而且可以提高检测精度和可靠性，确保产品质量的稳定性和一致性。

除此之外，先进的中药制剂设备还可以实现生产过程的信息化和数字化管理。通过引入生产管理信息系统（MES）、企业资源规划系统（ERP）等信息化工具，企业可以实现对生产过程的全面监控和管理，包括生产计划、物料管理、质量管理、销售管理等各个环节。这种管理方式不仅可以提高生产效率和质量，而且可以实现生产过程的可追溯性和可控制性，确保产品的安全性和有效性。

（二）降低生产成本和能耗

降低生产成本和能耗是中药制剂企业提高盈利能力的重要途径之一。通过优化工艺流程和设备配置，企业可以降低生产成本和能耗，从而提高经济效益和市场竞争力。

首先，采用节能型设备可以减少能源消耗。在选择设备时，企业应优先考虑具有节能功能的设备，如高效电机、变频器、节能灯具等。同时，还可以通过优化设备配置和工艺布局来降低能源消耗，如合理安排生产设备的位置和数量，避免能源浪费。

其次，优化工艺参数可以降低原材料消耗和提高产品收率。通过对生产工艺的深入研究和分析，企业可以确定最佳的工艺参数和操作条件，从而实现原材料的最大化利用和产品收率的最大化。这不仅可以降低原材料成本，还可以提高产品的质量和产量。

除此之外，企业还可以通过循环经济和资源综合利用来降低生产成本和能耗。例如，通过对生产过程中的废弃物进行回收和处理，实现废弃物的资源化利用；通过对生产过程中的余热、余压等进行回收利用，降低能源消耗；通过对生产设备进行定期维护和保养，延长设备使用寿命等。这些措施不仅可以降低生产成本和能耗，还可以实现企业的可持续发展和社会责任的履行。

四、中药制剂设备的维护与保养

（一）日常清洁与检查

在制药设备中，尤其是中药制剂设备，日常清洁与检查是保证设备正常运行、延长使用寿命、确保药品质量的首要步骤。每日工作结束后，应对设备进行细致入微的清洁和检查，这不仅仅是为了符合生产规范，更是对药品质量的负责。

清洁工作主要是清除设备表面的污渍、残留物及可能存在的微生物。清洁时，应选择专用清洁剂，避免使用可能对设备造成损害的强酸、强碱等化学物质。清洁方法应根据设备材质和污渍性质而定，如使用软布擦拭、高压气枪吹扫等。确保每一角落、每一缝隙都得到彻底清洁，防止污渍日积月累对设备造成损害。

检查工作则主要是查看设备的紧固件是否松动、缺失，安全保护装置是否完好有效。例如提取罐的密封圈、分离器的过滤网、浓缩器的加热元件等。一旦发现问题，应及时处理，避免小问题逐渐放大影响整个设备的运行。同时，检查也是对清洁工作的一个补充，可以确保清洁工作做到位，没有遗漏。

这些日常维护工作看似琐碎，但却对设备的使用寿命和运行效率有着至关重要的影响。每一次的认真清洁和细致检查都是对设备的爱护，都是对药品质量的负责。只有这样，才能确保设备始终处于最佳状态，为药品生产提供稳定可靠的保障。

（二）定期润滑与紧固

除了日常清洁与检查外，定期对中药制剂设备进行润滑和紧固操作也是维护工作中的重要环节。设备的运行过程中，各部件之间会产生摩擦和振动，长时间的摩擦和振动会导致部件磨损、松动，甚至损坏。因此，定期润滑和紧固是减少设备磨损、防止松动、保持设备良好运行状态的有效措施。

润滑操作主要是向设备的摩擦部位加入润滑剂，减少摩擦阻力，降低部件的磨损。润滑剂的选择应根据设备的材质和运行条件而定，避免使用不当导致设备损坏或性能下降。例如，对于高速运转的部件，应选择黏度低、流动性好的润滑剂；对于重载或高温条件下工作的部件，应选择黏度高、极压性好的润滑剂。润滑操作应定期进行，确保润滑剂始终保持在有效范围内。

紧固操作主要是检查并紧固设备的紧固件，防止因松动导致的部件移位或损坏。紧固时应选择适当的工具和方法，避免过度紧固导致部件变形或损坏。同时，紧固操作也是对设备结构的一次全面检查，可以及时发现并处理可能存在的隐患。

总之，定期润滑与紧固是中药制剂设备维护工作中的重要环节，对于保持设备的良好运行状态、延长使用寿命、确保药品质量具有重要意义。在实际操作中，应根据设备的实际情况和使用条件制订详细的维护计划并严格执行确保设备的正常运行和生产的顺利进行。

第五章 中药制剂质量控制与评价

第一节 质量控制方法与标准

一、质量控制方法概述

（一）传统质量控制方法

传统质量控制方法主要依赖于经验和感官评价。在中药制剂的生产过程中，人们通常通过外观、气味、口感等主观因素来判断其质量。这种方法虽然简便易行，但由于主观性较强，缺乏科学性和准确性，容易受到个体差异和环境因素的影响。

为了提高中药制剂质量控制的科学性和准确性，现代化的仪器分析方法得到了广泛应用。

（二）现代仪器分析方法

现代仪器分析方法利用先进的仪器和技术对中药制剂进行质量控制。其中，高效液相色谱法（HPLC）、气相色谱法（GC）、质谱法（MS）等是常用的分析方法。这些方法可以对中药制剂中的有效成分和杂质进行精确定量和鉴别分析，以确保中药制剂的质量和安全性。

高效液相色谱法是一种基于溶剂流动的色谱分离技术。它可以将中药制剂中的化学成分进行分离，并通过检测器对其进行定量分析。气相色谱法则是基于气体载流相的分离技术，适用于揭示中药制剂中的挥发性成分。质谱法可以通过质量分析，精确地识别和定量分析中药制剂中的各种成分。

利用现代仪器分析方法，可以获得更加准确、可靠的数据，提高中药制剂质量控制的科学性和可操作性。

（三）统计学方法在质量控制中的应用

统计学方法在中药制剂质量控制中起着重要的作用。它可以对中药制剂的生产过程和质量数据进行统计和分析，帮助找出影响质量的关键因素，并制定相应的质量控制策略。

例如，方差分析是一种常用的统计学方法，可以用于研究不同工艺参数对中药制剂质量的影响。通过对不同批次、不同生产线、不同工艺参数的中药制剂进行比较，可以确定影响质量的因素，并找出最佳工艺条件。此外，回归分析也是一种常用的统计学方法，可以通过建立数学模型，预测和优化中药制剂的质量。

统计学方法的应用可以提高中药制剂质量控制的科学性和系统性，为制订合理的质量控制策略提供科学依据。

（四）质量管理体系的建立与实施

建立完善的质量管理体系是确保中药制剂质量的关键。企业应按照相关法规和标准建立质量管理体系，包括质量方针、质量目标、质量策划、质量控制、质量保证和质量改进等环节。

质量方针是企业对产品质量的总体要求和指导方针，明确了质量管理的目标和原则。质量目标是具体的、可衡量的质量要求，有利于确定和评估企业的质量表现。质量策划是制订质量管理的具体措施和计划，包括质量控制的各个环节和流程。

质量控制是确保产品符合要求的过程，包括原材料的采购、生产过程的控制、产品检验等。质量保证是通过内部审核、外部审核等手段，验证质量管理体系的有效性和可行性。质量改进是不断优化和提升质量管理系统和工作流程的过程，包括持续改进、纠正预防措施等。

通过实施质量管理体系，企业可以实现对中药制剂生产全过程的系统管理，从而确保产品质量的稳定性和一致性。同时，质量管理体系还能够提高企业的管理水平和竞争力，为企业的可持续发展提供有力支撑。

二、中药材质量控制

（一）中药材来源与鉴定

中药材的来源和鉴定是确保其质量的第一步。企业应选择符合规定的中药材供应商，确保中药材来源于合格的种植基地或野生采集区。中药材的种植基地应符合规范要求，包括土壤环境、气候条件、水源等方面，以确保中药材的生长环境良好。野生采集区的选择应遵循可持续采集的原则，防止过度采集对生态环境造成破坏。

中药材的鉴定是判断其真伪和质量的重要手段。鉴定主要包括外观特征、理化性质、显微特征和化学成分等方面。通过对中药材的外观进行观察和比较，如形状、大小、颜色、气味等，可以初步判断其品种和产地。理化性质的鉴定通常包括溶解性、燃烧性、含水量等指标的测定。显微特征的鉴定通过显微镜观察中药材的组织结构和细胞形态，可以确定其真伪和质量。化学成分的鉴定可以通过现代仪器分析，如红外光谱、高效液相色谱等，来检测中药材中的有效成分和污染物。

（二）中药材质量标准与检测方法

中药材的质量标准应根据中药典籍、国家标准和行业规范进行制定。质量标准通常包括外观、色泽、气味、质地、纯度等方面的要求。外观要求包括形状、大小、表面特征等；色泽要求包括颜色的鲜艳程度、均一性等；气味要求包括气味的浓郁程度和特征等；质地要求包括松散程度、断面的干燥程度等；纯度要求包括杂质、异物的含量等。

中药材的检测方法可以采用传统经验鉴别与现代仪器分析相结合的方式进行。传统经验鉴别是指通过中医药专业人员的经验和技巧来判断中药材的真伪和质量。现代仪器分析是指利用先进的科学仪器，如红外光谱仪、紫外-可见分光光度计、气相色谱仪等，对中药材进行定量和定性分析。这些仪器可以快速、准确地测定中药材中的化学成分，为质量评价提供科学依据。

（三）中药材加工与炮制过程控制

中药材的加工和炮制过程对其质量具有重要影响。加工是指将中药材进行初步加工，如清洗、晒干、切割等；炮制是指对中药材进行进一步炒制、蒸制、焙烤等处理，以增强其药效或改善其性能。

企业应按照规定的工艺要求进行加工和炮制，以确保中药材的有效成分得到最大程度的保留，同时降低毒性成分的含量。加工和炮制过程中的温度、时间、溶剂等因素应严格控制，避免过高或过低的温度、过长或过短的时间、不适宜的溶剂等导致中药材质量下降或变质。同时，应注意选用合适的加工工艺，如合理选择药材切割方式、炒制强度、蒸制时间等，以提高药材的活性成分含量和质量稳定性。

（四）中药材储存与保管要求

中药材的储存和保管条件对其质量具有重要影响。企业应建立中药材的储存和保管制度，确保中药材在储存过程中不受潮、不霉变、不虫蛀等。中药材的储存室应保持适宜的温度和湿度，通风良好，避免阳光直射和异味侵入。储存容器应选用无毒、无污染的材质，并具备防潮、防虫蛀等功能。

同时，应对储存环境进行定期检查和维护，确保储存环境的温度、湿度等符合规定。需要注意的是，不同的中药材对储存条件的要求可能有所不同，企业应根据实际情况进行调整和控制。

（五）中药材质量检测与追溯体系建设

企业应建立完善的中药材质量检测体系，对进厂的中药材进行质量检测，确保其符合规定的质量标准。质量检测可以包括外观、理化性质、显微特征、化学成分等方面的检测。可以采用传统经验鉴别和现代仪器分析相结合的方式进行质量检测，确保结果准确可靠。

同时，应建立中药材的追溯体系，对中药材的来源、加工、炮制、储存等环节进行追溯，确保中药材的质量可控。追溯体系可以通过建立信息化管理系统来实现，记录和管理中药材的相关信息，如供应商信息、进货批次、生产日期、检验报告等，以便于追溯和溯源。

中药材的来源与鉴定、质量标准与检测方法、加工与炮制过程控制、储存与保管要求以及质量检测与追溯体系建设等方面的完善，对于确保中药材的质量安全和有效性具有重要意义，也是中药产业发展的基础。企业应严格按照规定执行，并不断完善管理和技术手段，提高中药材的质量水平和市场竞争力。

三、中药制剂生产过程质量控制

（一）生产工艺流程控制

中药制剂的生产工艺流程控制是确保其质量和稳定性的关键。在生产过程中，企业应按照规定的工艺流程进行操作，确保各个环节符合要求。

首先，投料顺序应严格控制。不同药材的组合和先后顺序会影响最终药品的疗效和安全性。企业应根据处方要求，按照正确的投料顺序进行操作，避免因投料顺序错误而导致药物成分损失或不稳定。

其次，搅拌速度是影响中药制剂药材成分提取效果的重要因素之一。搅拌速度过快可能使得药材粉碎过度，从而影响药物成分的释放和提取效果。搅拌速度过慢则可能导致药材成分提取不充分。因此，企业应根据具体要求，控制好搅拌速度，确保药材成分提取效果达到最佳状态。

最后，提取温度和时间也是需要严格控制的因素。不同药材对温度和时间的要求各异，过高或过低的温度都可能导致药材成分的损失或不稳定。同时，提取时间过长也可能导致药材成分的分解或变质。因此，企业应根据具体情况，确保在合适的温度范围内进行提取，并控制好提取时间，以保证中药制剂的质量和稳定性。

（二）生产设备与器具管理要求

生产设备与器具的性能和状态对中药制剂的质量具有重要影响。为确保企业的生产设备和器具能够稳定可靠地运行，需要进行有效的管理和维护。

首先，企业应定期对生产设备与器具进行检查和维护。定期检查可以及时发现和解决设备故障或损坏问题，确保设备正常运行。同时，定期维护可以保持设备的性能稳定和可靠性，延长设备的使用寿命。

其次，企业应对生产设备与器具进行清洗和消毒。清洗和消毒可以有效防止交叉污染，确保药材和制剂的卫生质量。在清洗和消毒过程中，应选用合适的清洗剂和消毒剂，并确保彻底清除残留物和微生物，从而保证生产设备与器具的卫生状况。

最后，企业还应建立完善的设备使用记录和维护记录。记录设备使用情况可以及时发现问题和改进不足之处，记录维护情况可以追踪设备的维修和保养情况，为后续的管理和决策提供参考依据。

（三）生产环境控制要求

生产环境的卫生状况对中药制剂的质量具有重要影响。为确保生产环境符合卫生要求，企业应进行有效的环境控制和管理。

首先，企业应定期对生产环境进行清洁和消毒。定期清洁可以有效去除灰尘和杂质，防止交叉污染。同时，定期消毒可以杀灭空气中的微生物和病原体，减少感染的风险。在清洁和消毒过程中，应采用合适的清洁剂和消毒剂，并确保彻底清洁和消毒各个区域和设施。

其次，企业应对生产环境的温度、湿度等进行控制。温度和湿度是影响中药制剂质量稳定性的重要因素。过高或过低的温度都可能导致药材成分的损失或不稳定，过高的湿度容易引发霉菌生长和微生物污染。因此，企业应根据具体要求，确保生产环境的温度和湿度在规定范围内，并进行监测和调控。

最后，为了防止空气中的微尘对中药制剂的影响，企业还应加强空气净化和通风设施的管理。定期更换和清洗过滤器，确保空气质量符合要求，减少微尘对生产的影响。

四、中药制剂成品质量控制

（一）成品质量标准与检测方法建立

成品质量标准是衡量中药制剂质量是否符合规定的重要依据。为了确保中药制剂的质量和安全性，企业必须建立严格的成品质量标准，包括外观、性状、鉴别、检查等方面。这些标准应该根据产品的特点和用途来制定，以确保产品符合相关法规和规范的要求。

（1）外观标准：外观是中药制剂质量的重要指标之一。企业应该制定外观标准，包括颜色、形状、大小、质地等方面的要求。例如，某些中药制剂应该具有特定的颜色和形状，如果外观不符合标准，则可能意味着产品的质量存在问题。

（2）性状标准：性状是指中药制剂的物理和化学性质。企业应该制定性状标准，包括溶解度、崩解度、熔点、酸碱度等方面的要求。这些标准可以帮助企业判断产品的纯度和有效性，以确保产品符合规定。

（3）鉴别标准：鉴别是判断中药制剂真伪的重要手段。企业应该建立鉴别标准，包括显微鉴别、薄层色谱鉴别、红外光谱鉴别等方法。这些方法可以帮助企业判断产品的真伪和来源，以确保产品的质量和安全性。

（4）检查标准：检查是对中药制剂进行质量控制的重要手段。企业应该建立检查标准，包括有效成分含量测定、杂质检查、微生物限度检查等方面的要求。这些检查可以帮助企业判断产品的质量和纯度，以确保产品符合规定。

在检测方法方面，企业可以采用感官评价与现代仪器分析相结合的方式进行。例如，通过观察中药制剂的外观和性状来判断其质量状况；通过高效液相色谱法等仪器分析方法检测中药制剂中的有效成分和杂质等。这些检测方法应该经过验证和确认，以确保其准确性和可靠性。同时，企业还应该定期对检测方法进行更新和改进，以适应新的法规和规范的要求。

（二）成品稳定性考察与留样观察制度建立

成品稳定性考察是确保中药制剂质量稳定的重要手段。通过对中药制剂进行稳定性考察，企业可以了解产品在储存和使用过程中的变化情况，预测其货架期和使用期限，从而采取相应的措施保证产品的质量和安全性。

（1）加速稳定性试验：加速稳定性试验是在短时间内模拟产品在正常储存条件下的变化情况。通过加速稳定性试验，企业可以了解产品在高温、高湿等恶劣条件下的变化情况，从而预测其在正常储存条件下的稳定性和有效期。这种试验方法可以快速地评估产品的稳定性，为企业制定产品储存和使用条件提供依据。

（2）长期稳定性试验：长期稳定性试验是在长时间内对产品在正常储存条件下的稳定性进行考察。通过长期稳定性试验，企业可以了解产品在长时间储存过程中的变化情况，从而预测其有效期和货架期。这种试验方法可以为企业制定产品保质期和使用期限提供依据。

在留样观察制度方面，企业应该对每批产品进行留样观察，以便及时发现问题并采取相应的处理措施。留样观察制度应该包括留样数量、留样时间、留样条件等方面的要求。同时，企业还应该建立留样档案，记录留样的相关信息和观察结果，以便追溯和查询。如果发现留样产品存在质量问题或异常情况，企业应该立即进行调查和处理，以防止问题产品流入市场或对患者造成危害。

五、质量控制标准与法规

（一）国家药品质量标准

国家药品质量标准是衡量中药制剂质量的重要依据。它包括《中华人民共和国药典》、部颁药品标准等，对中药制剂的外观、性状、鉴别、检查、含量测定等方面进行了详细规定。企业必须严格遵循国家药品质量标准，确保产品符合规定。

在实际操作中，企业应对照国家药品质量标准，对原料、辅料、包装材料等进行严格的质量控制，确保其符合规定。同时，在生产过程中，企业应对生产工艺、生产设备、生产环境等进行严格控制，确保产品质量的稳定性和一致性。

（二）GMP 认证与实施

GMP（Good Manufacturing Practice），即良好生产规范，是确保药品质量的重要管理体系。中药制剂企业应按照 GMP 要求进行生产和管理，确保产品质量的安全性和有效性。

GMP 认证是对企业生产质量管理体系的评估和认可。企业应建立完善的质量管理体系，包括质量策划、质量控制、质量保证和质量改进等环节，确保产品质量的稳定性和一致性。同时，企业应定期对生产质量管理体系进行自查和整改，确保其持续有效。

在实施 GMP 过程中，企业应注重员工培训和管理。员工是企业生产质量管理体系的重要组成部分，其素质和技能水平直接影响到产品质量。因此，企业应定期对员工进行 GMP 培训，提高其质量意识和操作技能水平。

（三）质量控制标准物质的建立与使用

质量控制标准物质是用于中药制剂质量控制和评价的重要工具。它包括对照品、标准品、参比制剂等，用于鉴别、检查、含量测定等方面。

企业应建立完善的质量控制标准物质管理制度，确保其来源可靠、质量稳定。同时，在使用过程中，企业应定期对质量控制标准物质进行检查和标定，确保其准确性和可靠性。此外，企业还应关注质量控制标准物质的更新和替换，及时采用新的标准物质进行质量控制和评价。

（四）法规与政策对质量控制的影响与要求

法规与政策对中药制剂质量控制具有重要影响。随着国家对中医药事业的重视和支持力度不断加大，相关法规和政策也在不断完善和更新。企业应密切关注法规与政策的变化，及时调整和完善质量控制策略。

例如，《中华人民共和国中医药法》的颁布实施为中医药事业的发展提供了法律保障和支持。企业应深入学习和贯彻《中华人民共和国中医药法》的精神和要求，加强中药材质量控制和中药制剂生产过程的质量控制，确保产品质量的安全性和有效性。

同时，随着国家对药品安全监管力度的加大和公众对药品安全问题的关注度的提高，企业应更加注重产品质量控制和风险管理。通过建立完善的质量管理体系和风险控制机制，确保产品质量的稳定性和一致性，降低药品安全风险。此外，企业还应积极参与国家药品安全监管部门的合作和交流，及时了解最新的法规和政策动态，为企业的持续发展提供有力保障。

第二节　制剂稳定性评价

一、制剂稳定性评价的意义

制剂稳定性评价在中药制剂的生产和质量控制中具有极其重要的意义。下面将对制剂稳定性评价的意义进行详细阐述。

（一）确保药品安全有效

中药制剂作为药品，其最基本的功能是为患者提供安全有效的治疗。而要实现这一目的，首先需要确保其质量的稳定性。通过稳定性评价，可以深入了解中药制剂在储存、运输和使用过程中的变化情况，包括其物理、化学和生物学性质的变化，以及这些变化对药品疗效和安全性的影响。

具体来说，通过对中药制剂进行长期稳定性试验，可以观察其在不同环境条件下的变化情况，如温度、湿度、光照等。这些试验可以提供关于中药制剂在不同条件下的降解速率、有效成分的变化以及可能产生的有害物质等方面的信息。这些信息对于判断中药制剂是否符合质量标准，以及是否能够在整个有效期内保持稳定的疗效和安全性具有关键作用。

此外，稳定性评价还可以为中药制剂的生产工艺和质量控制提供指导。通过对不同批次、不同生产工艺和不同包装材料的中药制剂进行稳定性比较，可以发现生产工艺和包装材料对药品稳定性的影响，从而选择最佳的生产工艺和包装材料，以确保药品的质量和稳定性。

（二）指导新药研发

在新药研发过程中，对中药制剂进行稳定性评价具有指导意义。通过预测新药在长时间储存和使用过程中的变化情况，可以为新药的研发、生产和质量控制提供重要依据。具体来说，稳定性评价有如下作用。

（1）筛选最佳处方：通过对不同处方的中药制剂进行稳定性评价，可以了解各处方在不同条件下的变化情况，从而筛选出最佳的处方组成，确保新药的稳定性和疗效。

（2）优化生产工艺：通过对不同生产工艺的中药制剂进行稳定性比较，可以发现生产工艺对药品稳定性的影响，从而优化生产工艺参数，提高新药的稳定性和质量。

（3）选择合适的包装材料：包装材料对中药制剂的稳定性具有重要影响。通过对不同包装材料的中药制剂进行稳定性评价，可以选择具有良好阻隔性、稳定性和相容性的包装材料，确保新药在储存和运输过程中的质量稳定。

(4) 预测有效期：通过对新药进行加速老化试验和长期稳定性试验，可以预测其在规定的储存条件下的有效期，为新药的注册和临床应用提供依据。

(三) 优化生产过程

通过对中药制剂的稳定性进行评价，可以了解其在生产、包装、储存等各环节中的变化情况，从而发现生产过程中可能存在的问题和不足。具体来说，稳定性评价在生产过程中的作用如下。

(1) 发现生产过程中的问题：通过对生产过程中各个环节的中药制剂进行稳定性检测，我们可以发现可能导致药品质量不稳定的问题，如原料质量不稳定、生产工艺参数不合理、设备性能不佳等。针对这些问题，我们可以采取相应的措施进行改进和优化。

(2) 改进包装材料：包装材料对中药制剂的稳定性具有重要影响。通过对不同包装材料的中药制剂进行稳定性评价，我们可以发现包装材料对药品稳定性的影响程度，从而选择最佳的包装材料和容器，确保药品在储存和运输过程中的质量稳定。

(3) 调整储存条件：通过对中药制剂在不同储存条件下的稳定性进行比较，我们可以发现最适宜的储存条件，如温度、湿度、光照等。这些信息可以为药品的储存和运输提供指导，确保药品在有效期内保持稳定的质量和疗效。

(四) 延长药品有效期

通过对中药制剂的稳定性进行评价，可以预测其在规定的储存条件下的有效期。根据评价结果，我们可以制定合理的储存条件和有效期，确保药品在有效期内保持稳定的质量和疗效。同时，对于稳定性较好的中药制剂，可以适当延长其有效期，提高药品的利用率和经济效益。具体来说，稳定性评价有以下作用。

(1) 制定合理的有效期：通过对中药制剂进行长期稳定性试验和加速老化试验，可以预测其在规定的储存条件下的有效期。根据评价结果，可以制定合理的有效期，确保药品在有效期内保持稳定的质量和疗效。这既保证了患者的用药安全，也避免了药品的浪费和损失。

(2) 提高药品利用率：对于稳定性较好的中药制剂，可以适当延长其有效期。这样不仅可以提高药品的利用率和经济效益，还可以减少药品的生产和运输成本，降低患者的用药负担。同时，这也要求药品厂商在生产和质量控制过程中更加注重中药制剂的稳定性和质量保障措施的实施。

二、影响中药制剂稳定性的因素

（一）处方因素

在中药制剂的生产过程中，处方组成是影响其稳定性的首要因素。这主要是由于不同药材成分间的相互作用可能导致药效的改变或出现不良反应。这种相互作用可以是化学的，也可以是物理的，可能导致某些成分的降解、失效或其他形式的变化。

除此之外，药材本身的质量和来源也会影响中药制剂的稳定性。例如，某些药材如果采集不当或储存时间过长，其内在的成分可能已经发生了某种程度的降解或氧化。当这些药材被用于制剂生产时，其不稳定性就可能传递到最终的药品中，从而影响药品的质量和疗效。

（二）工艺因素

生产工艺对中药制剂的稳定性具有至关重要的影响。从药材的提取、分离、浓缩到最后的干燥和成型，每一个环节的操作条件和时间控制都可能影响到最终产品的质量。

例如，提取过程中如果温度过高或时间过长，某些有效成分就可能被破坏或分解；而在浓缩和干燥过程中，如果条件控制不当，可能导致产品中的水分含量过高，从而加速产品的变质。此外，生产设备的选择和操作手法也可能影响到产品的稳定性。例如，使用不同的设备或采用不同的操作手法可能导致产品的粒度、溶解度等物理性质的差异，进而影响其稳定性和疗效。

（三）包装材料因素

包装材料是保护中药制剂稳定性的第一道防线。其主要功能是隔绝外界环境因素对产品的影响，如光线、氧气、水分等。一个好的包装材料不仅可以有效地延长产品的保质期，还可以确保产品在运输和储存过程中不受损害。

然而，如果包装材料选择不当或存在质量问题，其保护作用就会大打折扣。例如，如果包装材料的阻隔性能不足，外界的氧气和水分就可能渗透到产品内部，导致产品的氧化和水解；而如果包装材料的透光性过强，产品就可能受到光线的照射而发生光化学反应，导致其变质。

（四）环境因素

储存环境是影响中药制剂稳定性的另一个关键因素。这主要是因为环境因素如温度、湿度和光线等都可能引发产品的物理和化学变化。

例如，高温可能导致产品的分解和氧化反应加速；高湿度则可能导致产品吸湿并发生水解；而强光线则可能引发产品的光化学反应。因此，选择一个合适的储存环境对于保持中药制剂的稳定性至关重要。这通常意味着要避免极端的温度和湿度，并确保储存场所的遮光性良好。

（五）微生物因素

微生物污染是影响中药制剂稳定性的另一大敌。这主要是由于某些微生物如霉菌、细菌等在适宜的环境下可以迅速繁殖并对产品造成损害。这些微生物可能会消耗产品中的有效成分作为营养来源，或者产生有害的代谢产物导致产品的变质。

为了防止微生物污染，首先要确保生产环境的清洁和卫生。这包括定期对生产设备进行清洗和消毒、严格控制生产场所的温度和湿度、以及确保操作人员的个人卫生等。其次，在产品的包装和储存过程中也要注意防止微生物的侵入。例如，要确保包装材料的完整性和清洁度，以及在储存过程中定期检查产品的状态并及时处理任何可能的污染情况。

三、制剂稳定性评价方法

（一）加速试验法

加速试验法是一种常用的中药制剂稳定性评价方法。它通过模拟实际储存条件下可能出现的极端情况，如高温、高湿等，加速中药制剂的变化过程，从而预测其在正常储存条件下的稳定性。这种方法具有操作简便、周期短等优点，适用于快速了解中药制剂的稳定性问题。

在加速试验中，首先确定可靠的加速试验条件，包括温度、湿度等因素。然后将中药制剂放置于相应的条件下进行储存，一般有设定的时间节点进行取样和检测。通过对样品中有效成分的含量、物理性质的变化等进行监测和分析，可以评估中药制剂的稳定性。

然而，加速试验法也存在一定的局限性。由于加速试验是通过模拟极端条件进行加速，与实际储存条件存在差异，因此可能无法完全准确地预测中药制剂在正常储存条件下的稳定性表现。此外，加速试验的结果还受到试验条件选择的影响，需要根据具体情况进行调整和优化。

（二）留样观察法

留样观察法是一种长期跟踪评价中药制剂稳定性的方法。该方法通过将同一批次的中药制剂在不同条件下进行储存，并定期取样检测其质量和疗效的变化。这种方法可以反映中药制剂在实际储存条件下的稳定性表现，有助于评估其长期存放后的质量变化情况。

在留样观察法中，首先应选择合适的储存条件，如常温、低温、避光等，并设置不同时间点进行取样。取样后，对样品进行物理性状、有效成分含量、微生物污染等方面的检测和分析。通过长期观察和对比分析不同时间点的数据，可以获得中药制剂质量变化的趋势和规律。

留样观察法的优点是能够真实反映中药制剂在实际储存条件下的质量变化，更加接近实际使用情况。然而，该方法需要较长的时间和较大的工作量，且受到环境因素的影响，难以控制其他干扰因素的干预。

（三）化学动力学法

化学动力学法是一种基于化学反应速率常数来评价中药制剂稳定性的方法。该方法通过对中药制剂中有效成分的变化速率进行测定和分析，可以预测其在不同储存条件下的稳定性表现。相比于其他方法，化学动力学法具有较高的准确性和可靠性。

化学动力学法的核心是建立化学反应速率和时间的关系模型。通过对中药制剂样品在不同时间点的有效成分含量进行测定，构建反应速率与时间的曲线。根据曲线的特征和反应速率常数，可以预测中药制剂在不同储存条件下的质量变化趋势。

然而，化学动力学法的实施较为复杂，需要较为完善的实验操作和数据处理过程。此外，该方法仅能对中药制剂中的某一或少量有效成分进行分析，可能无法全面评估中药制剂的稳定性。

四、制剂有效期预测与确定

（一）基于稳定性数据的预测模型

中药制剂的有效期是指在特定储存条件下，药物仍然保持满足规定质量标准的时间长度。利用已获得的稳定性数据，可以构建数学模型来预测中药制剂的有效期。该模型通常考虑多种环境因素，如温度、湿度和光照，并结合化学动力学原理进行模拟。通过对模型的分析，我们可以估计中药制剂在特定储存条件下的降解速率，从而预测其有效期。

稳定性数据是通过在不同储存条件下对中药制剂进行长期观察和测试得到的。这些数据可以包括药品的物理性质、化学性质以及微生物学性质等方面的变化情况。通过对这些数据进行统计和分析，可以揭示中药制剂的降解规律和影响因素，为预测有效期提供基础。

在构建预测模型时，需要考虑多个因素对中药制剂稳定性的影响。例如，温度是一个重要的因素，高温会加速中药制剂的降解过程，降低其有效期。湿度和光照也会对药物的稳定性产生影响，因此在模型中需要考虑它们的综合影响。

化学动力学原理是预测模型中的重要组成部分。它描述了药物降解速率与时间、温度等因素之间的关系。通过建立数学方程，可以将中药制剂的降解速率与环境因素进行关联，进而推断其有效期。常用的化学动力学方程包括零级、一级和二级反应动力学方程等。

预测模型可以通过计算机模拟来进行。根据已有的数据和模型假设，可以使用数值计算方法求解相应的方程，从而得到预测结果。模拟过程中还可以考虑不确定性因素，如环境条件的波动、数据误差等，以提供更为可靠的预测结果。

（二）加速老化试验的应用

加速老化试验是一种常用的预测方法，其原理是将中药制剂置于比实际储存条件更为严酷的环境中，以加速其降解过程。通过对比加速老化后的样品与实际储存条件下的样品，我们可以推断出实际储存条件下中药制剂的有效期。这种方法缩短了试验时间，但可能不能完全模拟真实的环境条件。

加速老化试验的关键是选择合适的加速因素和试验条件。加速因素可以包括温度、湿度、光照等，它们的选择应基于已有的稳定性数据和经验知识。试验条件需要根据中药制剂的特性和实际使用情况进行确定，以尽可能接近实际储存条件。

在加速老化试验中，需要对中药制剂的各项指标进行监测和测试。这些指标可以包括药物的化学成分、理化性质、微生物污染等方面的变化。通过与实际储存条件下的样品进行比较，可以评估中药制剂在实际储存条件下的稳定性和有效期。

需要注意的是，加速老化试验虽然可以缩短试验时间，但由于采用了更为严酷的条件，可能无法完全模拟真实的环境条件。因此，在应用加速老化试验的结果时，需要结合其他预测方法和实际观察结果进行综合判断，以确保预测的有效期准确可靠。

（三）统计方法在有效期预测中的应用

统计方法在中药制剂的有效期预测中发挥着重要作用。通过对中药制剂的稳定性数据进行处理和分析，可以揭示其降解规律和影响因素，从而预测其有效期。

回归分析是一种常用的统计方法之一，它可以用于分析中药制剂稳定性数据与环境因素之间的关系。通过建立回归模型，可以揭示不同因素对中药制剂稳定性的贡献程度，并预测在给定环境条件下的有效期。

时间序列分析是另一种常用的统计方法，它可以用于分析中药制剂稳定性数据随时间变化的规律。通过对时间序列数据的拟合和预测，可以推断中药制剂在未来一段时间内的稳定性和有效期。

在应用统计方法进行有效期预测时，需要考虑多种影响因素的综合作用。除了环境因素外，还应考虑中药制剂自身的特性、生产工艺等因素对稳定性的影响。这些因素可以通过实验设计和数据分析来确定，并纳入预测模型中进行综合考虑。

统计方法在预测中药制剂有效期时具有一定的局限性。由于中药制剂的复杂性和多样性，数据的获取和处理可能存在一定的困难。此外，统计方法对数据的要求较高，需要足够的样本数量和质量，以及准确的测量和记录。因此，在应用统计方法进行有效期预测时，需要谨慎选择适当的方法和合理的数据处理流程。

（四）实际储存条件下的长期观察

为了验证预测的有效期，还需要在实际储存条件下对中药制剂进行长期观察。这包括对中药制剂进行定期的质量检测，记录其物理、化学和微生物学性质的变化，以及对其疗效进行评估。这种长期观察不仅可以验证预测的有效期，还可以为改进生产工艺和储存条件提供实际依据。

在实际储存条件下的长期观察中，需要制定严格的监测计划和标准操作规程。监测计划应包括对中药制剂的各项指标进行监测的时间点和频率，以及相应的测试方法和质量标准。标准操作规程应确保监测过程的可重复性和可比性，以提供可靠的观察数据。

通过长期观察，可以获得中药制剂在实际储存条件下的稳定性信息，并验证预测的有效期是否准确。如果发现实际储存条件下的稳定性与预测结果存在差异，可以进一步分析其原因，并采取相应的措施进行改进。

此外，长期观察还可以为改进生产工艺和储存条件提供实际依据。通过对观察数据的分析，可以评估不同因素对中药制剂稳定性的影响，并确定适当的控制策略。这有助于提高中药制剂的质量稳定性和有效期，保障其疗效和安全性。

综上所述，基于稳定性数据的预测模型、加速老化试验、统计方法和实际储存条件下的长期观察是预测中药制剂有效期的主要方法。这些方法相互补充，可以提供更为可靠和全面的有效期预测结果，为中药制剂的生产和使用提供科学依据。

五、提高中药制剂稳定性的措施

（一）优化处方组成与制备工艺

优化处方组成是提高中药制剂稳定性的关键措施之一。中药制剂的处方组成是由各种药材按照一定比例配伍而成的。合理的处方组成可以减少不利于稳定性的因素，并且在药物相互作用上发挥协同作用，增强中药制剂的稳定性。

首先，在进行处方组成优化时，需要深入研究药材的化学成分和相互作用。通过分析药材中的活性成分、药理作用以及可能存在的相互作用，可以选择适合配伍的药材，并确定最佳的比例关系。例如，某些药材中可能含有不稳定的成分，需要通过与其他药材的配伍来稳定其活性成分并延长其保存期限。

其次，还可以通过添加辅料等方式来调整处方组成。辅料的选择应兼顾其对药材活性成分的保护作用和对中药制剂稳定性的促进作用。例如，可以添加一些具有抗氧化、抗水解或抗光解能力的辅料，以降低中药制剂的氧化速度、水解速度和光解速度，从而提高其稳定性。

最后，制备工艺的优化也是提高中药制剂稳定性的关键。合理的提取、分离、浓缩和干燥工艺可以确保有效成分的最大保留和最小化杂质的存在。在提取过程中，应选择适当的溶剂和提取条件，以最大程度地提取出活性成分，并减少对药材的破坏。在分离和纯化过程中，应选择合适的技术手段和方法，以去除不必要的杂质和无效成分，保证制剂的纯度和稳定性。在浓缩和干燥过程中，应控制温度、湿度和时间等参数，以避免活性成分的丢失和制剂的降解。

因此，通过优化处方组成和制备工艺，可以调整中药制剂的成分比例，增强药物相互作用，减少不利因素，提高制剂的稳定性和质量。

（二）选择合适的包装材料与容器

包装材料与容器对中药制剂的稳定性有着重要影响。合适的包装材料和容器可以有效隔离中药制剂与外界环境的接触，降低其受到光照、氧气、湿度等因素的影响，从而延长其保存期限。

首先，应选择具有良好阻隔性能的包装材料。良好的阻隔性能可以有效隔绝氧气和水分的进入以及药品成分的挥发和漏失，保证中药制剂的稳定性。例如，玻璃瓶、铝塑复合膜等材料具有较好的阻隔性能，可有效降低外界对中药制剂的影响。

其次，应选择具有良好稳定性和相容性的包装材料。药物与包装材料之间可能存在相互作用，导致药物成分的流失和包装材料成分的溶解。因此，应选择与中药制剂相容性良好的包装材料，以减少相互作用带来的不利影响。

在选择容器时，应考虑其对中药制剂的保护作用和使用便利性。合适的容器应具有良好的密封性能，能够有效隔离空气和水分的进入，避免药物的氧化和水解。此外，还应方便制剂的使用，便于患者服用和储存。

（三）严格控制储存条件与环境因素

储存条件和环境因素对中药制剂的稳定性具有重要影响。为保证中药制剂的稳定性和质量，应严格控制储存环境的温度、湿度和光照等因素，以及避免与有害物质的接触。

首先，应根据中药制剂的特性，确定适宜的储存温度。不同的中药制剂在不同的温度下可能会发生不同的化学反应和降解速度。因此，应根据制剂的特性确定适宜的储存温度，并确保制剂在规定的温度范围内存放。

其次，湿度是影响中药制剂稳定性的重要因素之一。湿度过高可能导致制剂的吸湿、结块和霉变，从而影响其质量和稳定性。因此，应控制储存环境的湿度，保持适宜的湿度水平，以确保中药制剂的质量和稳定性。

再次，光照也会对中药制剂的稳定性产生影响。某些药物成分对光敏感，易受光照而发生化学变化。因此，应避免中药制剂长时间暴露在阳光下，同时选择不透明的包装材料或防紫外线包装材料，以降低光照对中药制剂的影响。

最后，还应避免中药制剂与有害物质的接触，以防止其受到污染和变质。例如，应避免中药制剂与有机溶剂、重金属等有害物质的接触，以减少可能的相互作用和污染。

因此，严格控制储存条件和环境因素可以有效保护中药制剂的稳定性，确保其质量和疗效的稳定。

（四）加强质量控制与管理体系建设

建立完善的质量控制与管理体系对于确保中药制剂的稳定性至关重要。只有通过全面的质量控制与管理，才能有效地降低中药制剂的不稳定因素，提高其质量和稳定性。

首先，应建立完善的质量标准和检测方法。质量标准是评价中药制剂质量的重要依据，而检测方法是保证质量标准能够得以执行的关键手段。因此，应根据中药制剂的特点和目的，制定相应的质量标准，并选择适合的检测方法进行质量控制。

其次，应加强对生产过程的监督和管理。严格执行标准化操作程序，确保生产工艺的规范执行和质量控制的有效性。及时记录和整理生产数据，进行统计分析，对生产过程中的问题进行追踪和改进。此外，还应建立健全的文档管理体系，确保相关记录的真实性、准确性和可追溯性。

再次，还应加强对原材料和辅料的采购管理。选择有资质的供应商，建立长期稳定的供应关系。对原材料和辅料进行严格的检验和审查，确保其质量符合要求，避免因原材料问题导致制剂稳定性的下降。

最后，还应加强对成品中药制剂的抽检和监测。通过抽检和监测，及时发现和排查质量问题，并采取相应的纠正和改进措施，确保制剂的质量和稳定性。

（五）持续研究与改进创新技术

持续的研究和改进创新技术是提高中药制剂稳定性的重要途径。通过对新技术、新工艺和新材料的研究和应用，可以不断改进中药制剂的生产工艺和质量控制方法，提高其稳定性和质量水平。

首先，应加强对中药制剂稳定性的研究。通过深入研究中药制剂各组分的化学性质、相互作用和降解机理，揭示中药制剂的稳定性问题，并提出相应的解决方案。例如，可以通过分析制剂在不同温度、湿度和光照条件下的降解规律，优化储存条件，并提出相应的稳定性评价指标。

其次，应不断探索和应用新的生产工艺和技术。随着科学技术的不断发展，新的生产工艺和技术不断涌现。例如，超临界流体提取、微波辅助提取、纳米技术等都可以用于提取、分离和制备中药制剂，具有更高的效率和选择性，有助于提高制剂的稳定性和质量。

最后，应加强与国内外同行的交流与合作。通过与其他领域的专家、学者和企业进行合作交流，可以共享经验，借鉴先进技术和管理经验，推动中药制剂稳定性的研究和发展。同时，还可以开展国际合作项目和学术交流活动，吸收国际先进技术和理念，提升中药制剂的稳定性和国际竞争力。

第三节　安全性与有效性评价

一、安全性评价方法与流程

（一）急性毒性试验：揭示潜在危害

急性毒性试验是药物安全性评估的关键环节，对于中药制剂而言更是不可或缺的。中药制剂的成分复杂，而且很多中药成分在高剂量下具有毒性。因此，急性毒性试验的目的在于揭示中药制剂在单次高剂量暴露下的潜在危害，为保障患者的用药安全提供重要信息。

在进行急性毒性试验时，通常选用实验动物，如小鼠、大鼠或兔子。这些动物与人类具有一定的生理和代谢相似性，因此可以在一定程度上预测药物对人体的毒性作用。试验过程中，研究人员会给动物灌胃或注射高剂量的药物，然后密切观察动物的行为变化、生理指标以及死亡情况。这些观察结果可以用于判断药物的急性毒性作用，包括毒性反应的严重程度、发生时间和持续时间等。

急性毒性试验的结果可以为后续的药物开发和临床研究提供重要参考。如果药物的急性毒性作用较强，说明该药物可能对人体造成严重的损害，因此需要进一步评估其安全性和有效性。如果药物的急性毒性作用较弱或没有毒性作用，则可以进一步进行长期毒性试验和临床研究，以全面评估该药物的疗效和安全性。

（二）长期毒性试验：模拟临床实际暴露

长期毒性试验是为了模拟药物在临床使用中的长期暴露情况，评估其对机体的潜在不良影响。这种试验通常需要在动物模型中进行数周或数月，期间定期监测动物的健康状况、血液生化指标、组织病理学变化等。通过长期毒性试验，研究人员可以了解药物在长期使用过程中对机体的影响，包括毒性作用的类型、程度和可逆性等。

对于中药制剂而言，长期毒性试验尤为重要。这是因为中药制剂的成分复杂，而且很多成分具有蓄积性和慢性毒性作用。通过长期毒性试验，可以发现这些潜在的慢性毒性作用和蓄积毒性，为保障患者的用药安全提供重要信息。此外，长期毒性试验还可以用于研究药物的药代动力学和毒代动力学特征，为药物的合理使用提供依据。

（三）特殊毒性试验：针对特定风险进行评估

特殊毒性试验主要针对中药制剂中可能存在的特殊成分或杂质，如重金属、农药残留等，进行更为深入的毒性评估。这包括致癌性、致突变性和致畸性试验，以确保药物在长期使用过程中不会增加患者患癌症或其他严重疾病的风险。

致癌性试验是评估药物是否具有致癌潜力的试验。通常通过在动物模型中长期给予药物，观察动物的肿瘤发生情况来判断药物的致癌性。对于中药制剂而言，如果其中含有具有致癌作用的成分或杂质，那么这种药物就有可能增加患者患癌症的风险。因此，致癌性试验是评估中药制剂安全性的重要环节之一。

致突变性试验是评估药物是否具有导致基因突变潜力的试验。基因突变是导致遗传性疾病和癌症等严重疾病的重要原因之一。通过致突变性试验，可以了解药物对基因的影响，为评估药物的安全性提供重要信息。

致畸性试验是评估药物是否具有导致胎儿畸形潜力的试验。如果在怀孕期间使用具有致畸作用的药物，那么就有可能导致胎儿畸形或其他严重疾病。因此，对于中药制剂而言，如果其中含有具有致畸作用的成分或杂质，那么这种药物就有可能对胎儿造成危害。因此，致畸性试验也是评估中药制剂安全性的重要环节之一。

总之，急性毒性试验、长期毒性试验和特殊毒性试验是评估中药制剂安全性的重要手段。通过这些试验，可以全面了解药物的毒性作用类型和程度，为保障患者的用药安全提供重要信息。同时，这些试验结果也可以为药物的后续研究和开发提供指导和建议。

二、有效性评价方法

（一）临床试验：验证实际疗效

临床试验是药物研发过程中的关键环节，它直接检验了药物在真实患者中的疗效和安全性。中药制剂因其独特的成分和作用机制，在临床试验中的评价尤为关键。为了验证其实际疗效，需要在设计、实施和分析上遵循严格的科学原则。

首先，随机、双盲、安慰剂对照的设计是确保临床试验结果可靠性的基石。通过随机分配，可以避免选择偏倚；双盲设计可以消除研究者和患者的主观偏见；而安慰剂对照则可以确保观察到的疗效确实是药物作用而非自然病程或其他非药物因素的影响。

在中药制剂的临床试验中，GCP（药品临床试验管理规范）原则是必须严格遵循的。GCP旨在确保参与者的权益、安全和健康，确保试验数据的完整性、准确性和可靠性。遵循GCP原则的临床试验可以提供更有力的证据，支持中药制剂的安全性和有效性。

此外，由于中药制剂的成分复杂和作用机制多样，临床试验还需要特别关注其起效时间、作用持续时间以及可能的副作用。这不仅可以为临床医生提供更加全面的用药指导，也有助于进一步揭示中药制剂的药理学特性。

（二）药效学研究：探索作用机制

药效学研究是深入探索药物在体内如何发挥作用的过程。对于中药制剂，这一步骤尤为重要，因为中药往往具有多成分、多靶点的特点。通过药效学研究，可以揭示中药制剂中各成分如何与体内的生物靶点相互作用，以及这些相互作用如何转化为宏观的治疗效果。

药效学研究通常采用离体实验和在体实验相结合的方法进行。离体实验，如细胞培养实验，可以帮助我们了解中药制剂中的具体成分如何与细胞相互作用，影响细胞的生理活动。而在体实验，如动物模型实验，则可以模拟真实的生理环境，观察药物在体内的作用过程和整体效果。

通过这些研究，可以深入了解中药制剂的药理学特性，如剂量-效应关系、药物的代谢和排泄过程等。这些信息不仅为临床医生提供了用药依据，也为优化药物配方和开发新药提供了宝贵的线索。

（三）生物等效性评价：确保批次间一致性

生物等效性评价是确保不同批次或生产工艺下的中药制剂在生物体内具有相同或相似效果的过程。这一步骤的重要性在于，即使同一品种的中药制剂，由于原料来源、生产工艺或储存条件的不同，其成分和效果可能存在差异。为了确保患者的用药安全和有效，需要确保不同批次的中药制剂具有相同的生物利用度和治疗效果。

生物等效性评价通常通过比较不同批次药物的药代动力学参数来进行。药代动力学参数描述了药物在体内吸收、分布、代谢和排泄的过程，反映了药物的生物利用度和作用持续时间。通过比较这些参数，可以判断不同批次的药物是否具有相似的生物等效性。

此外，为了确保批次间的一致性，还需要对生产工艺进行严格控制和优化。通过对原料来源、提取方法、干燥工艺等环节进行优化和标准化，可以确保不同批次生产的中药制剂在成分和效果上保持一致。这不仅有助于确保患者的用药安全和有效，也有助于维护中药制剂的品牌形象和信誉。

三、药代动力学研究在安全性与有效性评价中的应用

（一）揭示中药成分体内过程

药代动力学，作为研究药物在体内吸收、分布、代谢和排泄过程的学科，对于中药制剂的研究尤为重要。因为中药制剂往往含有多种成分，这些成分在进入人体后，各自可能会有不同的药代动力学行为，从而影响到药物的整体效果。

首先，吸收过程是药物进入体内的第一步。对于中药制剂而言，其成分可能包括多种小分子化合物和大分子物质，如多糖、蛋白质等。这些成分在胃肠道中的吸收速率和吸收程度都可能存在差异。通过药代动力学研究，可以了解哪些成分容易被胃肠道吸收，哪些成分的吸收可能受到限制。

其次，药物在体内的分布也是影响药效的关键因素。一些成分可能更倾向于分布在特定的组织或器官中，从而对这些部位产生更强的药效。例如，某些中药成分可能具有亲脂性，更容易透过血脑屏障，对中枢神经系统产生作用。通过药代动力学研究，可以揭示中药制剂中各成分在体内的分布情况，从而为药物的定向输送和精准治疗提供指导。

再次，药物的代谢和排泄过程也是决定药物在体内停留时间和作用持久性的重要因素。某些中药成分可能在肝脏中经过代谢转化为活性成分或无毒的代谢产物，而其他成分则可能直接通过肾脏排泄。通过药代动力学研究，可以了解中药制剂中各成分的代谢途径和排泄方式，从而为药物的剂量调整和用药安全提供依据。

最后，通过对不同成分的药代动力学特征进行比较，还可以发现哪些成分更容易在体内蓄积并导致毒性反应。这对于评价中药制剂的安全性和制订合理的用药方案具有重要意义。

（二）优化药物配方和给药方案

基于药代动力学研究结果，可以对中药制剂的配方和给药方案进行优化，以提高药物的疗效并降低副作用风险。具体来说，以下几个方面是值得关注的。

（1）调整药物中不同成分的比例：根据药代动力学研究结果，可以了解哪些成分在体内吸收利用好、哪些成分可能导致毒性反应。因此，可以适当调整药物中不同成分的比例，以提高药物的疗效并降低毒性反应的风险。

（2）添加增效剂：为了提高药物的生物利用度和治疗效果，还可以考虑在中药制剂中添加一些增效剂。这些增效剂可以是其他药物、辅助成分或者一些能够促进药物吸收、分布、代谢或排泄的物质。

设计更为合理的给药方案：给药方案包括药物的剂量、给药途径、给药频率等。通过药代动力学研究，可以了解药物在体内的代谢和排泄情况，从而设计更为合理的给药方案。例如，对于某些在体内代谢迅速的药物，可以适当增加给药频率以保持其在体内的有效浓度；而对于某些容易蓄积并导致毒性反应的药物，则需要控制其剂量并适当延长给药间隔。

（三）为新药开发提供指导

药代动力学研究不仅可以用于评价已上市中药制剂的安全性和有效性，还可以为新药开发提供指导。通过对候选药物进行药代动力学筛选，可以预测其在体内的行为和作用效果，从而为后续的临床前和临床研究提供决策依据。具体来说，以下几个方面是值得关注的。

（1）预测候选药物的体内行为：通过对候选药物进行药代动力学研究，可以预测其在体内的吸收、分布、代谢和排泄过程以及可能的药效和毒性反应。这对于评价候选药物的成药性和选择最具潜力的候选药物具有重要意义。

（2）发现新的药物作用机制和靶点：通过对候选药物的药代动力学行为进行研究，还有可能发现一些新的药物作用机制和靶点。这对于开发具有创新性的中药制剂和拓宽中药制剂的应用领域具有重要意义。

四、上市后安全性监测与风险管理

（一）建立不良反应监测系统

中药制剂作为一种复杂的治疗手段，其安全性问题始终受到广泛关注。为了确保已上市中药制剂的安全使用，建立一个完善的不良反应监测系统至关重要。这一系统可以及时发现并处理潜在的安全问题，从而保障患者的用药安全。

不良反应监测系统的主要任务是收集、整理、分析和报告与中药制剂相关的不良反应信息。这些信息来源于多个渠道，包括医疗机构、患者、药品生产企业等。为了确保信息的准确性和全面性，需要建立一个多元化的信息收集网络。

首先，建立一个自愿报告系统是基础。医生和患者在日常使用中如发现任何疑似不良反应，都可以通过这一系统进行报告。这种报告方式具有灵活性高、覆盖面广的优点，但也可能存在报告不全或信息偏差的问题。为了弥补这一不足，可以开展主动监测项目。

主动监测项目是通过定期收集和分析特定中药制剂的使用数据，以发现可能的安全问题。这可以通过与医疗机构合作，对特定患者群体进行长期追踪和观察来实现。主动监测项目可以提供更为系统和深入的数据，有助于我们更全面地了解中药制剂的安全性状况。

此外，与医疗机构合作进行病例收集和分析也是不良反应监测系统的重要组成部分。通过与医疗机构建立合作关系，可以获取到更为详细和准确的病例信息，包括患者的基本信息、用药情况、不良反应症状等。这些信息可以为我们的安全性评价提供有力的支持。

在收集到不良反应信息后，需要对这些数据进行整理和分析。这包括确定不良反应的类型、严重程度、发生率等，以及探讨可能的影响因素和机制。通过深入的数据分析，可以更准确地了解中药制剂的安全性问题，从而为后续的风险管理和决策提供科学依据。

（二）开展药品再评价工作

药品再评价是对已上市中药制剂进行重新评估的过程，旨在确保其安全性和有效性得到持续保障。通过开展药品再评价工作，可以对药物的疗效、安全性以及适应证进行再次确认或调整，从而确保药物在临床使用中始终保持最佳的治疗效果和安全性。

药品再评价工作的主要内容包括收集和分析临床数据、开展新的临床试验以及与其他国家和地区进行药品监管合作等。

首先，收集和分析临床数据是药品再评价的基础。这包括回顾性分析和前瞻性研究两种方法。回顾性分析是通过查阅已有的临床研究和病例报告等资料，对药物的安全性和有效性进行评估。前瞻性研究则是通过设计新的临床试验，对药物的疗效和安全性进行更为系统和深入的研究。

其次，开展新的临床试验是药品再评价的重要手段之一。这可以通过设计随机、双盲、安慰剂对照的研究方案，对药物的疗效和安全性进行更为严谨和科学的评估。新的临床试验还可以针对药物的新适应证或新用法进行探索，从而拓宽药物的应用范围。

最后，与其他国家和地区进行药品监管合作也是药品再评价的重要途径之一。通过与国外药品监管机构建立合作关系，可以共享药物安全性和有效性的数据和信息，共同推动中药制剂的安全性和有效性评价工作。同时，还可以借鉴和学习国外先进的药品监管经验和技术手段，提高我国中药制剂的安全性和有效性水平。

第六章　片剂

第一节　片剂的特点与分类

片剂是一种常见的药物剂型，具有方便服用、剂量准确、稳定性好等特点。下面将对片剂的特点和分类进行详细阐述。

一、片剂的特点

（一）方便服用

片剂是一种方便服用的药物剂型。相对于其他药物剂型，如煎剂、丸剂等，片剂的服用方法更加简便。患者只需将片剂吞服或嚼碎后服用即可，无须进行额外的制备过程。这种便捷性使得片剂受到患者的欢迎。

片剂的服用便利性主要体现在以下几个方面。首先，片剂的服用方法简单明了，无须进行复杂的操作。只需将片剂放入口中并用水吞服，或者嚼碎后服下，就能够完成服药过程。其次，片剂的外形和大小可以根据患者的需要进行调整，以适应不同年龄段和特殊情况下的服用需求。例如，为了方便儿童服用，片剂可以设计成小巧易咀嚼的形状；而为了满足老年人或特殊患者的需求，片剂可以采用易于掌握和吞咽的设计。

（二）剂量准确

片剂具有高剂量准确度，药物的成分和剂量都是经过严格控制和计算的。在片剂的生产过程中，制药企业会严格按照标准程序进行操作，以确保每片药物的成分和剂量都符合规定。

首先，在片剂的制备过程中，药物的原材料会经过精确的称量和混合操作，确保每片药物的配方中的各个成分的比例准确无误。其次，药物配方和制剂工艺的开发与验证会通过科学的实验和临床试验来保证其剂量准确。在大规模生产中，制药企业会建立严格的质量控制体系，对生产过程中的每个环节进行监控和检测，确保每片药物的剂量达到预期标准。

此外，片剂的剂量还可以根据患者的特殊需要进行调整。对于儿童、老年人或者身体虚弱的患者，片剂的剂量可以根据医生的指导进行个体化的调整，以确保药效的准确性和安全性。

（三）稳定性好

片剂具有较好的稳定性，主要得益于制药技术的不断发展和创新。在片剂的生产过程中，制药企业会采用多种技术手段来确保药物的稳定性和有效性。

首先，在片剂的制备过程中，采用适当的压力和温度进行压制，以确保药物的均匀分布和稳定性。良好的压制工艺可以使得片剂在使用过程中不易碎裂、破损或变形，从而保持药物的稳定性。

其次，在片剂的包衣过程中，制药企业会选择合适的包衣材料和工艺，以增加片剂的稳定性和缓释效果。通过包衣技术的应用，片剂可以在胃肠道中缓慢释放药物，延长药物的作用时间，提高药效。

另外，片剂中还可以添加一些稳定剂和抗氧化剂等辅助成分，以提高药物的稳定性和有效期。这些辅助成分可以抑制药物的降解和氧化反应，保持药物的活性和药效。

二、片剂的分类

（一）普通片

普通片（Conventional tablet）是最常见的一种片剂类型，其制作方法和服用方法都比较简单。普通片通常是将药物成分与一些辅助成分混合后压制而成，外形呈圆形或椭圆形。普通片的优点是制作成本低廉，服用方便，适用于各种疾病的治疗。普通片制备工艺相对简单，制造成本低，因此被广泛应用于制药行业。

普通片的制备过程包括原料筛选、粉碎、混合、压制和包装等环节。首先，选择符合质量标准的药物原料，并进行粉碎处理以提高溶解度和制备效果。然后，按照一定的比例将药物成分与一些辅助成分（如流变剂、填充剂和润滑剂等）混合均匀。之后，采用压片机将混合物压制成固定形状和尺寸的片剂。最后，对制成的片剂进行包装，以保护药物免受湿气、光线和其他外界环境的影响。

然而，普通片也存在一些缺点。首先，普通片的口感较差，容易引起患者的恶心和呕吐等不良反应。其次，由于普通片的溶解速度相对较慢，药物的吸收时间也会延长，影响疗效的快速发挥。另外，普通片的颜色、形状和大小都相对固定，无法根据个体差异进行个性化调整。

（二）包衣片

包衣片（Coated tablet）是在普通片的基础上进行包衣处理的一种片剂类型。包衣处理可以改善药物的口感和外观，掩盖药物的不良味道和气味，增加患者的服药依从性。根据包衣材料的不同，包衣片可分为糖浆包衣、薄膜包衣等多种类型。

包衣片的制备方法一般包括以下几个步骤。首先，选择合适的包衣材料，如聚合物、纤维素衍生物等，根据药物特性和目标效果确定最佳的包衣材料。然后，将药片进行包衣处理，通常采用机械包衣、喷雾包衣或浸渍法等技术。最后，对包衣片进行质量检查和包装。

包衣片的优点是口感好，外观美观，易于服用和携带。药物包衣可以改善药物的稳定性和控释性能，使药物在胃肠道中缓慢释放，提高药物的生物利用度。此外，包衣还可以保护药物免受湿气和光线的影响，延长药物的保存期限。

然而，包衣片也存在一些问题。首先，包衣片的制作成本较高，需要额外的设备和技术支持。其次，包衣材料可能会对药物的吸收和代谢产生影响，有时甚至会影响药物的疗效。另外，包衣片的包衣层有可能会剥离或变形，导致药物释放不均匀，影响治疗效果。

（三）咀嚼片

咀嚼片（Chewable tablet）是一种可以咀嚼后服用的片剂类型。咀嚼片的口感通常较好，类似于口香糖或糖果，因此更受儿童和老年患者的欢迎。咀嚼片的制作方法与普通片类似，但通常使用一些特殊的原料和工艺。

咀嚼片的优点是服用方便，吸收迅速，适用于需要快速起效的药物。咀嚼片在口腔中咀嚼时，药物会迅速释放，并通过口腔黏膜被吸收进入血液循环，较快地发挥疗效。由于咀嚼片的口感好，更容易被儿童和老年人接受，提高了患者的服药依从性。

然而，咀嚼片也存在一些问题。首先，咀嚼片的制作成本较高，需要选择特殊的原料和添加剂，并在制造过程中控制咀嚼性能和药物释放速度。其次，咀嚼片的口感和外观的稳定性较差，容易受到环境因素的影响而发生变化，对储存条件要求较高。

（四）分散片

分散片（Dispersible tablet）是一种在水中迅速崩解并分散成悬浮液的片剂类型。分散片的特点是吸收迅速、起效快、生物利用度高。分散片在水中崩解后会形成均匀的悬浮液，便于患者服用和吸收。此外，分散片还可以根据患者的需要进行剂量调整，更加符合患者的治疗需求。

分散片的制备方法通常包括以下几个步骤。首先，选择适宜的分散剂和溶解剂，使药物可以在水中迅速崩解和分散。然后，将药物与辅助成分经过混合和压制等工艺制成片剂。最后，在患者服用时，分散片快速崩解并在水中均匀分散，形成易于吞咽和吸收的悬浮液。

分散片的优点是服用方便，无须水或其他溶剂的辅助，适用于需要立即起效的急救药物或儿童、老年人等特殊人群。分散片的制备过程相对复杂，需要特殊的制备工艺和设备，因此制造成本较高。

综上所述，普通片、包衣片、咀嚼片和分散片是常见的片剂类型，它们各自具有不同的特点和适应证。选择合适的片剂类型需要综合考虑药物特性、患者需求和制造成本等因素，以确保药物的疗效和安全性。

第二节　片剂的制备工艺与质量控制

一、片剂的制备工艺

片剂，作为一种常见的药物剂型，因其剂量准确、服用方便、携带便利等特点而受到广泛应用。中药制剂的片剂制备工艺涉及多个环节，每个环节都对最终产品的质量有所影响。

（一）原辅料的准备与处理

制备片剂的首要步骤是选择和准备合适的原辅料。这包括活性物成分、填充剂、黏合剂、润滑剂等。活性物成分是药物的主要成分，需要经过鉴定确保其纯度和效价，以保证片剂的疗效。填充剂用于增加片剂体积，使其易于加工和服用，常用的填充剂有淀粉、乳糖等。黏合剂用于将原辅料粘结在一起，常用的黏合剂有羟丙基甲基纤维素、聚乙烯吡咯烷酮等。润滑剂用于减少片剂与模具之间的摩擦，常用的润滑剂有硬脂酸镁、二氧化硅等。

除了活性物成分外，其他辅料也应当符合药用标准，不含有害物质。这就要求原辅料的采购和供应商审核工作要严格把关，确保原辅料的质量安全。对于活性物成分，通常需要进行纯度和效价的鉴定，确保其符合规定的药物标准。

原辅料在使用前通常需要进行粉碎、过筛等处理，以确保其粒度分布均匀，有利于后续的混合和制粒步骤。粉碎是将较大颗粒的原辅料破碎成较小颗粒的过程，通常采用研磨机或颚式破碎机等设备进行。过筛是通过筛网将原辅料进行分级，去除不符合要求的颗粒，以获得符合要求的粒度分布。

（二）混合

混合是制药工艺中一个至关重要的环节，其主要目的是将各种原辅料均匀地混合在一起。混合过程确保了活性物成分在整个混合物中的分布均匀性，从而保证每片药物具有恒定的剂量。混合的效果直接影响到最终药品的质量和疗效。

混合通常在专门的混合机中进行，以确保最佳的混合效果。在选择混合机时，需要考虑混合机的类型、搅拌速度以及混合时间等因素。常用的混合机有V型混合机和双锥旋转混合机等。这些混合机具有不同的特点和优势，适用于不同类型的物料和工艺要求。

在V型混合机中，物料通过V型槽的搅拌作用实现混合。搅拌速度的控制对于混合效果至关重要。如果搅拌速度过低，可能会导致物料混合不均匀；而搅拌速度过高则可能引起物料的飞溅和损失。因此，在实际操作中，需要根据物料的性质和工艺要求来选择合适的搅拌速度。

双锥旋转混合机则通过双锥体的旋转和内部搅拌器的作用实现物料的混合。双锥体的旋转使得物料在机内不断翻滚和交换位置，从而实现均匀的混合效果。这种类型的混合机适用于多种物料的混合，尤其是黏度较高或易结块的物料。

在混合过程中，还可以根据需要添加一定量的溶剂或润湿剂，以提高混合效果。溶剂或润湿剂的加入可以改善物料之间的润湿性，使得各种原辅料能够更好地融合在一起。然而，在添加溶剂或润湿剂时，需要严格控制添加量，以免对最终药品的质量产生不良影响。

为了确保混合过程的准确性和一致性，制药企业通常会制定详细的操作规程和质量控制标准。操作人员需要按照规定的步骤进行操作，并定期对混合机的性能进行检查和维护。同时，还需要对混合后的物料进行取样和检测，以确保其符合规定的质量标准。

（三）制粒

制粒是将混合后的物料转化为颗粒状的过程。制粒的目的是改善物料的流动性，使其更易于压片，并提高片剂的溶解速度。制粒方法有多种，如湿法制粒、干法制粒等。每种方法都有其特点和适用范围，需要根据具体需求和工艺条件来选择合适的制粒方法。

湿法制粒是最常用的方法之一。这种方法包括将混合物与适量的液体黏合剂混合，然后通过挤压和干燥形成颗粒。在这个过程中，黏合剂的选择和添加量对于颗粒的质量和性能具有重要影响。常用的黏合剂有水、醇类、聚合物溶液等。在选择黏合剂时，需要考虑其与物料的相容性、干燥后的硬度以及成本等因素。

挤压过程是将混合物与黏合剂充分搅拌均匀后，通过特制的挤压机将其挤压成条状或带状。这个过程需要控制挤压机的压力、温度和挤压速度等参数，以确保形成的颗粒具有合适的硬度和密度。挤压后的物料需要进一步干燥以去除水分和溶剂，从而形成具有一定硬度和强度的颗粒。

干燥过程通常采用热风循环干燥或真空干燥等方法进行。在干燥过程中，需要控制干燥温度、时间和空气流通性等因素，以避免颗粒出现开裂、变形或黏结等现象。干燥后的颗粒需要进行筛分和整粒处理，以去除不符合要求的颗粒并获得均匀一致的颗粒产品。

在制粒过程中，还需要注意设备的清洁和维护工作。定期对设备进行清洗和消毒以防止交叉污染并确保产品质量的安全性和稳定性。此外还需要对制粒过程中的关键参数进行监控和记录以实现生产过程的可追溯性和持续改进。

（四）干燥

在制药过程中，干燥是一个至关重要的环节。它的主要目的是去除制粒步骤中为了黏合添加的液体，以及物料中的水分。适当的干燥过程可以使颗粒达到理想的硬度和流动性，确保后续压片工序的顺利进行。选择适合的干燥方法和条件对于保持颗粒的完整性和药物的稳定性具有决定性的作用。

干燥方法的选择取决于多种因素，包括颗粒的性质、所需的干燥速度、设备的可用性等。常见的干燥方法有自然干燥、烘箱干燥和流化床干燥等。自然干燥虽然成本低，但时间长且易受环境影响；烘箱干燥提供了更好的控制性，但可能不适用于某些热敏性药物；流化床干燥则可以实现连续生产，效率高，但设备成本也相对较高。

除了选择适当的干燥方法，还需要根据颗粒的特性和所需的品质要求对干燥时间和温度进行精细调整。过长的干燥时间或过高的温度都可能导致颗粒变形或药物降解，从而影响最终产品的质量。因此，制药企业通常需要进行一系列的试验来确定最佳的干燥条件。

为了确保干燥过程的均匀性和效率，还需要对物料进行适当的翻动或搅拌。这不仅可以防止物料在干燥过程中结块或粘连，还可以确保每一颗颗粒都能得到充分的干燥。翻动或搅拌的方式和频率也需要根据物料的性质和干燥设备的特点进行优化。

此外，干燥过程中还需要对物料进行实时监测，以便及时发现并纠正可能出现的问题。这通常包括对物料的温度、湿度和重量进行持续测量，并与预设的参数进行比较。一旦出现偏差，就需要及时调整干燥条件或翻动/搅拌方式，以确保颗粒的质量符合要求。

总体而言，干燥是制药过程中一个复杂但至关重要的环节。为了确保颗粒的质量和药物的稳定性，制药企业需要综合考虑多种因素，选择适当的干燥方法和条件，并进行持续的监测和调整。

（五）压片

压片是制药工艺流程中的核心环节之一，其目的是将经过制粒和干燥处理后的颗粒通过压片机压制成片剂。这一步骤需要考虑多种因素，如压力、速度、冲模形状等，以确保片剂的硬度、厚度和重量符合预定的质量标准。

压片机的选择对于制片过程至关重要。一台高效、精确的压片机不仅可以提高生产效率，还能确保片剂的质量和稳定性。压片机通常由进料器、压片机构和出片机构组成，可以实现高度自动化的生产流程。其中，进料器负责将干燥后的颗粒均匀地送入压片机；压片机构则通过施加适当的压力将颗粒压制成片剂；出片机构则将压制好的片剂送出并进行收集。

在压片过程中，压力和速度是两个需要精确控制的参数。过大的压力可能导致片剂过硬或变形，而过小的压力则可能使片剂松散或不易成型。同样，过高的速度可能导致片剂压制不均匀或出片不连续，而过低的速度则可能降低生产效率。因此，制药企业通常需要进行大量的试验来确定最佳的压力和速度组合。

冲模的形状和尺寸也是影响片剂质量的关键因素。不同的药物和剂型可能需要不同形状和尺寸的冲模来实现最佳的制片效果。例如，一些药物可能需要特殊的涂层或刻印来标识剂量或品牌信息，这就需要使用具有相应功能的冲模来实现。

此外，制片过程中还需要对片剂的外观和内在质量进行严格控制。外观检查包括观察片剂的色泽、光滑度、边缘是否整齐等；内在质量检查则包括对片剂的溶出度、崩解时间、含量均匀度等进行测试。这些检查不仅可以确保片剂符合预定的质量标准，还可以及时发现并解决可能存在的生产问题。

二、片剂的质量控制

为了确保片剂的质量和疗效，需要进行一系列的质量控制检测。这些检测包括以下方面。

（一）片剂的外观检查

片剂的外观检查是质量控制的重要步骤之一，因为片剂的外观可以直接反映其内在质量。合格的片剂应具有均匀的色泽、光滑的表面和规定的形状。在进行外观检查时，检验人员应首先观察片剂的整体外观，包括颜色、形状和大小是否一致。然后，应将片剂拿起，对着光线观察其表面是否光滑，有无裂纹、斑点、气泡等缺陷。这些缺陷可能会影响片剂的溶解速度和疗效。

除了整体和表面的观察，还应检查片剂的边缘和角落。有时，片剂的边缘可能会因为压制过程中的问题而出现毛边或不平整的情况。此外，还应检查片剂上是否有文字或标志，以确保它们是清晰可读的。文字或标志的模糊或缺失可能会导致患者混淆或误用药物。

在进行外观检查的过程中，如果发现任何不符合规定的片剂，应立即将其剔除，并进一步检查其他片剂是否存在同样的问题。如果问题普遍存在，那么可能需要对整个批次的药物进行重新评估和处理。

（二）片剂的重量差异检查

片剂的重量差异检查是确保患者服用准确剂量的关键步骤。按照药典规定，每片药物的重量应在一定范围内，以确保患者服用的剂量准确。重量差异检查通常采用天平进行，对每批药物都应进行抽样检测。

在进行重量差异检查时，检验人员应按照规定的抽样方法从每批药物中抽取一定数量的片剂进行称重。然后，计算每片药物的平均重量，并与规定的重量范围进行比较。如果平均重量在规定范围内，则说明该批药物的重量差异符合要求。但是，如果平均重量超出规定范围，或者单片药物的重量差异过大，那么可能需要对整个批次的药物进行重新评估和处理。

（三）片剂的硬度与脆碎度检测

硬度和脆碎度是反映片剂物理性质的重要指标。硬度适中的片剂既易于吞咽又不会在储存和运输过程中破碎；而脆碎度低的片剂则具有较好的抗磨损性能。这些性质的检测通常采用硬度计和脆碎度仪进行。

硬度计是一种专门用于测量片剂硬度的仪器。在进行硬度检测时，检验人员应将片剂放在硬度计的测量头下，然后启动硬度计进行测量。硬度计会给出片剂的硬度值，检验人员可以根据这个值来判断片剂的硬度是否符合规定。

脆碎度仪是一种用于测量片剂脆碎度的仪器。在进行脆碎度检测时，检验人员应将一定数量的片剂放入脆碎度仪中，然后启动仪器进行测量。脆碎度仪会给出片剂的脆碎度值，检验人员可以根据这个值来判断片剂的脆碎度是否符合规定。

（四）片剂的溶出度测定

溶出度测定是评价片剂质量的重要手段之一，其目的是检测药物从片剂中溶解出来的速度和程度。药物的溶解速度和程度直接影响其在体内的吸收和分布，从而影响药物的疗效。因此，溶出度测定是评价片剂疗效的重要方法之一。

溶出度测定通常采用溶出度仪进行，按照药典规定的条件和方法进行检测。在进行溶出度测定之前，需要对待测片剂进行外观检查，确保其符合规定的质量标准。然后，将一定量的片剂置于溶出度仪中，加入一定量的溶剂，在一定的温度和时间条件下进行搅拌，使药物从片剂中溶解出来。在一定的时间间隔内取样，测定药物在溶液中的浓度，并根据标准曲线计算出药物的溶出量。最后，根据药物的溶出量计算出溶出度。

在进行溶出度测定时，检验人员应严格按照规定的条件和方法进行操作，以确保测定结果的准确性和可靠性。具体来说，检验人员应注意以下几点：首先，要选择适当的溶剂和温度条件，以确保药物能够充分溶解；其次，要控制搅拌的速度和时间，以确保药物能够均匀地溶解；最后，要选择合适的取样时间和取样量，以确保能够准确地测定药物的溶出量。

除了按照药典规定的条件和方法进行检测外，还可以采用其他方法进行溶出度测定。例如，可以采用体外模拟胃肠道环境的方法进行测定，以更好地预测药物在体内的释放情况。此外，还可以采用不同的溶剂和温度条件进行测定，以了解不同条件下药物的溶解情况。

溶出度测定的结果可以反映药物在体内的释放情况，从而为药物的疗效评估提供依据。如果药物的溶出度过低，可能会导致药物在体内吸收不足，从而影响药物的疗效。因此，在进行药物研发和生产时，应重视溶出度测定的结果，采取相应的措施提高药物的溶出度，从而确保药物的疗效和安全性。

（五）片剂的稳定性考察

稳定性考察是为了了解片剂在储存和运输过程中是否会发生质量变化的一种方法。这包括观察其物理性质、化学成分和微生物学性质的变化情况。通过稳定性考察，可以预测药物的货架期和使用期限，从而采取相应的措施保证产品的质量和安全性。

在进行稳定性考察时，检验人员应定期对储存的片剂进行观察和检测。具体来说，可以采用以下方法进行检测：首先，可以采用外观检查的方法，观察片剂的外观、颜色、光泽等是否有变化；其次，可以采用化学分析的方法，检测片剂的化学成分是否有变化；最后，可以采用微生物学检测的方法，检测片剂中是否有微生物的生长和繁殖。

为了模拟实际储存和运输过程中的不同条件，稳定性考察通常需要在不同的温度、湿度和光照条件下进行长期观察。在不同的条件下进行考察可以更全面地了解片剂的稳定性情况。例如，在高温高湿条件下进行考察可以了解片剂在高温高湿环境中的变化情况；在光照条件下进行考察可以了解片剂在光照下的变化情况。通过对不同条件下的考察结果进行分析和评价，可以确定片剂的稳定性情况，并预测其货架期和使用期限。

为了确保稳定性考察的准确性和可靠性，检验人员应注意以下几点：首先，要选择适当的储存条件和观察时间；其次，要选择合适的检测方法和设备；最后，要对观察结果进行分析和评价，以便及时发现问题并采取相应的处理措施。如果发现片剂存在质量问题或稳定性不佳的情况，应及时采取相应的措施进行处理和改进。

三、片剂制备中可能出现的问题及解决方法

（一）裂片问题及其解决方法

裂片是指在压片过程中，片剂受到压力后发生裂开的现象。裂片问题可能由多种原因导致，如物料性质、压力设置、冲模形状等。为了解决裂片问题，可以采取以下方法：

（1）调整物料性质：通过优化原辅料的混合比例和粒度分布，提高物料的流动性和可压性。此外，可以添加适量的粘合剂或润滑剂，改善物料与冲模之间的润滑性，减少裂片的发生。

（2）调整压力设置：适当降低压片机的压力，避免过高的压力导致片剂内部应力过大而发生裂片。同时，可以调整压片速度，确保物料在压片过程中充分分布和结合。

（3）优化冲模形状：选择合适的冲模形状和尺寸，确保其与物料的适配性。对于容易发生裂片的片剂，可以尝试使用带有刻痕或凹槽的冲模，增加片剂表面的应力分散能力。

（二）黏冲问题及其解决方法

黏冲是指在压片过程中，物料黏附在冲头或冲模上，导致片剂表面不平整或粘连的现象。黏冲问题可能由物料性质、润滑剂不足、冲头材质等原因引起。为了解决黏冲问题，可以采取以下方法。

（1）调整物料性质：优化原辅料的混合比例和粒度分布，确保物料具有适当的流动性和润滑性。可以添加适量的润滑剂，如硬脂酸镁或滑石粉，减少物料与冲头之间的摩擦力。

（2）更换冲头材质：选择具有较低黏附性的材质制作冲头，如不锈钢或陶瓷。这些材质具有较好的抗粘附性能，可以减少物料在压片过程中的黏附现象。

（3）调整压片工艺参数：适当降低压片机的压力和速度，确保物料在压片过程中充分分布和结合。此外，可以增加压片机的冷却系统，降低物料温度，减少粘冲的发生。

（三）崩解迟缓问题及其解决方法

崩解迟缓是指片剂在水中溶解的速度较慢，不能迅速释放药物成分的现象。这可能导致药物在体内吸收延迟，影响疗效。崩解迟缓问题可能由片剂硬度过大、黏合剂过多、表面涂层等原因引起。为了解决崩解迟缓问题，可以采取以下方法。

（1）调整片剂硬度：适当降低压片机的压力，减少片剂的硬度。这可以增加片剂的多孔性，提高其在水中的溶解速度。同时，可以优化原辅料的混合比例和粒度分布，确

保物料具有适当的溶解性能。

（2）减少黏合剂用量：降低粘合剂在物料中的用量，避免过多的黏合剂影响片剂的崩解性能。可以选择具有较低黏度的黏合剂或采用其他替代方法提高物料的结合力。

（3）去除表面涂层：如果片剂表面存在涂层或包衣，可能会影响其在水中的溶解速度。可以考虑去除涂层或选择具有较好溶解性能的包衣材料。

（四）重量差异问题及其解决方法

重量差异是指同一批次不同片剂之间重量上的差异。这可能导致患者服用的剂量不准确，影响疗效。重量差异问题可能由物料不均匀、压片机精度不足等原因引起。为了解决重量差异问题，可以采取以下方法。

（1）优化物料混合：确保原辅料在混合过程中充分搅拌均匀，避免出现物料不均匀的现象。可以使用高效的混合设备和方法，如三维混合机或真空搅拌机等。

（2）提高压片机精度：选择精度较高的压片机进行生产，确保每片药物的重量准确。定期对压片机进行校准和维护，确保其性能稳定可靠。

（3）加强质量控制：对每批药物进行抽样检测重量差异，确保其在规定范围内。对于重量差异较大的批次进行重新加工或报废处理。

（五）其他问题及解决方法

除了上述常见问题外，在片剂制备过程中还可能遇到其他问题如外观缺陷、色泽不均等。这些问题可能与原辅料质量、设备性能、操作手法等因素有关。为了解决这些问题可以采取针对性的措施如优化原辅料来源、加强设备维护、提高操作水平等。

第三节　案例分析与实验操作指导

一、片剂制备案例分析

（一）案例一：某片剂裂片问题的解决

问题描述：某中药片剂在制备过程中出现了裂片现象，这对片剂的外观质量和服用效果造成了影响。

原因分析：裂片问题可能涉及原料性质、制备工艺以及设备条件等多个方面。通过对原料进行检测分析，发现其中含有较多的纤维和硬质颗粒，这些成分容易导致片剂出现裂片现象。除此之外，制备工艺中的压力、温度、湿度等参数也可能对裂片产生影响。

解决方案：为了解决裂片问题，可以采取以下措施。首先，对原料进行预处理，如粉碎、过筛等操作，去除其中的纤维和硬质颗粒。其次，优化制备工艺参数，例如增加压力、降低温度、控制湿度等，以提高片剂的结合力和稳定性。同时，还可以考虑更换设备或改进设备结构，例如使用高速压片机或调整模具结构，以减少片剂的裂片率。

实施效果：通过采取上述措施，裂片问题得到了有效解决。经过优化后的制备工艺和预处理的原料，片剂的外观质量得到显著提升，裂片现象明显减少，从而保证了片剂的服用效果。

（二）案例二：提高某片剂溶出度的研究

问题描述：某中药片剂的溶出度较低，这对其吸收和疗效造成了一定的影响。

原因分析：溶出度问题可能与原料性质、制备工艺以及处方设计等多个方面有关。通过对原料的检测分析，发现其中含有较多的不溶性成分，这些成分会降低片剂的溶出度。此外，在制备工艺中，压力、温度、溶剂的选择等因素也可能对溶出度产生影响。

解决方案：为了提高片剂的溶出度，可以采取以下措施。首先，对原料进行预处理，例如增加可溶性成分的比例、减小颗粒粒径等，以增加片剂的溶解度。其次，优化制备工艺参数，例如增加压力、提高温度、选择合适的溶剂等，以促进药物在片剂中的溶出。此外，还可以考虑调整处方设计，例如添加表面活性剂、改变填充剂等，以提高片剂的湿润性和溶解度。

实施效果：通过采取上述措施，片剂的溶出度得到了显著提升，从而增加了药物的溶解速率和生物利用度。提高溶出度能够增强片剂的吸收性能，进一步提高药物的疗效和治疗效果。

通过以上两个案例可以看出，在片剂制备过程中，针对不同的问题可以采取相应的解决方案。通过优化原料、工艺和设备等关键因素，可以有效地解决片剂在外观质量、服用效果和药物释放性能等方面的问题，从而提高片剂的整体质量和临床疗效。

二、实验操作指导

（一）实验一：片剂的基本制备操作

实验目的：

掌握片剂的基本制备操作方法和注意事项。

实验原理：

片剂制备主要包括原料准备、混合、制粒、干燥、整粒、压片、包衣等步骤。每个步骤都需要严格控制操作条件和参数，以保证片剂的质量和稳定性。

实验步骤：

（1）按照处方准备原料：根据配方要求，准备所需的药物活性成分或辅料，并确保原料的质量和比例准确无误。

（2）将原料混合均匀：将所需的药物活性成分和辅料放入混合机中，通过搅拌、摇晃或其他混合方式，使其均匀混合。

（3）加入适量黏合剂制粒：根据需要，加入适量的黏合剂，使混合物形成颗粒状。

（4）将湿颗粒干燥至合适的水分含量：将湿度过高的颗粒置于干燥设备中，控制干燥温度和时间，使颗粒的水分含量满足要求。

（5）整粒过筛：将干燥后的颗粒进行过筛，去除不符合要求的颗粒，确保颗粒的尺寸均一。

（6）将颗粒压制成片剂：将经过筛选的颗粒放入压片机中，选择合适的模具和压片参数，进行压片操作，使颗粒固化成片剂形状。

（7）根据需要进行包衣：根据片剂的特性和用途，可以选择进行包衣处理，以增加药物的稳定性、改善口感或延缓释放速度。

注意事项：

（1）严格控制原料的质量和比例：确保原料的纯度和规格符合要求，避免因原料质量问题导致片剂质量不稳定。

（2）选择合适的黏合剂和填充剂：根据药物特性和制剂要求，选择适合的黏合剂和填充剂，以确保颗粒和片剂的结合力和稳定性。

（3）控制干燥温度和时间，避免过度干燥或水分过高：过度干燥可能导致颗粒破碎或片剂易碎，而水分过高则容易引起霉菌生长或片剂变软。

（4）选择合适的压片机和模具，控制压片压力和时间：不同的药物和制剂要求压片参数可能有所不同，需要根据实际情况选择合适的设备和参数，确保片剂的质量稳定。

（5）根据需要选择合适的包衣材料和工艺：包衣可以提高片剂的稳定性和舒适性，但选择合适的材料和工艺很重要，以避免包衣层对药物释放产生影响。

（二）实验二：片剂的质量检测实验

实验目的：

掌握片剂质量检测的方法和标准。

实验原理：

片剂的质量检测主要包括外观质量检查、重量差异检测、硬度测定、崩解时限测定等内容。通过质量检测可以保证片剂的质量稳定和疗效可靠。

实验步骤：

（1）对外观质量进行检查：检查片剂的颜色、光泽度、平整度等外观特征，确保无明显的色差、斑点或破损。

（2）按照药典规定进行重量差异检测：称取一定数量的片剂，在规定条件下进行称重，计算片剂与标准重量之间的差异。

（3）使用硬度计对片剂的硬度进行测定：用硬度计对片剂进行压力测试，测量片剂的硬度值，以评估片剂的坚硬程度和质地。

（4）将片剂置于崩解仪中测定崩解时限：将片剂置于崩解仪中，记录片剂在特定条件下从固体形态转变为溶解状态所需的时间。

注意事项：

（1）遵循药典规定进行操作和判定：根据相应的药典标准，进行质量检测的操作步骤和判定标准必须符合规定，以确保结果的准确性和可靠性。

（2）选择合适的检测仪器和方法：根据需要选择合适的仪器设备和检测方法，确保能够准确测量片剂的各项指标。

（3）严格控制检测条件和参数：在进行质量检测时，要严格控制检测条件和参数，包括温度、湿度、压力等，以保证测得的数据具有可比性和可重复性。

（4）对不合格品进行处理和分析原因：如果某批片剂未能满足质量标准，应及时进行处理，并进行详细分析，找出问题原因，并采取相应措施进行改进。

（三）实验三：片剂溶出度测定实验

实验目的：

本实验旨在测定片剂的溶出度，以评价药物从片剂中溶解出来的速度和程度，为药物的疗效评估提供依据。

实验原理：

溶出度是指在规定条件下，药物从片剂中溶解出来的速度和程度。溶出度测定是评价片剂疗效的重要方法，因为药物的溶解速度和程度直接影响其在体内的吸收和分布。药物的溶出度与其物理性质、化学成分、制剂工艺等因素有关。

实验材料与设备：

（1）待测片剂：应选择符合规定的质量标准、外观完整、色泽均匀的片剂。

（2）溶出度仪：用于模拟体内环境，对片剂进行搅拌和取样。

（3）溶剂：应选择对药物溶解性良好的溶剂，如去离子水、0.1mol/L 盐酸溶液等。

（4）分析天平：用于精确称量待测片剂和溶剂。

（5）移液管、容量瓶等：用于取样和定容。

实验步骤：

（1）外观检查：对待测片剂进行外观检查，确保其符合规定的质量标准。

（2）溶出度测定前准备：按照药典规定的条件和方法进行检测。对待测片剂和溶剂进行称量，将一定量的溶剂加入溶出度仪中，预热至规定温度。

（3）溶出度测定：将待测片剂置于溶出度仪中，启动搅拌器，在一定的时间间隔内取样，测定药物在溶液中的浓度，并根据标准曲线计算出药物的溶出量。记录相关数据和分析结果。

（4）数据处理与分析：对溶出度测定结果进行数据处理和分析，计算出药物的溶出度，评价其是否符合规定标准。如果发现溶出度过低，应分析原因并采取相应的措施提高药物的溶出度。

实验结果与讨论：

通过实验，我们得到了待测片剂的溶出度数据。通过数据分析，我们发现该批次的片剂溶出度基本符合规定标准，但仍有部分片剂的溶出度过低。这可能与片剂的制剂工艺、物理性质或化学成分等因素有关。针对这个问题，我们提出以下建议：优化制剂工艺，提高药物的溶解度；改进片剂的生产工艺，确保药物的均匀分布；加强质量控制，确保每批次的片剂质量稳定。

（四）实验四：片剂稳定性加速试验

实验目的：

本实验旨在通过加速试验考察片剂的稳定性，预测其在正常储存条件下的变化情况，为产品的质量控制和安全性评估提供依据。

实验原理：

稳定性加速试验是通过将药品置于高温、高湿等恶劣条件下进行加速老化，以预测其在正常储存条件下的变化情况。通过比较不同时间点的检测结果，可以判断药品的稳定性情况。这种方法可以缩短试验周期，提高试验效率。

实验材料与设备：

（1）待测片剂：应选择符合规定的质量标准、外观完整、色泽均匀的片剂。

（2）恒温恒湿箱：用于模拟恶劣的储存条件。

（3）分析天平：用于精确称量待测片剂。

（4）相关的化学试剂和仪器：用于进行化学分析和微生物学检测。

实验步骤：

（1）样品准备：选择符合规定的质量标准的待测片剂作为试验样品。根据试验要求设置不同的试验组别，每组放置一定数量的样品。将样品置于恒温恒湿箱中进行加速老化处理。每组样品的加速老化条件应保持一致。

（2）加速老化处理：根据试验要求设置不同的加速老化条件（如温度、湿度等），对样品进行加速老化处理。老化处理的时间应根据试验目的和要求而定，一般为数周至数月不等。在老化处理过程中应定期对样品进行观察和检测记录相关数据和分析结果。如果发现样品存在质量问题应及时停止老化处理并分析原因采取相应的处理措施。

（3）检测与分析：采用外观检查、化学分析和微生物学检测等方法对加速老化后的样品进行检测和分析。通过比较不同时间点的检测结果可以判断样品的稳定性情况并预测其在正常储存条件下的变化情况。如果发现样品存在质量问题应及时分析原因并采取相应的处理措施以确保产品的质量和安全性。

第七章　丸剂

第一节　丸剂的特点与分类

一、丸剂的特点

（一）药效持久

丸剂作为一种常见的药物剂型，其药效持久的特点是与其他剂型相比的显著优势之一。丸剂的药物释放速度相对较慢，使得药物在体内的作用时间延长。这主要归功于丸剂的制备工艺和药物配方的特性。

在制备工艺方面，丸剂通常采用湿法制粒或干法制粒的方法。湿法制粒中，药物和辅料通过混合、粉碎、湿混、造粒和干燥等环节进行加工，最终形成颗粒状的丸剂。这种制备工艺可以使得药物在丸剂内部均匀分布，从而实现药物释放的均一性和持久性。干法制粒中，通过直接压片或滚压制丸的方法，将药物和辅料压制成丸剂。制备过程中的压力和温度可以影响丸剂的致密程度和溶解性，进而调节药物的释放速度。

在药物配方方面，丸剂的药物组分和辅料比例的选择也对药效持久性起着重要作用。例如，可以添加包衣材料来延缓药物的释放速度，实现长时间的药效。此外，还可以通过混粉颗粒的方法，将药物以不同颗粒大小的形式混合，使得其中一部分颗粒的溶解速度较慢，从而延长整个丸剂的释放时间。

（二）服用方便

丸剂作为一种常见的药物剂型，其服用方便性是其重要特点之一。与其他剂型相比，丸剂具有以下几个方面的优势。

首先，丸剂的服用十分简便。患者只需按照医嘱规定的剂量和服药时间，将丸剂直接吞服即可。相比于液体剂型需要使用器具进行量取和调配，丸剂的服用更加简洁明了，避免了液体剂型可能存在的量取不准确等问题。

其次，丸剂的形状和大小适中，使得其易于携带和储存。丸剂通常呈圆形或椭圆形，较小的尺寸使得患者可以方便地将其放入口袋、包包等随身携带。此外，丸剂还可以根据患者的需求进行分散包装，更加符合个体化的用药需要。

最后，丸剂的口感和外观也可以根据患者的需求进行调整，使得服药更加愉悦和易于接受。例如，可以在丸剂表面进行糖衣包裹、涂层处理等，以改善丸剂的口感和易嚼碎性，从而提高患者对丸剂的接受度。

（三）剂量易于控制

丸剂作为一种常见的药物剂型，其剂量易于控制是其重要特点之一。与其他剂型相比，丸剂在剂量控制方面具有以下几个优势。

首先，丸剂制备工艺相对成熟，可以实现剂量的精确控制。在制备过程中，药物和辅料经过粉碎、混合、制粒、压片等环节，最终形成固体丸剂。制备过程中的工艺参数（例如压力、温度等）及药物配方的选择可以调节丸剂的规格和剂量，从而实现剂量的精确控制。

其次，丸剂本身的形状和大小也有助于剂量的控制。丸剂通常呈圆形或椭圆形，尺寸适中，患者可以根据医生的建议或处方指示准确地掌握需要服用的丸剂数量。此外，丸剂还可以进行分割或切割，以实现更精确的剂量控制。

最后，丸剂的制备工艺相对稳定，不易出现剂量浮动或剂量不均的情况。相比于液体剂型需要进行量取和调配，丸剂制备过程中的固态操作更容易实现剂量的均匀性和精确性。

二、丸剂的分类

（一）水丸

水丸是一种采用水作为溶剂制备的丸剂，其特点是制备工艺简单、成本低廉、容易吸收。水丸的制备过程中，药物与适量的水混合均匀后，经过干燥和成型等步骤最终制成丸剂。水丸因其溶解速度较快，适用于需要迅速发挥药效的情况。然而，水丸的缺点在于容易吸湿和变质，所以在保存上需要特别注意。

水丸的制备工艺相对简单，首先选择合适的药物和配方。然后将药物与适量的水充分混合，使药物完全溶解在水中。接下来，通过干燥的方法，如喷雾干燥或真空干燥，将药物溶液中的水分蒸发掉，从而得到干燥的药物粉末。最后，将干燥的药物粉末通过成型机械进行成型，制成丸剂。

水丸的特点之一是溶解速度较快，这是由于水作为溶剂，药物分子与水分子间的作用力较弱，能够使药物迅速溶解在体液中。因此，水丸常用于需要快速起效的治疗场合，如急性疼痛、发热等症状的缓解。

然而，水丸也有一些缺点需要注意。由于水丸容易吸湿，所以在制备和保存过程中需要保持干燥的环境，避免水分对药物的影响。此外，在制备水丸时应控制好水的用量，避免过多水分引起药物的变质或降低药物的稳定性。另外，由于水丸的溶解速度较快，有些药物需要缓慢释放才能达到理想的疗效，这就需要考虑使用其他适合的制剂形式。

（二）蜜丸

蜜丸是一种以蜂蜜为黏合剂制备的丸剂，其特点是口感良好、易于保存。蜜丸的制备过程中，药物与适量的蜂蜜混合均匀后，经过干燥和成型等步骤最终制成丸剂。由于蜂蜜具有天然的防腐作用，所以蜜丸的保存期限相对较长。

蜜丸的制备过程首先选择合适的药物和配方。然后将药物与适量的蜂蜜充分混合，使药物与蜂蜜均匀黏合在一起。接下来，通过干燥的方法将药物与蜂蜜中的水分蒸发掉，最终得到干燥的丸剂。成型的过程一般采用压片机械进行，使丸剂具有统一的形状和大小。

蜂蜜不仅具有良好的口感，还具有一定的药理作用。蜂蜜具有润肺止咳、润肠通便等功效，因此蜜丸在治疗呼吸道疾病和便秘等方面具有一定的优势。此外，蜂蜜还具有天然的防腐作用，可以延长丸剂的保存期限。

然而，蜜丸也存在一些需要注意的问题。蜂蜜本身含有较高的糖分和能量，对于糖尿病患者或需要低糖饮食的人来说，使用蜜丸需要谨慎。此外，由于蜜丸制备中使用的是天然蜂蜜，其质量可能存在一定的差异，因此在选用蜜丸时需要选择合格、正规的产品。

（三）糊丸

糊丸是一种以淀粉、糖浆等为黏合剂制备的丸剂，其特点是制备工艺简单、口感适中、易于吞咽。糊丸的制备过程中，药物与适量的黏合剂混合均匀后，经过干燥和成型等步骤最终制成丸剂。

糊丸的制备过程相对简单，首先选择合适的药物和配方。然后将药物与适量的黏合剂，如淀粉、糖浆等，在一定温度下混合均匀。接下来，通过干燥的方法将药物与黏合剂中的水分蒸发掉，最终得到干燥的丸剂。成型的过程一般采用压片机械进行，使丸剂具有统一的形状和大小。

糊丸的特点之一是口感适中，易于吞咽。对于吞咽困难的患者或儿童来说，糊丸是一种比较理想的制剂形式。此外，糊丸的制备工艺相对简单，成本较低，也便于大规模生产。

然而，糊丸也存在一些问题需要注意。由于糊丸中使用的黏合剂多为淀粉、糖浆等物质，这些物质容易吸湿和变质。因此，在制备和保存过程中需要保持干燥的环境，避免水分对药物的影响。此外，虽然糊丸口感适中，但由于需要较大的体积才能容纳药物，所以对于需要小剂量药物的情况可能不太适用。

（四）浓缩丸

浓缩丸是一种通过现代制药技术将药物浓缩后制成的丸剂，其特点是剂量小、药效强、服用方便。浓缩丸的制备过程中，药物经过提取、浓缩等步骤后制成高浓度的药液，再通过干燥和成型等步骤制成丸剂。

浓缩丸的制备过程相对复杂，首先选择合适的药物和提取工艺。然后通过提取工艺将药物中有用成分提取出来，形成高浓度的药液。接下来，通过浓缩的方法将药液中的溶剂蒸发掉，得到含有高浓度药物的浓缩液。最后，将浓缩液经过干燥和成型等步骤制成丸剂。

浓缩丸的特点之一是剂量小、药效强。由于药物经过浓缩处理，使得每颗浓缩丸中含有较高浓度的药物成分，可以实现更小剂量下的更好治疗效果。此外，浓缩丸的体积相对较小，便于携带和服用。

然而，浓缩丸也存在一些问题需要注意。由于浓缩丸的制备过程相对复杂，所以制造成本较高，价格也相对较高。此外，由于浓缩丸剂量小、药效强，对于某些特定人群如儿童、孕妇或老年人，需要谨慎使用。在使用浓缩丸前，应仔细阅读药品说明书，遵循医生的指导，并避免自行调整剂量。

综上所述，水丸、蜜丸、糊丸和浓缩丸都是一种以丸剂形式制备的药物，每种丸剂具有不同的特点和适用范围。在选择使用时，应根据药物的特性、患者的病情以及患者的个人需求进行合理选择，并在医生的指导下使用。

第二节　丸剂的制备工艺与质量控制

一、丸剂的制备工艺

（一）原料的准备与处理

制备丸剂时，原料的准备与处理是首要步骤。这包括选择合适的原料药、辅料以及对其进行必要的预处理。

（1）原料药选择：选择原料药时，必须确保其纯度高、质量稳定，符合相关药典标准。原料药的选择应考虑其疗效、安全性和可获得性等因素。同时，需要对原料药进行有效的质量控制，确保其符合药典规定的质量要求。

（2）辅料选择：常见的辅料有填充剂、黏合剂、润滑剂等。辅料的选择应根据药物的性质和所需的丸剂特性而定。填充剂用于增加丸剂的体积，使其易于手工或机械成型；粘合剂用于增加丸剂的粘合力，使其保持形状和强度；润滑剂用于减少丸剂成型过程中的摩擦，使其易于脱模。

（3）预处理：预处理步骤可能包括粉碎、过筛、混合等，以确保原料的均匀性和一致性。粉碎是将原料药或辅料研磨成适当的颗粒大小，以增加其表面积，便于后续的混合和成型过程。过筛是通过筛网分离不同颗粒大小的原料，以获得符合要求的颗粒分布。混合是将不同原料药或辅料混合均匀，确保丸剂的每个成分都能够均匀分布在整个丸剂中。

（4）微粉化处理：对于某些难溶物，可能还需要进行微粉化处理，以提高其溶出速度和生物利用度。微粉化处理可以通过喷雾干燥、球磨等方法实现。微粉化处理的关键是控制粒径和粒度分布，以确保药物的溶解性和生物利用度的提高。

（5）控制处理条件：预处理过程中应严格控制温度、湿度和时间，避免药物降解或变质。温度和湿度的控制对于一些易受热或潮湿影响的药物尤为重要，药物应存放在干燥、阴凉的环境中。时间的控制则是为了确保预处理的充分进行，但同时也要注意避免过长的处理时间导致药物质量下降。

（二）丸剂的成型工艺

成型工艺是丸剂制备的核心环节，其目的是将处理好的原料通过一定的方法制成所需形状和大小的丸剂。

（1）成型方法选择：常见的成型方法有泛制法、塑制法和滴制法等。泛制法适用于水丸和蜜丸的制备，通过药物与辅料的起模、成型、盖面等步骤制得；塑制法主要用于制备浓缩丸和糊丸，通过塑性物料与药物的混合、制粒、干燥等步骤制得；滴制法则主要用于制备滴丸，通过药液在冷却剂中的滴落、冷凝、固化等步骤制得。

（2）工艺参数控制：成型过程中应严格控制各种工艺参数，如温度、压力、搅拌速度等，以确保丸剂的质量和稳定性。温度的控制对于一些需要加热或冷却的成型方法尤为重要，要保证温度的均匀性和准确性。压力的控制对于一些需要加压成型的方法尤为重要，要保证压力的适宜和稳定。搅拌速度的控制对于一些需要混合或搅拌的成型方法尤为重要，要保证搅拌的均匀性和合适的速度。

（3）设备选择与维护：成型设备的选择和维护也是影响丸剂质量的重要因素。合适的成型设备应根据丸剂的规格、产量和工艺要求来选择。设备的维护包括定期检查、清洁和润滑等，以确保设备的正常运行和生产质量的稳定。

（三）丸剂的干燥与包装

干燥是丸剂制备过程中的重要环节，其目的是去除成型过程中添加的液体或水分，使丸剂达到适当的硬度和流动性。

（1）干燥方法选择：干燥方法有多种，如自然干燥、烘箱干燥、流化床干燥等。自然干燥是将丸剂放置在通风良好、温度适宜的环境中，通过自然蒸发的方式去除水分。烘箱干燥是将丸剂放入烘箱中，通过加热使水分蒸发。流化床干燥是将丸剂放入流化床中，通过气流的作用使水分蒸发。选择适当的干燥方法和条件对于保持丸剂的完整性和药物的稳定性至关重要。

（2）干燥参数控制：干燥过程中应根据丸剂的特性和所需的品质要求，调整干燥时间和温度，以避免过度干燥或受热过度导致丸剂变形或药物降解。干燥时间的控制应保证丸剂内部的水分能充分蒸发，但又不能过长，以免丸剂失去一定的弹性和韧性。干燥温度的控制应适当，既要保证干燥速度，又要避免温度过高引起丸剂的结焦或其他质量问题。

（3）包装材料选择：包装是丸剂制备的最后一步，也是保护丸剂质量和安全性的关键步骤。包装材料的选择应根据药物的性质和所需的储存条件而定。常见的包装材料有玻璃瓶、塑料瓶、铝塑包装等。选择合适的包装材料可以保护丸剂免受光、湿和氧气等因素的影响，延长丸剂的保质期和稳定性。

（4）包装过程控制：包装过程中应确保丸剂的密封性和标签的准确性，以避免污染或误用。包装设备的运行状态和性能要得到有效的控制和监测，以确保包装质量的稳定性和一致性。对于一些需要灭菌处理的丸剂，还需要注意灭菌工艺的选择和控制，以确保丸剂符合无菌要求。

综上所述，原料的准备与处理、丸剂的成型工艺以及丸剂的干燥与包装是制备丸剂的重要步骤。通过严格控制各个环节的参数和条件，选择合适的原料和设备，可以确保丸剂的质量、稳定性和安全性，满足临床应用的需要。

二、丸剂的质量控制

（一）外观检查

在丸剂制备过程中，外观检查是质量控制的首要步骤。通过目视观察，我们可以对丸剂的色泽、形状、大小和光滑度进行初步的判断，以确保其符合规定的质量标准。

首先，丸剂的色泽应该是均匀的。正常的丸剂应该呈现出一致的颜色，这表明药物和辅料在制备过程中已经充分混合均匀。如果出现色泽不均的情况，可能是由于原料质量不佳，或者在制备过程中混合不均匀所导致的。因此，在制备丸剂时，我们应该选择质量上乘的原料，并严格控制混合的时间和速度，以确保药物和辅料的充分混合。

其次，丸剂的形状和大小也应该是一致的。正常的丸剂应该呈现出规则的形状和大小，这表明在制备过程中成型工艺得到了有效的控制。如果出现形状不规则或大小不均的情况，可能是由于成型工艺不当所导致的。因此，在制备丸剂时，我们应该选择合适的成型工艺，并严格控制成型过程中的各种工艺参数，如温度、压力、搅拌速度等，以确保丸剂的形状和大小的一致性。

最后，丸剂的表面应该是光滑的。正常的丸剂应该呈现出光滑的表面，这表明在制备过程中没有出现开裂、毛糙等问题。如果出现表面粗糙或有裂纹的情况，可能是由于原料质量不佳、制备工艺不当或干燥条件不合适所导致的。因此，在制备丸剂时，我们应该选择质量上乘的原料，并严格控制制备工艺和干燥条件，以确保丸剂表面的光滑度。

（二）重量差异检查

重量差异检查是评价丸剂质量的重要指标之一。其目的是确保每粒丸剂的重量在规定的范围内，以保证用药剂量的准确性和安全性。通过随机抽取一定数量的丸剂进行称重，我们可以计算出平均重量和重量差异限度，并与规定的质量标准进行比较，判断是否符合规定。

如果出现重量差异过大的情况，可能是由于成型工艺或干燥条件不当所导致的。例如，如果成型压力不足或温度过高，可能会导致丸剂内部结构疏松、重量偏轻；如果干燥时间过长或温度过高，可能会导致丸剂表面开裂、重量偏重。因此，在制备丸剂时，我们应该严格控制成型工艺和干燥条件，确保每粒丸剂的重量符合规定。

（三）溶散时限检测

溶散时限检测是评价丸剂在体内溶解速度的重要方法。其目的是确保丸剂在规定的时间内完全溶解并释放出药物，以保证药物的疗效和安全性。通过模拟人体胃液或肠液的条件，将丸剂置于其中进行溶散实验，我们可以观察并记录溶散时间，并与规定的质量标准进行比较，判断是否符合规定。

如果出现溶散时限过长或不溶的情况，可能是由于原料质量不佳或制备工艺不当所导致的。例如，如果原料药的溶解度低或颗粒过大，可能会导致溶散速度缓慢；如果制备过程中没有充分混合均匀或成型工艺不当，可能会导致部分药物没有分散在丸剂中而出现不溶的情况。因此，在制备丸剂时，我们应该选择溶解度高的原料药并进行充分的预处理和混合均匀的操作，同时严格控制成型工艺以确保药物的均匀分布和溶散性能。

（四）微生物限度检查

微生物限度检查是评价丸剂卫生质量的重要指标之一。其目的是确保丸剂中不含有致病菌或其他有害微生物以保证用药的安全性。通过对丸剂进行微生物培养和计数我们可以判断其是否符合规定的微生物限度标准。如果出现微生物超标等情况可能是由于原料污染或制备环境不洁净所导致的。因此从原料采购到制备过程都应在洁净的环境中进行并严格遵循相关操作规程以确保丸剂的卫生质量符合要求。

三、丸剂制备中的常见问题及解决方法

（一）丸剂变形或开裂

丸剂变形或开裂是丸剂制备过程中常见的质量问题之一，对药品的质量和外观造成严重影响。变形可能导致丸剂形状不规则、大小不一，而开裂则使丸剂表面出现裂纹，严重时甚至导致丸剂散开。这些问题可能是由于原料质量不佳、成型工艺不当或干燥条件不合适等原因所致。下面将对这两个问题进行详细分析，并提出解决方法。

1. 丸剂变形的原因分析

（1）原料质量不佳：原料的水分含量过高、粒度不均匀或含有过多的杂质等都可能导致丸剂变形。水分过高会使原料在制备过程中失去塑形性，粒度不均匀和杂质过多则会影响原料的混合均匀性和成型性。

（2）成型工艺不当：成型工艺包括搅拌速度、时间、成型压力等参数。如果搅拌速度过快或时间过长，会使原料过度混合，导致丸剂内部结构不均匀，从而引起变形。成型压力不足也可能导致丸剂形状不规则。

（3）干燥条件不合适：干燥是丸剂制备过程中的重要环节，如果干燥温度过高或过低、干燥时间过长或过短，都可能导致丸剂变形。过高或过长的干燥条件会使丸剂内部水分迅速蒸发，产生过大的内部应力，导致变形；而过低或过短的干燥条件则会使丸剂内部水分不能完全去除，影响丸剂的硬度和稳定性。

2. 解决丸剂变形的方法

（1）优化原料的选择和预处理工艺：严格控制原料的水分含量、粒度和杂质含量，确保原料质量符合规定标准。对于水分含量过高的原料，可以采用晾晒、烘干等方法进行预处理；对于粒度不均匀的原料，可以进行筛分或粉碎处理；对于杂质过多的原料，可以采用挑选、清洗等方法进行净化处理。

（2）调整成型工艺参数：根据原料性质和制备要求，合理调整搅拌速度、时间和成型压力等参数。搅拌速度和时间要适中，避免过度混合；成型压力要足够，确保丸剂形状规则、结构均匀。

（3）控制干燥条件：根据丸剂的种类和厚度，选择合适的干燥温度和时间。干燥温度要适中，避免过高或过低的温度对丸剂造成损害；干燥时间要足够，确保丸剂内部水分完全去除。此外，还可以采用分段干燥、间歇干燥等方法，提高干燥效果。

（4）加强设备维护和环境控制：定期对制备设备进行检查和维护，确保设备性能良好；同时，加强制备环境的控制，保持环境清洁、干燥，减少外部因素对丸剂制备过程的影响。

（二）溶散时限不合格

溶散时限是衡量丸剂质量的重要指标之一，它反映了丸剂在体内溶解和释放药物的速度。溶散时限不合格可能是由于原料质量不佳、成型工艺不当或储存条件不合适等原因所致。以下将对这一问题进行详细分析，并提出解决方法。

1. 溶散时限不合格的原因分析

（1）原料质量不佳：原料的纯度、粒度、结晶状态等都会影响丸剂的溶散性能。纯度不足可能导致丸剂中含有过多的杂质，影响药物的溶解速度；粒度过粗或过细都可能影响药物的释放速度；结晶状态不良可能导致药物在丸剂中分布不均匀，影响溶散性能。

（2）成型工艺不当：成型工艺中的搅拌速度、时间、成型压力等参数都会影响丸剂的内部结构和密度，从而影响溶散性能。搅拌速度过快或时间过长可能导致内部结构疏松，降低溶散速度；成型压力不足可能导致丸剂密度过低，影响药物的溶解和释放。

（3）储存条件不合适：储存环境中的温度、湿度等因素都会影响丸剂的物理性质和化学稳定性。温度过高可能导致药物分解或挥发，降低溶散性能；湿度过高可能导致丸剂吸湿变软，影响药物的溶解和释放。

2. 解决溶散时限不合格的方法

（1）优化原料的选择和预处理工艺：严格控制原料的纯度、粒度和结晶状态，确保原料质量符合规定标准。对于纯度不足的原料，可以采用重结晶、萃取等方法进行纯化处理；对于粒度不合适的原料，可以进行筛分或粉碎处理；对于结晶状态不良的原料，可以通过调整结晶条件等方法进行改善。

（2）调整成型工艺参数：根据原料性质和制备要求，合理调整搅拌速度、时间和成型压力等参数。搅拌速度和时间要适中，避免内部结构疏松；成型压力要足够，确保丸剂密度适中。同时，可以考虑添加适宜的辅料或改变成型方式等方法提高丸剂的溶散性能。

（3）改善储存条件：将丸剂储存在阴凉、干燥的环境中避免温度过高或湿度过大对丸剂造成损害。对于需要长期储存的丸剂可以采用密封包装或真空包装等方法进行防潮处理。

第三节　案例分析与实验操作指导

一、丸剂制备案例分析

（一）案例一：解决丸剂硬度不足的问题

丸剂硬度不足是丸剂制备过程中常见的问题之一。造成丸剂硬度不足的原因可能包括黏合剂用量不足、干燥时间不够、制备工艺不当等。为了解决这一问题，可以采取以下措施。

（1）调整黏合剂用量：适当增加粘合剂的用量可以改善丸剂的硬度。黏合剂在制剂过程中起到了将药物与其他成分黏结在一起的作用。如果黏合剂的用量不足，药物与黏合剂的混合不够充分，丸剂的硬度就会受到影响。因此，在制备丸剂时，我们可以针对不同药物和成分的特性，调整黏合剂的用量，使其能够满足丸剂所需的硬度要求。

（2）控制干燥时间：干燥时间对丸剂的硬度也有重要影响。如果干燥时间不足，丸剂内部的水分含量过高，会导致丸剂变得松软，影响硬度的提升。为了解决这个问题，我们需要适当延长干燥时间，确保丸剂内部充分干燥。通过严密的质量控制和工艺优化，可以确定最适合药物和丸剂配方的干燥时间。

（3）优化制备工艺：除了调整黏合剂用量和控制干燥时间外，我们还可以通过优化制备工艺来提高丸剂的硬度。例如，在挤压过程中适当增加压力，可以使丸剂更加紧实，增加其硬度。同时，在干燥过程中采用适当的温度和通风条件也非常重要，可以避免丸剂在干燥过程中出现开裂或变形等问题，从而保证丸剂的硬度和稳定性。

通过以上措施的综合应用，我们可以有效地解决丸剂硬度不足的问题，提高丸剂的质量和稳定性。当然，为了确保制剂质量的可靠性，我们还需要进行严格的质量控制和工艺验证，以确保制备出的丸剂符合标准要求，并满足患者对药物丸剂的期望。只有通过科学的制备工艺和质量管理，才能生产出优质的丸剂产品，为患者提供更好的治疗效果。

（二）案例二：优化蜜丸的制备工艺提高药效释放

蜜丸是一种常见的丸剂类型，其口感好、易于保存的特点为广大患者所接受。然而，随着现代医药科技的发展，传统的蜜丸制备工艺逐渐暴露出一些问题，如药效释放速度缓慢、制备工艺烦琐等。为了满足现代临床的需求，对蜜丸的制备工艺进行优化势在必行。

1. 选择合适的蜂蜜品种

蜂蜜作为蜜丸的主要成分之一，其品种的选择至关重要。不同品种的蜂蜜具有不同的性质和功效，如有些蜂蜜具有润肺止咳、滋阴养颜等功效，而有些蜂蜜则具有清热解毒、活血化瘀等作用。因此，在选择蜂蜜时，需要结合药物的性质和功效进行考虑，确保二者能够相辅相成，达到最佳的治疗效果。

2. 调整药物与蜂蜜的比例

药物与蜂蜜的比例是影响蜜丸药效的关键因素之一。在传统的蜜丸制备工艺中，药物与蜂蜜的比例往往比较固定，这可能会导致药效释放速度缓慢或者药物分布不均等问题。因此，在优化蜜丸制备工艺时，需要根据药物的性质和功效，适当调整药物与蜂蜜的比例。一方面，可以适当增加药物的用量，以提高药效；另一方面，可以减少蜂蜜的用量，以降低蜜丸的甜度，同时避免患者摄入过多的糖分。

3. 采用现代制药技术

随着现代制药技术的不断发展，一些新技术如微粉化技术、包衣技术等逐渐被应用于中药制剂的生产中。这些技术可以进一步提高蜜丸的药效释放速度和生物利用度，从而更好地发挥药物的治疗作用。例如，采用微粉化技术可以将药物粉碎成微米级甚至纳米级的颗粒，从而增加药物与胃肠道黏膜的接触面积，提高药物的吸收速度和生物利用度。而包衣技术则可以在蜜丸表面形成一层保护膜，避免药物在胃酸和消化酶的作用下被破坏或失活，从而确保药物能够在肠道中稳定释放并发挥治疗作用。

4. 控制干燥时间和温度

干燥是蜜丸制备过程中的重要环节之一。传统的干燥方法往往采用自然干燥或烘箱干燥等方式，这些方法虽然简单易行，但干燥时间和温度难以控制，容易导致蜜丸开裂或变形等问题。因此，在优化蜜丸制备工艺时，需要采用更加先进的干燥技术和设备，如流化床干燥、喷雾干燥等。这些技术可以精确控制干燥时间和温度，避免过度干燥导致蜜丸开裂或变形等问题，同时确保蜜丸内部充分干燥提高其稳定性和保存期限。

5. 加强质量控制和标准化建设

为了确保优化后的蜜丸制备工艺能够稳定、可靠地生产出高质量的蜜丸产品需要加强质量控制和标准化建设。一方面需要建立完善的质量控制体系对原料、半成品和成品进行严格的检验和控制确保其符合相关质量标准和规定；另一方面需要推进标准化建设制定和完善相关的技术标准和操作规范，确保不同批次和不同厂家生产的蜜丸产品具有一致的质量和疗效。通过以上措施可以进一步提高蜜丸的质量和疗效为患者提供更好的治疗效果和健康保障。

二、实验操作指导

（一）实验一：水丸的基本制备操作

1. 实验目的

本实验旨在让学生掌握水丸的基本制备操作，了解制备过程中的关键步骤和注意事项，为今后从事药品制备工作打下基础。

2. 实验原理

水丸是一种以水为溶剂的丸剂，具有制备简单、成本低廉等优点。制备过程中，药物与辅料混合均匀后，加入适量的粘合剂进行搅拌，使混合物具备一定的黏稠度。然后通过挤压机将混合物挤压成条状，切割成适当大小的颗粒，最后进行干燥、整粒、筛分和包装等操作，得到成品水丸。

3. 实验步骤

准备原料和设备：按照处方准备药物、辅料和粘合剂等原料；准备混合机、挤压机、干燥设备等必要的制药设备。确保原料的质量和设备的性能符合规定标准。

将药物和辅料按照处方比例混合均匀。注意控制混合时间和速度，避免过度混合导致原料性质改变。

加入适量的黏合剂，继续混合至黏稠度适中。粘合剂的种类和用量应根据原料性质和制备要求进行调整，确保混合物具备良好的成型性。

将混合好的物料放入挤压机中，调节适当的压力和温度进行挤压成条。注意控制挤压速度和压力，避免过快或过慢导致条状物料质量不均。

切割成适当大小的颗粒。颗粒的大小应根据制备要求和用药剂量进行调整，确保患者服用方便。

将挤压好的颗粒放入干燥设备中进行干燥至规定的水分含量。干燥温度和时间应根据物料的性质和厚度进行调整，确保干燥效果符合要求。

取出干燥好的颗粒进行整粒、筛分和包装等操作得到成品水丸。整粒和筛分操作可以去除不规则或过大的颗粒，提高水丸的质量和外观；包装操作可以保护水丸免受污染和损坏，方便储存和运输。

4. 实验结果与分析

通过实验操作，学生成功地制备出了符合要求的水丸成品。制备过程中的关键步骤如混合、挤压、干燥等都得到了有效控制，确保了水丸的质量和稳定性。通过对成品水丸进行质量检测和分析，可以发现其外观、硬度、溶散时限等指标均符合规定标准，说明制备工艺合理可行。

5. 实验总结与讨论

本实验通过让学生参与水丸的制备过程，使其掌握了基本的制备操作和注意事项。实验结果表明，制备工艺对水丸的质量和稳定性具有重要影响。因此，在实际生产过程中应严格控制原料质量和制备工艺参数确保生产出安全有效的药品。同时通过对实验过程中出现的问题进行讨论和分析可以进一步提高学生的实践能力和解决问题的能力为今后的学习和工作打下良好的基础。

（二）实验二：蜜丸的制备与质量控制实验

1. 实验目的

本实验旨在让学生掌握蜜丸的制备工艺和质量控制要点了解制备过程中的关键因素和操作要求为今后从事药品制备工作打下基础。

2. 实验原理

蜜丸是一种以蜂蜜为黏合剂的中药制剂具有口感好、药效持久等特点。制备过程中药物与蜂蜜混合均匀后制成适当大小的丸粒然后进行干燥、整粒、筛分等操作得到成品蜜丸。通过对成品蜜丸进行质量检测和控制确保其符合规定的质量标准从而保证药品的安全性和有效性。

3. 实验步骤

按照处方准备药物、蜂蜜等原料。注意选择优质的蜂蜜确保其质量和纯度符合规定标准。

将药物与适量的蜂蜜混合均匀至粘稠度适中。注意控制混合时间和速度避免过度混合导致原料性质改变。同时要根据药物的性质和用量调整蜂蜜的用量确保混合物具备良好的成型性。

将混合好的物料制成适当大小的丸粒。注意控制丸粒的大小和形状确保其符合制备要求和用药剂量。可以采用手工搓丸或机器制丸的方法进行制作，具体方法应根据实际情况进行选择。

将制好的蜜丸进行干燥处理。干燥方法可以选择自然干燥或人工干燥具体方法应根据蜜丸的性质和厚度进行调整确保干燥效果符合要求。干燥过程中要注意控制温度和湿度避免过高或过低的温湿度对蜜丸造成损害。

4. 实验结果与分析

经过实验操作，我们成功地制备出了成品蜜丸。在制备过程中，我们严格控制了混合时间、速度，以及丸粒的大小和形状，确保了蜜丸的质量和稳定性。通过对成品蜜丸进行质量检测，我们发现其外观光滑、色泽均匀，硬度适中，且溶散时限符合规定标准。这表明我们的制备工艺是合理可行的。

然而，在实验过程中我们也遇到了一些问题。例如，在混合药物与蜂蜜时，我们发现混合物的黏稠度较难控制，容易出现过稠或过稀的情况。这可能是由于蜂蜜的用量和混合时间没有掌握好导致的。为了解决这个问题，我们尝试调整蜂蜜的用量和混合时间，最终找到了一个合适的比例和时间点。

另外，在干燥处理过程中，我们也发现了一些问题。自然干燥虽然简单易行，但干燥速度较慢，且容易受到环境湿度的影响。而人工干燥虽然速度较快，但温度过高或过低都会对蜜丸造成损害。因此，我们需要在干燥过程中不断调整温度和湿度，确保蜜丸的干燥效果符合要求。

5. 实验总结与讨论

本次实验让我们更深入地了解了蜜丸的制备工艺和质量控制要点。通过实践操作，我们掌握了混合、制丸、干燥等关键步骤的操作技巧，提高了自己的实践能力和解决问题的能力。

在实验过程中，我们也遇到了一些问题，但通过不断尝试和调整，最终都得到了解决。这让我们认识到制备工艺对药品质量的重要性，也让我们更加珍惜每一次实验的机会。

在今后的学习和工作中，我们将继续深入研究药品制备工艺和质量控制要点，不断提高自己的专业素养和实践能力。同时，我们也希望通过本次实验的经验和教训，为其他同学提供一些有益的参考和帮助。

（三）实验三：丸剂溶散时限的测定实验

1. 实验目的

通过测定丸剂在规定介质中的溶散时间，评估其溶散性能，并判断是否符合规定的溶散时限标准。如果溶散时限过长，则需要优化制备工艺以提高溶散性能。

2. 实验原理

丸剂的溶散性能是指丸剂在规定介质中迅速溶解释放药物的能力。实验中使用溶散时限测定仪，在规定的条件下，测定丸剂的溶散时间。根据测定结果，判断丸剂的溶散时限是否符合规定标准。

3. 实验步骤

（1）取适量的丸剂样品，并记录样品的质量。

（2）将丸剂放入溶散时限测定仪中，并设置合适的温度、转速等条件。

（3）注入规定介质（如水或模拟胃液），开始测定。

（4）记录丸剂开始溶解的时间点，并观察溶解过程中的变化。

（5）当丸剂完全溶解时，停止计时，并记录溶散时间。

4. 实验结果与分析

根据实验记录的数据，计算丸剂的溶散时间，并与规定的溶散时限进行比较。如果溶散时间在规定范围内，则说明丸剂的溶散性能符合要求；如果溶散时间超过规定时限，则需要对制备工艺进行优化，以提高溶散性能。

5. 实验总结与讨论

通过本实验，我们成功测定了丸剂的溶散时间，并评估了其溶散性能。根据实验结果，如果丸剂的溶散时限符合要求，可以进一步进行后续生产；如果溶散时限不符合要求，需要优化制备工艺，例如调整配方组成、改变黏合剂用量或干燥条件等，以提高溶散性能。

（四）实验四：丸剂微生物限度的检测实验

1. 实验目的

检测丸剂中的微生物限度，包括细菌总数、霉菌和酵母菌数等指标，以确保丸剂符合规定的微生物限度标准。如果微生物限度超标，则需要进行清洁和消毒等操作，提高卫生质量。

2. 实验原理

丸剂作为一种药物制剂，必须符合一定的微生物限度标准，以保证其安全性和卫生质量。实验中通过对丸剂样品进行微生物限度检测，可以评估丸剂中微生物数量是否超过规定的限度。

3. 实验步骤

（1）取适量的丸剂样品，并记录样品的质量。

（2）根据相关的微生物限度检测方法，进行微生物限度检测，包括细菌总数、霉菌和酵母菌数等指标。

（3）根据规定的培养基和培养条件，将丸剂样品进行培养。

（4）按照相关的检测方法，进行微生物菌落计数或培养物的观察，并记录结果。

4. 实验结果与分析

根据实验结果，对丸剂样品中的细菌总数、霉菌和酵母菌数等指标进行计数或观察。将检测结果与规定的微生物限度标准进行比较，如果符合要求，则说明丸剂的微生物限度在规定范围内；如果超出限度，则需要进行清洁和消毒等操作，提高卫生质量。

5. 实验总结与讨论

通过本实验，我们成功检测了丸剂的微生物限度，并评估了其卫生质量。根据实验结果，如果丸剂的微生物限度符合要求，可以进一步进行后续生产；如果超出限度，则需要对制备过程进行清洁和消毒等操作，以提高卫生质量。

（五）实验五：丸剂制备工艺优化实验

1. 实验目的

通过对不同处方、黏合剂用量、干燥条件等因素进行优化设计，并进行实际制备操作，比较各因素对丸剂质量和药效释放性能的影响，确定最佳的制备工艺条件，为工业化生产提供参考依据。

2. 实验原理

丸剂的质量和药效释放性能受到多个因素的影响，如处方配方、黏合剂用量、干燥条件等。实验中通过对这些因素进行优化设计，并进行实际制备操作，比较不同工艺条件下丸剂的质量和药效释放性能的差异。

3. 实验步骤

（1）设计不同的处方配方，包括药物成分和辅料的比例等。

（2）调整黏合剂的用量，以探究其对丸剂质量的影响。

（3）改变干燥条件，如温度和时间等，观察其对丸剂的干燥速度和形态的影响。

（4）进行实际制备操作，按照优化后的工艺条件制备丸剂样品。

（5）对制备的丸剂样品进行质量评估和药效释放性能测试，并记录结果。

4. 实验结果与分析

根据实验结果，比较不同工艺条件下丸剂的质量和药效释放性能的差异。通过数据分析和统计，评估不同因素对丸剂质量和药效释放性能的影响程度，并确定最佳的制备工艺条件。

5. 实验总结与讨论

通过本实验，我们成功优化了丸剂的制备工艺，并评估了不同因素对丸剂质量和药效释放性能的影响。根据实验结果，可以确定最佳的制备工艺条件，提高丸剂的一致性、稳定性和溶解性能，为工业化生产提供参考依据。同时，可以进一步讨论丸剂制备工艺中可能存在的问题，并提出改进措施。

第八章　散剂

第一节　散剂的特点与分类

一、散剂的特点

（一）易于制备和使用

散剂，作为一种传统的药物剂型，以其独特的物理形态和制备工艺，在医药领域占有重要的地位。其制备过程相对简单，使得其在大规模生产和小规模制备中都具有显著的优势。

首先，我们来看散剂的制备过程。与某些复杂的药物剂型相比，散剂的制备并不需要高度专业化的设备和复杂的工艺流程。其主要的制备步骤包括药物原料的粉碎、颗粒大小的筛选、粉末的混合以及最后的包装。这些步骤在大多数制药厂或甚至是一些小型的生产车间中都可以轻松完成。这种简单的制备工艺不仅降低了生产成本，还大大提高了生产效率，使得散剂在大规模的生产中具有显著的经济优势。

除了制备过程的简单性，散剂在使用上也极为方便。对于一些特殊的患者群体，如老人、儿童或吞咽困难的患者，散剂可以直接口服或混入食物中服用，这无疑增加了其用药的便利性。而且，散剂的剂量调整相对灵活，医生或药师可以根据患者的具体病情和需要，快速、准确地调整药物的剂量，确保患者得到最佳的治疗效果。

（二）迅速发挥药效

散剂的药效迅速是其最为突出的优势之一。由于散剂是粉末状，与片剂或胶囊等剂型相比具有更大的比表面积，这意味着与消化道的接触面积更大，药物成分能更快地溶解在消化道中，进而被身体吸收。

这一特点使得散剂在紧急情况下具有无可比拟的优势。例如，在急性感冒、发热或腹泻等需要迅速缓解症状的场合，散剂可以迅速发挥药效，帮助患者尽快缓解病情，减轻症状。在一些急救场景中，如心绞痛、哮喘等急性发作，散剂也可以迅速起效，为患者赢得宝贵的治疗时间。

此外，散剂的迅速溶解和吸收特点还使得其在某些特定的治疗领域具有独特的应用价值。例如，在某些需要局部快速起效的治疗中，如口腔溃疡、皮肤炎症等，散剂可以直接敷于患处或混入漱口水中使用，快速发挥治疗作用。

（三）便于个体化剂量调整

现代医疗越来越强调个体化治疗的重要性，而散剂正是实现这一目标的理想选择之一。与固定剂量的片剂或胶囊不同，散剂可以根据患者的具体情况进行精确的剂量调整。无论是年龄、体重、疾病严重程度还是其他生理因素造成的差异，都可以通过调整散剂的剂量来确保每位患者都得到最佳的治疗效果。

这种个体化的剂量调整不仅提高了药物的疗效，还降低了不良反应的风险。对于一些需要长期服药的慢性病患者来说，这一点尤为重要。通过准确的剂量调整，医生可以确保患者在获得治疗效果的同时，最小化药物带来的副作用风险。

总的来说，散剂作为一种传统的药物剂型，在现代医疗中仍然具有不可替代的价值。其制备简单、使用方便、药效迅速和剂量调整灵活等特点使其在各种治疗场景中都展现出独特的优势。随着医药技术的不断进步和患者需求的日益多样化，我们有理由相信散剂在未来仍然会发挥重要的作用并为更多的患者带来福音。

二、散剂的分类

（一）口服散剂

口服散剂是指患者通过口服方式服用的散剂。口服散剂是一种常见的药物剂型，广泛应用于临床治疗中。口服散剂的优点在于便于患者服用，可以根据患者需要进行个体化剂量调整，适应不同年龄和疾病情况。

口服散剂的制备工艺对药物的溶解性和生物利用度有很大的影响。因此，在口服散剂的制备过程中，需要进行优化制备工艺的研究。

首先，原料选择对于保证产品质量至关重要。需要考虑药物的溶解性、稳定性以及生物利用度等因素。对于难溶性的药物，可以选择一些溶解度较好的辅料或者采用颗粒改性技术来提高溶解性。同时，在选择辅料时要注意其与药物的相容性，避免相互作用导致药物活性的降低。

其次，在制备口服散剂时，需要合理选择工艺参数，如颗粒大小、颗粒形状、颗粒度分布等。这些参数会直接影响药物的释放速率和生物利用度。例如，较小的颗粒大小和颗粒度分布可以增加药物与消化液的接触面积，提高溶解速率；而较大的颗粒形状则有助于延缓药物的释放速率和提高生物利用度。

在口服散剂的制备过程中，严格控制制备工艺是确保产品质量稳定的关键。首先，在药物的混合过程中要保证均匀性和一致性，避免药物聚集现象的发生。其次，在润湿和造粒阶段要控制湿度和温度，以确保颗粒的形成和成品的质量。此外，还需要控制制备时间和速度等参数，避免过度操作对产品质量产生不良影响。

口服散剂的质量主要包括理化指标、溶解度、稳定性和生物利用度等方面。因此，在制备过程中需要进行全面的质量评价。可以采用适当的理化实验和分析技术来测试药物的含量、颗粒度、湿度、溶解度等指标，从而确保产品的质量稳定。此外，还需进行生物利用度实验来评估药物在体内的吸收情况，以进一步验证制备工艺的优化效果。

（二）外用散剂

外用散剂是指用于外部涂抹或撒布在皮肤表面的散剂。外用散剂是一种常见的药物剂型，广泛应用于皮肤疾病的治疗中。外用散剂的特点在于直接作用于局部区域，可以快速发挥药效，减少系统性副作用。同时，外用散剂的使用也方便灵活，可根据患者需要进行局部剂量调整。

外用散剂的制备工艺和质量控制是确保药物剂型质量和疗效的重要环节。首先，原料选择对于产品质量和疗效至关重要。要选择具有良好生物利用度和合适溶解度的药物作为活性成分。同时，辅料的选择要考虑其与药物的相容性、稳定性和溶解性，以避免相互作用和降低药物的活性。另外，还需要注意对于特殊疾病的治疗，如炎症、感染等，可以选择具有抗炎、抗菌作用的药物或辅料。

外用散剂的制备工艺要根据具体药物的特点和适应疾病的需求来确定。通常包括粉碎、混合、晾干等步骤。在制备过程中，需要严格控制工艺参数，如温度、湿度、搅拌速度等，以确保成品的质量稳定。此外，还需要注意操作的无菌性和洁净度，避免生物污染对产品质量的影响。

外用散剂的质量控制指标主要包括理化指标、微生物检测和安全性评价等方面。理化指标包括药物含量、颗粒度、溶解度等，可以通过适当的理化检测方法来测试。微生物检测主要是针对外用散剂是否存在细菌、霉菌等污染，需要进行菌落计数、霉菌检测等实验。同时，还需要进行安全性评价，如对皮肤的刺激性、过敏性等进行测试，以确保产品的安全使用。

外用散剂的稳定性评价是指在一定条件下，药物在一段时间内能否保持其理化性质和生物活性的稳定性。通过对产品在不同温度和湿度条件下进行稳定性研究，可以评估产品的质量和有效期。例如，通过测定药物含量的变化、外观的变化、pH 的变化等指标来判断产品的稳定性，并根据结果进行必要的调整和改进。

（三）特殊散剂

随着医药技术的不断进步和患者需求的日益多样化，传统的散剂已经不能满足所有的治疗需求。在这样的背景下，特殊散剂应运而生。这些具有一定特殊药物形态或特殊剂型的散剂，不仅丰富了散剂的种类和应用范围，还为患者提供了更加多样化和个性化的用药选择。

1. 泡腾散剂

泡腾散剂是一种在与水接触时会产生气泡的散剂。这种特殊的气泡生成现象是由于泡腾散剂中含有一些能够与水发生化学反应的成分，通常是碳酸盐和有机酸。当这些成分与水接触时，会发生酸碱中和反应，生成二氧化碳气体，从而产生气泡。

特点：

（1）口感好：由于泡腾散剂在与水接触时会产生气泡，这使得其在口感上更加清爽、有趣。与传统的散剂相比，泡腾散剂的口感更好，更容易被患者接受，尤其是儿童患者。

（2）易于溶解：泡腾散剂的另一个显著特点是快速溶解性。由于气泡的生成，泡腾散剂在与水接触后会迅速溶解，这使得药物成分能够更快地释放出来，被身体吸收。这种快速溶解的特点使得泡腾散剂在需要迅速发挥药效的场合中具有显著的优势。

应用范围：

泡腾散剂主要用于口服药物中，尤其是一些需要迅速溶解和快速起效的药物。例如，某些解热镇痛药、抗生素、维生素等都可以制成泡腾散剂的形式，以便于患者服用。此外，泡腾散剂还可以用于一些特定的治疗领域，如口腔溃疡、咽喉疼痛等，通过将药物制成泡腾散剂，可以直接将药物敷于患处或混入漱口水中使用，提高治疗效果。

2. 混悬散剂

混悬散剂是将不溶于水的药物制成细小颗粒，混悬在液体中的一种特殊散剂。这种剂型的设计主要是为了解决某些药物在水中溶解度低的问题，通过将药物制成细小颗粒并混悬在液体中，可以增加药物与消化道的接触面积，提高药物的吸收率。

特点：

（1）提高用药体验：混悬散剂的口感通常比传统的散剂要好，因为其药物颗粒细小且均匀分散在液体中，口感上更加顺滑、易于服用。对于某些口感不佳或难以服用的药物来说，制成混悬散剂可以大大提高患者的用药体验。

（2）提高药物依从性：由于混悬散剂的口感好和易于服用等特点，患者在服用时的抵触情绪会相对较低，从而提高药物的依从性。对于一些需要长期服药的慢性病患者来说，这一点尤为重要。通过提高药物的依从性，可以确保患者按照医嘱坚持服药，从而获得更好的治疗效果。

应用范围：

混悬散剂主要用于口服药物中，尤其是一些在水中溶解度低的药物。例如，某些抗生素、抗炎药、镇痛药等都可以制成混悬散剂的形式以便于患者服用。此外在某些特定的治疗领域中如儿科用药也可以将药物制成混悬散剂以方便儿童患者服用。

随着医药技术的不断进步和患者需求的日益多样化，特殊散剂的应用和发展前景十分广阔。无论是泡腾散剂还是混悬散剂等特殊散剂，都为患者提供了更加多样化和个性化的用药选择，提高了患者的用药体验和药物的依从性。在未来随着医药科技的不断创新和进步，我们有理由相信特殊散剂将会在医药领域中发挥更加重要的作用，并为更多的患者带来福音。

第二节 散剂的制备工艺与质量控制

一、散剂的制备工艺

（一）原料药的粉碎与过筛

在散剂的制备过程中，原料药的粉碎与过筛是首要步骤，也是确保散剂质量的基础。粉碎的目的在于将原料药处理成细小且均匀的颗粒，从而提高药物的溶解速度和吸收效果。同时，过筛处理可以去除粉碎过程中产生的粗粒和杂质，保证散剂的纯净性和均匀性。

对于原料药的粉碎，常用的设备有颚式破碎机、球磨机等。这些设备能够通过物理或机械力对原料药进行粉碎，将大块的药物破碎成细小颗粒。在这一过程中，操作人员需要关注粉碎时间、速度和设备参数的选择，以避免过度粉碎或粉碎不足的情况。过度粉碎可能导致药物颗粒过小，影响散剂的流动性；而粉碎不足则会使颗粒过大，影响药物的溶解和吸收。

完成粉碎后，需要进行过筛处理。过筛的目的是去除粗粒和杂质，得到粒径分布均匀的散剂。在过筛过程中，应根据原料药的性质和制备要求选择合适的筛网孔径。筛网孔径的大小直接影响到过筛效果和散剂的粒径分布。过大的筛网孔径可能导致杂质和大颗粒通过，影响散剂的质量；而过小的筛网孔径则会使过筛效率降低，增加制备成本。因此，在选择筛网孔径时，需要综合考虑原料药的性质、制备要求和成本等因素。

（二）混合与配伍

经过粉碎与过筛处理的原料药需要进行混合与配伍，以确保各种原料药能够均匀地分布在散剂中。混合过程是将不同种类的原料药和辅料按照一定比例混合在一起，形成一个均匀的混合物。这一步骤的关键在于控制混合时间和速度，以保证各组分能够充分混合并达到一致的分布状态。

混合可以利用混合机、搅拌机等设备进行。这些设备能够通过机械力或流体力学原理将各组分充分混合在一起。在混合过程中，操作人员需要根据原料药的性质和制备要求选择合适的混合设备和操作参数。例如，对于黏性较大的原料药，可能需要采用强制搅拌机或高速剪切混合机等设备进行混合；而对于流动性较好的原料药，则可以选择普通的搅拌机或旋转混合机进行混合。

除了选择合适的混合设备外，控制混合时间和速度也是非常重要的。混合时间过短可能导致各组分未能充分混合均匀；而混合时间过长则可能使药物颗粒发生团聚或磨损，影响散剂的流动性和质量。因此，在确定混合时间和速度时，需要根据原料药的性质、制备要求和设备性能等因素进行综合考虑。

（三）分装与包装

混合好的散剂需要进行分装和包装，以便于使用和储存。分装是将混合好的散剂按照一定剂量装入容器中的过程。这一过程需要确保剂量的准确性和一致性，以保证患者能够按照医嘱正确使用药物。常用的分装设备有自动或半自动的灌装机、称重机等。这些设备能够根据预设的剂量自动或半自动地将散剂装入容器中，提高了生产效率和剂量准确性。

完成分装后，需要进行密封和包装处理。密封的目的是防止散剂在储存和使用过程中受到潮气、氧化和污染等因素的影响而变质。常用的密封方法有热封、冷封和压盖等。在选择密封方法时，需要考虑散剂的性质、包装材料的性能和成本等因素。例如，对于易吸湿的散剂，可能需要采用严密性较好的热封方法进行密封；而对于稳定性较好的散剂，则可以选择成本较低的冷封或压盖方法进行密封。

包装是将密封好的散剂装入外包装容器中以便于储存和运输的过程。外包装容器可以是纸盒、塑料袋、玻璃瓶等。在选择外包装容器时需要考虑容器的保护性、阻隔性和美观性等因素。例如，对于易碎的玻璃瓶需要进行防震处理以防止在运输过程中破损；而对于需要长期储存的散剂则需要选择阻隔性较好的包装材料以防止药物成分与外部环境的相互作用。

二、散剂的质量控制

（一）粒度检查

粒度是散剂质量的重要指标之一。粒度检查可以通过以下方法进行。

（1）显微镜法：将散剂样品放置在显微镜下观察，通过目测或使用图像分析软件测量颗粒的尺寸和形状。

（2）激光粒度仪：利用激光光源照射样品，测量散射光的角度和强度，从而推断出颗粒的粒径分布情况。

（3）筛分法：将散剂样品通过不同孔径的筛网进行筛分，然后根据筛余物的重量或质量分数计算出不同粒径的颗粒百分含量。

（二）均匀度检查

均匀度是指散剂中各成分的分布是否均匀。均匀度检查可以采用以下方法。

（1）取样检验：从不同位置和不同时间点获取散剂样品，进行成分测定。比较不同样品之间的成分含量，评估散剂的均匀性。

（2）确定性分析：对散剂样品中的关键成分进行定量分析，如高效液相色谱法、气相色谱法等，以评估散剂的均匀度。

（三）水分测定

水分含量是影响散剂质量和稳定性的一个重要因素。水分测定可以采用以下方法。

（1）烘箱法：将散剂样品在一定温度下加热，然后测量样品重量的变化，根据失重的比例计算出水分含量。

（2）卡尔费-斯门试验仪：利用卡尔费-斯门试验仪测定散剂中水分的含量，该方法具有快速、准确的特点。

（四）微生物限度检查

微生物污染是散剂质量问题中的一个重要方面。微生物限度检查可以采用以下方法。

（1）菌落计数法：将散剂样品制备成适当浓度的悬浮液，接种到培养基上，在一定时间后，通过计数菌落形成单位面积的数量，评估散剂中的总菌落数。

（2）培养法：根据不同微生物的营养需求和生长特性，采用适当的培养基和条件，培养散剂样品中的特定菌群，并进行鉴定和计数。

（五）稳定性考察

散剂的稳定性是指在一定条件下，散剂质量的保持程度。稳定性考察可以采用以下方法。

（1）制备样品：制备不同生产批次的散剂样品，并按规定的储存条件进行保存，如温度、湿度等。

（2）物理化学指标分析：对不同时期的样品进行物理化学指标的分析，如颗粒大小、药物含量、溶解度、pH 等，比较其变化情况。

（3）微生物指标分析：对不同时期的样品进行微生物限度检查，评估微生物指标是否符合规范要求。

（4）加速试验：模拟长期储存的条件，通过提高温度、湿度等因素，加速评估散剂在不同条件下的稳定性。

通过以上的粒度检查、均匀度检查、水分测定、微生物限度检查和稳定性考察，可以全面评估散剂的质量和稳定性，确保其符合规定的要求，从而保证患者的用药安全和疗效。

三、散剂常见问题及解决方法

（一）粒度不合格问题的解决策略

当散剂的粒度不符合要求时，需要采取一系列措施进行解决。

首先，可以对原料药的粉碎设备和工艺参数进行调整。通过调整粉碎设备的转速、破碎机械的结构等参数，可以控制粉碎的效果。同时，合理设置粉碎的时间和速度，确保原料药被充分细化。

其次，优化混合工艺也是解决粒度不合格问题的重要手段。在混合过程中，应加强搅拌设备的选择和操作。选择适当的混合机、搅拌机等设备，并控制搅拌的时间和速度，使各种原料药能够充分混合均匀。此外，还可以应用流化床、喷雾干燥等新型混合技术，提高混合效果。

此外，合理选择筛网孔径也是解决粒度不合格问题的一种方法。通过合理选择筛网孔径，可以去除过大或过小的颗粒。根据所需的散剂粒度要求，选择合适的筛网孔径，将符合要求的颗粒留下，而将不符合要求的颗粒筛除。

（二）提高散剂稳定性的技术措施

为了提高散剂的稳定性，需要采取一系列的技术措施。

首先，可以在制剂过程中加入适量的稳定剂和抗氧化剂。稳定剂可以延缓药物的分解和氧化反应，保持药物的活性。抗氧化剂可以防止药物与氧气接触后发生氧化反应，从而保护药物的质量和稳定性。

其次，控制散剂的水分含量对提高稳定性也非常重要。水分是影响药物稳定性的关键因素之一。通过合理的干燥工艺和储存条件，控制散剂的水分含量在适当范围内，避免水分引起的药物降解、聚集和微生物生长等问题。

此外，严格控制生产工艺和储存条件也是提高散剂稳定性的重要手段。在制剂过程中，要确保各个工艺步骤的稳定性，避免因工艺变异而导致的质量问题。同时，在散剂的储存过程中，要注意防止光、热、湿等因素对药物的影响。合理选择包装材料和储存条件，确保散剂在整个储存期间的质量稳定性。

总之，通过调整粉碎工艺、优化混合工艺、选择适当的筛网孔径，加入稳定剂和抗氧化剂，控制水分含量以及严格控制生产工艺和储存条件等一系列技术措施，可以有效解决粒度不合格问题，提高散剂的稳定性。这些措施需要结合具体的实际情况进行调整和应用，以确保散剂的质量稳定和可靠性。同时，持续的质量监控和改进工作也是确保散剂质量的重要环节。只有通过不断的努力和提高，才能满足患者的需求，提高治疗效果。

第三节　案例分析与实验操作指导

一、散剂制备案例分析

（一）案例一：口服散剂的优化制备工艺研究

口服散剂是一种常见的药物剂型，广泛应用于临床治疗中。在口服散剂的制备过程中，优化制备工艺能够提高药物的溶解性和生物利用度，增强药效，同时保证产品的稳定性和质量。下面将从原料选择、工艺参数、制备工艺控制和质量评价等方面进行详细阐述。

1. 原料选择

在口服散剂的制备中，选择合适的药物原料对于保证产品质量至关重要。首先需要考虑药物的溶解性、稳定性以及生物利用度等因素。对于难溶性的药物，可以选择一些溶解度较好的辅料或者采用颗粒改性技术来提高溶解性。同时，在选择辅料时要注意与药物的相容性，避免相互作用导致药物活性的降低。

2. 工艺参数

制备口服散剂时，需要合理选择工艺参数，如颗粒大小、颗粒形状、颗粒度分布等。这些参数会直接影响到药物的释放速率和生物利用度。例如，较小的颗粒大小和颗粒度分布可以增加药物与消化液的接触面积，提高溶解速率；而较大的颗粒形状则有助于延缓药物的释放速率和提高生物利用度。

3. 制备工艺控制

在口服散剂的制备过程中，严格控制制备工艺是确保产品质量稳定的关键。首先，在药物的混合过程中要保证均匀性和一致性，避免药物聚集现象的发生。其次，在润湿和造粒阶段要控制湿度和温度，以确保颗粒的形成和成品的质量。此外，还需要控制制备时间和速度等参数，避免过度操作对产品质量产生不良影响。

4. 质量评价

口服散剂的质量主要包括理化指标、溶解度、稳定性和生物利用度等方面。因此，在制备过程中需要进行全面的质量评价。可以采用适当的理化实验和分析技术来测试药物的含量、颗粒度、湿度、溶解度等指标，从而确保产品的质量稳定。此外，还需进行生物利用度实验来评估药物在体内的吸收情况，以进一步验证制备工艺的优化效果。

（二）案例二：外用散剂的质量控制实践

外用散剂是一种常见的药物剂型，广泛应用于皮肤疾病的治疗中。为了确保外用散剂的疗效和安全性，需要进行严格的质量控制。下面将从原料选择、制备工艺、质量控制指标和稳定性评价等方面进行详细阐述。

1. 原料选择

外用散剂的原料选择对于产品质量和疗效至关重要。首先，要选择具有良好生物利用度和合适溶解度的药物作为活性成分。同时，辅料的选择要考虑与药物的相容性、稳定性和溶解性，以避免相互作用和降低药物的活性。另外，还需要注意对于特殊疾病的治疗，如炎症、感染等，可以选择具有抗炎、抗菌作用的药物或辅料。

2. 制备工艺

外用散剂的制备工艺要根据具体药物的特点和适应疾病的需求来确定。通常包括粉碎、混合、晾干等步骤。在制备过程中，需要严格控制工艺参数，如温度、湿度、搅拌速度等，以确保成品的质量稳定。此外，还需要注意操作的无菌性和洁净度，避免生物污染对产品质量的影响。

3. 质量控制指标

外用散剂的质量控制指标主要包括理化指标、微生物检测和安全性评价等方面。理化指标包括药物含量、颗粒度、溶解度等，可以通过适当的理化检测方法来测试。微生物检测主要是针对外用散剂是否存在细菌、霉菌等污染，需要进行菌落计数、霉菌检测等实验。同时，还需要进行安全性评价，如对皮肤的刺激性、过敏性等进行测试，以确保产品的安全使用。

4. 稳定性评价

外用散剂的稳定性评价是指在一定条件下，药物在一段时间内能否保持其理化性质和生物活性的稳定性。通过对产品在不同温度和湿度条件下进行稳定性研究，可以评估产品的质量和有效期。例如，通过测定药物含量的变化、外观的变化、pH 的变化等指标来判断产品的稳定性，并根据结果进行必要的调整和改进。

二、实验操作指导

（一）实验一：原料药的粉碎与过筛实验操作

1. 实验目的

本实验旨在掌握原料药的粉碎与过筛操作技术，了解不同粉碎方法对原料药粒度的影响，为过筛操作提供合适的原料药粒度，以确保药物的溶解度和生物利用度。

2. 实验原理

粉碎是药物制剂过程中的重要环节，通过粉碎可将原料药物从大颗粒变为小颗粒，增加药物与溶剂的接触面积，提高药物的溶解度和生物利用度。过筛则是为了获得粒度均匀的药物颗粒，以便于后续的制剂加工。

3. 实验步骤

（1）准备原料药物和粉碎设备，如研钵、球磨机等。

（2）将原料药物放入粉碎设备中进行粉碎，分别采用不同方法进行粉碎，如手工研磨、球磨机粉碎等。

（3）准备合适目数的筛网，将粉碎后的药物颗粒进行过筛操作，收集过筛后的药物颗粒。

（4）对过筛后的药物颗粒进行粒度分析，了解其粒度分布情况。

4. 实验结果与分析

（1）采用不同粉碎方法进行粉碎后，原料药的粒度有明显差异。其中，球磨机粉碎的效果较好，得到的颗粒较细且均匀。

（2）过筛后，药物颗粒的粒度分布较为集中，符合后续制剂加工的要求。

（3）通过本实验操作，掌握了原料药的粉碎与过筛技术，了解了不同粉碎方法对原料药粒度的影响。

5. 实验总结与讨论

本实验通过对原料药的粉碎与过筛操作技术的研究，掌握了相关操作技术，了解了不同粉碎方法对原料药粒度的影响。实验结果表明，球磨机粉碎的效果较好，得到的颗粒较细且均匀。过筛后，药物颗粒的粒度分布较为集中，符合后续制剂加工的要求。在实际操作中，应根据原料药物的性质和制剂要求选择合适的粉碎方法和过筛目数。

（二）实验二：散剂的混合与配伍实验操作

1. 实验目的

本实验旨在掌握散剂的混合与配伍操作技术，了解不同混合方法对散剂混合均匀度的影响，为制备质量稳定的散剂提供技术支持。

2. 实验原理

散剂是将一种或多种药物与适宜的辅料混合均匀后制成的干燥粉末状制剂。混合是散剂制备过程中的重要环节之一，通过混合可使药物与辅料充分接触并均匀分散，确保各组分在散剂中的含量均匀一致。配伍则是根据药物的性质和治疗要求选择合适的辅料以制备出质量稳定的散剂。

3. 实验步骤

（1）准备原料药物、辅料和混合设备（如V型混合机、三维运动混合机等）。

（2）将原料药物和辅料按照处方比例放入混合设备中进行混合操作，分别采用不同的混合方法如搅拌混合、V型混合机混合、三维运动混合机混合等。对混合后的散剂进行取样，观察其外观和颜色是否有结块或色泽不均等现象，并进行含量均匀度测定，评估其混合效果。

4. 实验结果与分析

（1）采用不同的混合方法进行混合后散剂的外观和颜色有一定差异，其中三维运动混合机混合的效果较好，得到的散剂外观均匀色泽一致。

（2）含量均匀度测定结果表明三维运动混合机混合的散剂各组分含量均匀一致，符合制备要求。通过本实验操作掌握了散剂的混合与配伍技术，了解了不同混合方法对散剂混合均匀度的影响。在实际操作中，应根据药物的性质和制剂要求选择合适的辅料和混合方法制备出质量稳定的散剂。同时也要注意控制混合时间和速度避免过度混合导致散剂质量下降。

5. 实验总结与讨论

实验总结：

本次实验成功地掌握了散剂的混合与配伍操作技术，深入了解了不同混合方法对散剂混合均匀度的影响。实验结果显示，使用三维运动混合机进行混合的效果最佳，所得散剂外观均匀、色泽一致，且各组分含量均匀一致，符合制备要求。这为我们制备质量稳定的散剂提供了宝贵的技术支持和参考。

实验讨论：

（1）混合方法的选择：实验结果显示，不同的混合方法对散剂的混合均匀度有显著影响。其中，三维运动混合机由于其独特的三维运动方式，能够使药物和辅料充分接触并均匀分散，从而达到更好的混合效果。在实际操作中，我们应根据药物的性质和制剂要求选择合适的混合方法。

（2）辅料的选择与配伍：实验中，我们选择了适宜的辅料与药物进行配伍。合适的辅料不仅可以提高药物的稳定性和溶解度，还可以调节药物的释放速度，从而增强药物的治疗效果。因此，在制备散剂时，我们应根据药物的性质和治疗要求选择合适的辅料进行配伍。

（3）混合时间和速度的控制：实验过程中，我们发现混合时间和速度对散剂的质量也有一定影响。过度混合可能导致药物降解或辅料发生变化，从而影响散剂的质量和稳定性。因此，在实际操作中，我们应严格控制混合时间和速度，避免过度混合。

（4）实验操作规范：本次实验过程中，我们严格按照实验操作规范进行操作，确保了实验结果的准确性和可靠性。这也提醒我们在未来的实验和工作中要始终遵循操作规范，以保证实验和工作的顺利进行。

综上所述，通过本次实验，我们不仅掌握了散剂的混合与配伍操作技术，还深入了解了不同混合方法对散剂混合均匀度的影响。这将为我们制备质量稳定的散剂提供宝贵的技术支持和参考。

（三）实验三：散剂的粒度与均匀度检测实验

1. 实验目的

散剂是一种常见的药物剂型，其粒度与均匀度是影响药物疗效和安全性的重要因素。本实验旨在通过粒度与均匀度检测，了解散剂的质量特性，为药物研发和生产提供参考。

2. 实验原理

粒度检测是通过测量散剂中颗粒的大小分布来评价其粒度特性的方法。常用的粒度检测方法有筛分法、显微镜法、激光粒度分析法等。本实验采用筛分法进行检测，其原理是将散剂通过一系列不同孔径的筛网，根据颗粒在不同筛网上的滞留情况，计算出各粒径范围内的颗粒含量，从而得到粒度分布。

均匀度检测是通过比较散剂中不同部位的药物含量来评价其均匀性的方法。常用的均匀度检测方法有取样法、比色法、高效液相色谱法等。本实验采用取样法进行检测，其原理是在散剂的不同部位取样，测定各样品中的药物含量，通过比较各样品含量的差异来评价均匀性。

3. 实验步骤

粒度检测：

（1）准备不同孔径的筛网和振筛机；

（2）称取适量散剂，置于最上层筛网上；

（3）开启振筛机，振动一定时间；

（4）分别收集各层筛网上的颗粒，称重并计算各粒径范围内的颗粒含量；

（5）绘制粒度分布曲线。

均匀度检测：

（1）在散剂的不同部位取样，如顶部、中部、底部等；

（2）将各样品溶解于适当的溶剂中；

（3）采用适当的方法测定各样品中的药物含量，如紫外分光光度法、高效液相色谱法等；

（4）比较各样品含量的差异，计算均匀度指标。

4. 实验结果与分析

（1）粒度检测结果：通过筛分法得到的粒度分布曲线可以直观地反映散剂的粒度特性。若曲线呈正态分布且峰值适中，说明散剂粒度较为集中，粒度分布较窄；若曲线偏离正态分布或出现多峰现象，说明散剂中存在较大或较小的颗粒，粒度分布较宽。此外，还可以根据各粒径范围内的颗粒含量计算出平均粒径、D50（中位径）等参数，以进一步评价散剂的粒度特性。

（2）均匀度检测结果：通过比较各样品含量的差异可以评价散剂的均匀性。若各样品含量相差不大且均在规定范围内说明散剂均匀性较好；若各样品含量差异较大或超出规定范围则说明散剂均匀性较差可能存在局部药物聚集或缺失的情况。此外还可以计算均匀度指标如相对标准偏差（RSD）以量化评价散剂的均匀性。

5. 实验总结与讨论

本实验通过粒度与均匀度检测，对散剂的质量特性进行了评价。实验结果表明该散剂粒度分布较为集中且平均粒径适中说明制备工艺控制较好；同时该散剂均匀性较好说明混合工艺和包装工艺控制得当。然而在实际生产中还需考虑其他因素，如原料质量、设备性能等对散剂质量的影响以确保产品质量稳定可靠。此外，本实验所采用的筛分法和取样法具有操作简便、结果直观等优点，但也存在一定的局限性和误差，因此在实际应用中需结合具体情况选择合适的方法进行粒度与均匀度检测。

（四）实验四：散剂稳定性加速试验操作指导

1. 实验目的

散剂的稳定性是评价其质量的重要指标之一。本实验旨在通过加速试验考察散剂的稳定性，预测其在正常储存条件下的有效期，为药物研发和生产提供参考。

2. 实验原理

加速试验是通过将药品置于高温、高湿等恶劣条件下加速其降解过程以预测其在正常储存条件下的稳定性变化的方法。本实验采用国际通用的ICHQ1A（R2）指导原则进行加速试验设计，即选择40℃±2℃/75%±5%RH的条件进行试验以模拟药品在加速条件下的降解过程。通过定期取样测定药品的含量和有关物质等指标评价其稳定性。

3. 实验步骤

（1）准备足够数量的同一批次的散剂样品；

（2）将样品置于加速试验条件下，即40℃±2℃/75%±5%RH的环境中；

（3）在规定的时间点，如0月、1月、2月、3月分别取样；

（4）对取出的样品进行含量和有关物质的测定；

（5）观察记录样品的外观性状变化。

4. 实验结果与分析

在进行了为期数月的加速试验后，我们取得了散剂稳定性的一系列数据。通过定期测定散剂的含量和有关物质，我们发现这些指标在加速条件下发生了一定的变化。具体来说，某些活性成分的含量有所降低，而某些降解产物的含量则有所增加。这些变化表明散剂在加速条件下经历了一定的降解过程。

除了化学指标的变化外，我们还观察到了散剂外观性状的变化。在加速试验的过程中，部分散剂出现了颜色变深、结块等现象，这进一步证实了其降解的发生。

通过对比不同时间点上的数据，我们可以推算出散剂在正常储存条件下的有效期。一般来说，如果散剂在加速条件下能够在3个月内保持良好的稳定性，那么其在正常储存条件下很可能具有至少2年的有效期。然而，具体的有效期还需根据实际情况进行综合评估。

5. 实验总结与讨论

本实验通过加速试验考察了散剂的稳定性，并预测了其在正常储存条件下的有效期。实验结果表明，该散剂在加速条件下经历了一定的降解过程，但通过综合评估可以确定其在正常储存条件下具有较长的有效期。这一结论为药物研发和生产提供了重要参考，有助于确保药品的质量和安全性。

同时，本实验也存在一定的局限性和不足之处。首先，加速试验只能模拟药品在恶劣条件下的降解过程，不能完全替代实际储存条件下的长期稳定性试验。因此，在确定药品有效期时还需结合实际情况进行综合评估。其次，本实验只考察了一种散剂的稳定性，对于其他类型和规格的散剂可能需要进行类似的研究以获得更全面的数据支持。

（五）实验五：外用散剂的微生物限度检查实验操作指导

1. 实验目的

外用散剂作为一种常见的药物剂型，广泛应用于皮肤、黏膜等部位的治疗。然而，由于制备过程中可能存在的微生物污染，以及使用过程中与外界环境的接触，外用散剂有可能被微生物污染。因此，本实验旨在通过微生物限度检查法，检测外用散剂的微生物污染情况，包括细菌总数、霉菌和酵母菌数等指标，确保其符合规定的微生物限度标准，以保证药品的安全性和有效性。

2. 实验原理

微生物限度检查法是一种通过检测药品中微生物的数量和种类来评价药品卫生质量的方法。它是根据《中国药典》的规定，采用微生物学方法进行检测，包括细菌总数、霉菌和酵母菌数等指标的检测。通过对这些指标进行检测，可以判断药品是否符合规定的微生物限度标准，从而保证药品的安全性和有效性。

3. 实验步骤

实验准备：

（1）实验材料：外用散剂、无菌生理盐水、培养基（营养琼脂培养基、玫瑰红钠琼脂培养基等）、无菌容器、无菌棉签、无菌手套等。

（2）实验设备：高压蒸汽灭菌器、生物安全柜、恒温培养箱等。

（3）实验环境：洁净度符合要求的微生物实验室。

实验操作：

（1）制备培养基：按照培养基的制备方法，制备营养琼脂培养基和玫瑰红钠琼脂培养基，并进行灭菌处理。

（2）制备样品：取适量外用散剂放入无菌容器中，加入适量的无菌生理盐水进行稀释。

（3）接种培养：取稀释后的样品接种于培养基上进行培养观察并记录微生物的生长情况。具体操作如下：用无菌棉签蘸取适量稀释后的样品，在培养基表面均匀涂抹，然后将培养基放入恒温培养箱中进行培养。细菌总数检测通常需要在30℃～35℃下培养48小时，而霉菌和酵母菌数检测则需要在20℃～25℃下培养72小时。

（4）结果观察：在培养结束后，观察并记录培养基上微生物的生长情况。对于细菌总数的检测，可以通过计算菌落数来得出结果；对于霉菌和酵母菌数的检测，则需要根据菌落形态和颜色等特征进行识别和计数。

4. 实验结果与分析

经过实验操作我们得到了外用散剂的微生物限度检查结果。通过对数据进行分析我们发现大部分外用散剂的细菌总数、霉菌和酵母菌数均符合规定的微生物限度标准这说明这些药品的卫生质量是可靠的。然而我们也发现少数样品的微生物限度略高于标准限值这可能是由于制备过程中的一些操作不当或使用过程中与外界环境的接触导致的。针对这些问题我们需要加强制备过程的卫生管理提高操作人员的卫生意识并提醒患者在使用过程中注意保持药品的清洁卫生。

5. 实验总结与讨论

本次实验通过微生物限度检查法检测了外用散剂的微生物污染情况包括细菌总数、霉菌和酵母菌数等指标确保其符合规定的微生物限度标准以保证药品的安全性和有效性。实验结果表明大部分外用散剂的卫生质量是可靠的，但也存在少数样品微生物限度略高于标准限值的问题需要进一步改进制备工艺和使用方法提高药品的卫生质量。同时我们也认识到制备过程中的卫生管理和操作人员的卫生意识对药品卫生质量的重要性将进一步加强，这方面的管理和培训为提高制备工艺的可靠性和稳定性，为患者的用药安全提供保障。

第九章 颗粒剂

第一节 颗粒剂的特点与分类

一、颗粒剂的特点

（一）方便服用与携带

颗粒剂作为一种特殊的药物剂型，具有方便服用与携带的显著优势。相比于传统的片剂或胶囊剂，颗粒剂的形态呈现出细小的颗粒状，这使得其更易于咀嚼和吞咽。尤其对于老年人和儿童等特殊人群而言，由于咀嚼和吞咽能力较差，颗粒剂的易服用性显得尤为重要。老年人常常面临咀嚼困难的问题，而颗粒剂可以直接口服或加入水中冲服，省去了咬碎或咀嚼的步骤，降低了服用难度。对于儿童来说，颗粒剂的口感通常更好，易于接受，并且可以根据需要调整剂量，更加灵活方便。

除了方便服用外，颗粒剂还具有携带方便的特点。由于颗粒剂通常采用小包装形式，如小包装袋或瓶装，其体积小巧轻便，便于携带。患者可以将颗粒剂随身携带在包内、口袋或旅行箱中，随时随地服用，不受时间和地点的限制。这一特点尤其适用于需要长时间外出、旅行或无法规律服用药物的情况。患者无须担心忘记带药、倒药或计算剂量的烦琐步骤，只需携带适量的颗粒剂，即可随时随地按需服用，确保药物的连续性和有效性。

（二）剂量准确，易于控制

颗粒剂在制备过程中可以根据临床需要精确调配成剂量准确的颗粒，保证每次服用的药物含量一致。相比于其他剂型，颗粒剂的制备工艺更加灵活，可以根据药物的特性和治疗要求，调整颗粒的大小、形状和药物含量，从而实现剂量的准确控制。这一特点使得颗粒剂在药物治疗中能够更加精确地满足患者的需求，提高治疗效果。

另外，颗粒剂的使用也更具灵活性。根据患者的具体情况，医生可以调整颗粒剂的剂量，以适应不同患者的个体差异和治疗需求。这种个体化的用药方式能够更好地满足患者的治疗需求，提高药物的疗效和安全性。例如，对于需要调整剂量的患者，医生可以根据其病情、体重、年龄等因素，精确计算每次服用的颗粒剂数量或浓度，确保药物剂量的准确性和适宜性。

（三）流动性好，易于分装和包装

颗粒剂由细小的颗粒组成，具有较好的流动性，这使得其容易进行分装和包装。在生产过程中，颗粒剂可以采用自动化设备进行自动分装，提高生产效率。自动分装机可以根据预设的程序和剂量要求，精确地将颗粒剂分装到每个包装单位中，确保每个包装单位中的药物含量一致。这种自动化分装方式不仅提高了生产效率，还降低了人为误差的可能性，提高了药品的质量和安全性。

此外，颗粒剂的包装形式多样，可以使用小包装袋、瓶装等形式进行包装。小包装袋通常采用食品级材料制成，具有良好的密封性和防潮性，可以保持颗粒剂的稳定性和有效性。瓶装形式则更适用于长期储存和大规模使用的场合，其密封性和保护性更好，可以有效防止颗粒剂的吸湿、结块和变质等问题。这些多样的包装形式为患者提供了更多的选择和使用便利性，可以根据个人需求和用药习惯选择适合的包装方式。

二、颗粒剂的分类

（一）湿颗粒剂

1. 湿颗粒剂

湿颗粒剂，作为固体药物制剂的一种形式，具有独特的制备工艺和应用场景。它涉及将固体药物与适当的溶剂或液体混合，形成稠密的颗粒状物质。在这个过程中，药物的溶解度和生物利用度得以提高，从而为患者提供了更高效的治疗方式。

（1）制备方法：湿颗粒剂的制备方法有多种，常见的有湿法混合法、滚压法和凝胶法等。这些方法的主要区别在于制备过程中使用的溶剂或液体以及混合的方式。湿法混合法通常使用水溶液作为溶剂，将药物与辅料混合均匀后，通过干燥和制粒等步骤得到湿颗粒剂。滚压法则是将药物与辅料混合后，通过滚压机进行压制，形成规则的颗粒状物质。而凝胶法则是利用凝胶剂将药物与辅料凝结成颗粒。

（2）特点与应用：湿颗粒剂的特点在于其颗粒形态规则、颗粒内部均匀分布药物、易于溶解等。这使得湿颗粒剂在药物溶解度低、生物利用度不高的药物制备中具有显著优势。例如，某些中药提取物和水溶性药物常以湿颗粒剂形式制剂，这样可以确保药物在体内的释放和吸收更加稳定和高效。

2. 干颗粒剂

干颗粒剂是另一种常见的固体药物制剂形式，与湿颗粒剂相比，其制备工艺和应用场景有所不同。干颗粒剂的制备过程中，将固体药物与惰性辅料进行干混或湿混，然后通过干燥、制粒等工艺制成颗粒状物质。

（1）制备方法：干颗粒剂的制备方法包括干混法、喷雾干燥法、滚压法等。干混法是将药物与辅料直接混合均匀，然后通过制粒机制成颗粒。喷雾干燥法则是将药物与辅料的混合物喷雾干燥，形成多孔的颗粒状物质。滚压法则与湿颗粒剂的滚压法类似，但使用的是干混物料。

（2）特点与应用：干颗粒剂具有颗粒大小可控、颗粒内部均匀分布药物、稳定性好等特点。这种制剂适用于药物溶解度高、生物利用度较好的药物。例如，某些非水溶性药物和口服固体制剂常以干颗粒剂形式制剂，这可以确保药物在体内迅速溶解并被吸收，从而提高治疗效果。

3. 泡腾颗粒剂

泡腾颗粒剂是一种特殊的固体药物制剂形式，其制备工艺和应用场景具有独特性。泡腾颗粒剂的制备过程中，将固体药物与泡腾剂（如碳酸氢盐）进行混合，形成含有泡腾裂解剂的颗粒状物质。

（1）制备方法：泡腾颗粒剂的制备方法相对简单，主要是将药物与泡腾剂混合均匀，然后通过制粒机制成颗粒。泡腾剂的种类和用量是影响泡腾效果的关键因素，因此在制备过程中需要进行严格控制。

（2）特点与应用：当泡腾颗粒剂放入水中时，泡腾剂开始发生反应，产生气泡，使颗粒迅速溶解。这使得泡腾颗粒剂具有快速溶解、迅速释放药物的特点。泡腾颗粒剂适用于需要立即释放药物的应急用药或口腔部位的局部治疗。例如，某些抗酸治疗药物、口腔溃疡贴剂等常以泡腾颗粒剂形式制剂，这可以确保药物在口腔内迅速溶解并发挥作用，减轻患者的不适感。同时，泡腾颗粒剂的口感较好，易于被患者接受，提高了患者的用药依从性。

第二节　颗粒剂的制备工艺与质量控制

一、颗粒剂的制备工艺

（一）原料药的提取与精制

在制备颗粒剂的过程中，原料药的提取与精制是一项至关重要的步骤。其目标是从所选的植物、动物或化学合成原料中高效地提取出有效成分，并确保这些成分的纯度和质量达到规定的标准。

首先，在选择原料时，应优先考虑其质量和来源的可靠性。优质的原料不仅保证了提取的有效成分含量高，而且可以减少后续精制过程中的难度和成本。对于植物原料，我们需要关注其生长环境、采集季节和部位；对于动物原料，则要考虑其种类、年龄和健康状况；而对于化学合成的原料，重点在于其合成的纯度和方法。

初步处理是确保原料质量的第一步。例如，对于植物原料，清洗可以去除表面的泥土、尘埃和微生物；对于动物原料，可能需要进行脱脂、去骨等处理。此外，去除杂质如石子、金属片或其他异物也是必不可少的。

提取方法的选择取决于原料的性质和目标成分的特性。浸提是常用的方法，通过溶剂将有效成分从原料中溶解出来；蒸馏法则适用于挥发性成分的提取；而萃取则利用不同物质在两种不相溶溶剂中的溶解度差异来分离成分。

精制过程旨在进一步提高提取物的纯度。这包括通过结晶、过滤等方法去除不必要的杂质和有害物质。例如，某些植物提取物中可能含有的毒素或过敏原需要通过精制步骤彻底去除。同时，对于化学合成的原料药，精制还可以去除合成过程中可能产生的副产品或催化剂残留。

为了确保精制后的原料药质量，还需要进行一系列的质量检测，如高效液相色谱（HPLC）、气相色谱（GC）或其他专属检测方法，以确保其符合预定的质量标准。

（二）辅料的选用与处理

辅料在颗粒剂制备中起到了至关重要的作用。它们不仅可以改善颗粒剂的物理性质，如流动性、可压性等，还可以增强药物的稳定性和生物利用度。因此，根据颗粒剂的特点和药物的需求选择合适的辅料是制备过程中的关键。

例如，流动性改良剂可以提高颗粒在制粒和包装过程中的流动性，从而确保剂量的准确性；黏合剂则有助于将原料药和辅料紧密结合在一起，形成坚固的颗粒；而分散剂则可以确保药物在水中迅速分散，提高药物的溶解速度和吸收效率。

与原料药一样，辅料的质量也是至关重要的。因此，在使用前，辅料也需要经过一系列的处理步骤，以确保其质量和适应性。这可能包括粉碎、筛选和干燥等步骤。粉碎可以确保辅料的粒度分布均匀，而筛选则可以去除可能的杂质或过大/过小的颗粒。干燥则可以去除水分，提高辅料的稳定性。

（三）制粒工艺

制粒是将原料药和辅料结合在一起，形成均匀、稳定的颗粒的过程。这一步骤涉及多种方法和技术，其中最常见的是湿法制粒、干法制粒和喷雾制粒。

湿法制粒是最常用的方法之一。它涉及将原料药和辅料与适量的液体（如水或有机溶剂）混合在一起，形成湿润的物料。然后通过挤压或滚动等方法使其形成颗粒。这种方法可以得到较为均匀的颗粒，但也可能导致某些药物的溶解或降解。

干法制粒则不涉及液体的使用。它通常通过压缩或滚动干燥的原料药和辅料来形成颗粒。这种方法对于那些在水中不稳定的药物特别有用，但它可能产生较多的粉尘和不均匀的颗粒。

喷雾制粒是一种较新的技术，它涉及将原料药和辅料的溶液或悬浮液喷雾到一个热气流中，使水分迅速蒸发并形成颗粒。这种方法可以得到非常均匀的颗粒，且溶解速度较快，但设备成本较高。

无论使用哪种方法，制粒过程中都需要控制一系列参数，如温度、压力、颗粒大小等，以确保颗粒的质量和稳定性。例如，过高的温度可能导致药物的降解或辅料的熔化；而过大的压力则可能导致颗粒过于紧密，影响其溶解速度。因此，在制粒过程中进行实时监测和调整是非常重要的。

（四）干燥与整粒

在完成制粒工艺后，接下来的重要步骤是干燥与整粒。这两个过程对于确保颗粒剂的质量和稳定性至关重要。

1. 干燥

制粒过程中，为了将原料药和辅料黏合在一起，常常需要加入一定量的液体。然而，这些液体在颗粒形成后必须被去除，以确保颗粒剂的稳定性和保存寿命。这就需要进行干燥处理。

干燥的方法有多种，包括自然风干、气流干燥、真空干燥等。自然风干是最简单、成本最低的方法，但耗时较长，且易受环境因素的影响。气流干燥通过热气流将颗粒中的水分迅速蒸发，效率较高，但需注意控制温度，避免药物降解。真空干燥则在真空条件下进行，可以降低干燥温度，对于热敏性药物较为适用。

干燥过程中，需要不断监测颗粒的水分含量和温度变化。水分含量过低可能导致颗粒过于脆弱，而水分含量过高则可能引发药物的降解或微生物的生长。因此，选择合适的干燥方法和条件是非常重要的。

2. 整粒

干燥后的颗粒可能大小不均、形态不一，需要进行整粒处理，以满足后续的生产和使用要求。整粒包括筛选、研磨、粉碎等步骤。

筛选是通过不同目数的筛网将颗粒按照大小进行分类。过大的颗粒可能会影响药物的溶解速度和吸收效率，而过小的颗粒则可能在包装或使用过程中损失。因此，通过筛选可以获得大小均匀的颗粒。

研磨和粉碎则用于处理那些不符合要求的过大或过硬的颗粒。研磨是通过机械力将颗粒表面磨平，使其更加光滑；而粉碎则是通过撞击或剪切力将颗粒破碎成更小的粒子。这两个过程都需要控制力度和时间，以避免对药物成分造成破坏。

此外，整粒过程中还需要注意颗粒的形态。过于扁平或不规则的颗粒可能会影响药物的流动性和填充性，从而影响药物的剂量准确性。因此，通过观察和控制整粒过程中的颗粒形态也是非常重要的。

（五）包装与储存

完成干燥和整粒后，颗粒剂需要进行包装和储存，以确保其质量和有效性。这两个环节对于保护颗粒剂免受外界环境的影响、保持其稳定性和活性至关重要。

1. 包装材料选择

选择合适的包装材料是保护颗粒剂的第一步。常见的包装材料包括铝箔袋、塑料瓶等。在选择包装材料时，需要考虑其对水分、光线和氧气的阻隔性能，以及与药物的相容性。例如，某些药物可能与包装材料发生化学反应，导致药物降解或产生有害物质。因此，在选择包装材料时需要进行充分的相容性测试。

2. 包装形式设计

除了包装材料的选择外，包装形式的设计也是非常重要的。例如，对于需要定量给药的颗粒剂，可能会选择预填充的泡罩包装或单剂量包装，以方便患者使用并确保剂量准确性。此外，包装上的标签和说明书也需要清晰、准确地标注药物的名称、成分、用法、用量等信息，以确保患者能够正确使用药物。

3. 储存条件控制

在储存过程中，需要控制温度、湿度和光照等条件，以保持颗粒剂的稳定性和活性。对于一般的颗粒剂，通常建议在阴凉、干燥的地方存放，避免阳光直射和高温高湿环境。对于某些对光、湿、热敏感的药物成分，可能需要采取额外的保护措施，如使用遮光包装或在冰箱中冷藏存放。同时，需要定期检查储存环境的温湿度记录以及药物的有效期等信息，确保药物在有效期内且质量可靠。

此外，为了保持颗粒剂的稳定性和活性，还需要避免频繁的开启和关闭包装以及长时间暴露于空气中。这些操作可能导致水分、氧气和微生物的侵入以及药物成分的降解或氧化。因此，在使用颗粒剂时需要注意正确的开启方法和使用后的密封保存。

二、颗粒剂的质量控制

（一）外观与颜色检查

颗粒剂的外观与颜色检查是确保其质量的第一步，也是非常重要的一步。这是因为，通过对外观和颜色的观察，可以初步判断颗粒剂的生产工艺、原料质量和储存条件等是否合适。

首先，要检查颗粒剂的形状。理想的颗粒剂应该呈现出均匀、一致的形状，这反映了其在制粒过程中的均匀受力和适宜的工艺条件。如果颗粒剂的形状不均匀，如出现过长、过扁或形状不规则的颗粒，可能是由于制粒过程中的某些参数不合适，如搅拌速度、切割速度等造成的。这种情况下，需要调整制粒工艺参数，确保下次生产出的颗粒剂形状更加均匀。

其次，颜色是另一个重要的观察指标。正常的颗粒剂颜色应该是均匀的，反映了成分的一致性。如果颗粒剂的颜色出现不均匀，如某些部位颜色偏深或偏浅，可能是由于原料混合不均匀或者在干燥过程中出现了局部过热等问题。这种情况下，需要检查原料的混合工艺和干燥工艺，确保下次生产出的颗粒剂颜色更加一致。

除了形状和颜色，还需要观察颗粒剂是否有其他异常情况，如颗粒破碎、结块、氧化等。这些情况可能是由于储存条件不当或者生产过程中出现了问题。例如，如果颗粒剂出现破碎，可能是由于在干燥或整粒过程中机械力过大造成的；如果出现结块，可能是由于储存环境湿度过高或者包装不严密造成的；如果出现氧化，可能是由于某些原料在空气中暴露时间过长造成的。对于这些情况，需要及时调整生产工艺和储存条件，确保颗粒剂的质量。

（二）粒度与均匀度检测

粒度与均匀度检测是评价颗粒剂质量的另一个重要方面。粒度是指颗粒剂的直径或等效直径，它影响了颗粒剂的溶解速度、药效以及口感等特性。均匀度则反映了粒度分布的集中程度，即各个颗粒之间的粒度差异大小。

常用的粒度检测方法包括筛分法和仪器测量法。筛分法是通过不同孔径的筛网对颗粒剂进行筛分，根据留在各筛网上的颗粒数量来判断粒度分布情况。仪器测量法则是通过激光粒度仪等设备对颗粒剂的粒度进行直接测量，可以得到更加精确的粒度分布数据。

在进行粒度检测时，需要注意以下几点：首先，要选择合适的筛网或仪器参数，以确保能够准确测量出颗粒剂的粒度；其次，要取足够数量的样品进行检测，以减小偶然误差；最后，要对不同批次的样品进行比较和分析，以评估生产过程的稳定性和一致性。

除了粒度检测外，均匀度的评估也非常重要。可以通过计算粒度均值和标准差来评估均匀度。粒度均值反映了粒度分布的中心位置而标准差则反映了各个颗粒与均值之间的差异大小。标准差越小说明粒度分布越集中均匀度越好。如果标准差较大说明粒度分布较散可能存在部分过大或过小的颗粒这将影响颗粒剂的溶解速度和药效。因此我们在制备颗粒剂时要控制好制粒工艺确保粒度分布的均匀性。

（三）水分与干燥失重测定

水分含量是影响颗粒剂稳定性和保存寿命的重要因素。水分含量的高低直接关系到颗粒剂的物理性质和化学稳定性，进而影响药物的疗效和安全性。因此，对颗粒剂中的水分含量进行测定和控制是确保药物质量的重要步骤。

在测定颗粒剂的水分含量时，可以采用失重法或烘箱法等方法。失重法是一种常用的测定方法，其原理是将一定量的样品加热至恒定质量，通过计算加热前后样品的质量差来确定水分含量。这种方法操作简便、准确可靠，但需要耗费较长的时间。而烘箱法则是一种更为快速的测定方法，其原理是将样品放入预先称量的容器中，置于一定温度下烘干，然后根据重量变化计算水分含量。这种方法操作简便、快速，但需要注意控制烘箱的温度和时间，避免样品过度干燥或热分解。

除了水分含量的测定，还需要考虑颗粒剂的干燥失重情况。干燥失重是指在干燥过程中，颗粒剂失去的水分和其他挥发性成分的重量。通过测定干燥失重，可以判断颗粒剂的干燥程度是否符合要求。如果干燥失重过大，说明颗粒剂中的水分或其他挥发性成分含量过高，可能导致颗粒剂易受潮、变质；如果干燥失重过小，则说明颗粒剂过于干燥，可能引起颗粒剂的结块或不易储存。因此，在制备颗粒剂时，需要严格控制干燥工艺，确保颗粒剂的干燥程度符合要求。

为了确保测定结果的准确性和可靠性，还需要注意以下几点：首先，要选择适当的测定方法和条件，确保测定结果能够真实反映颗粒剂中的水分含量和干燥失重情况；其次，要对测定过程进行严格控制，避免误差的产生；最后，要对测定结果进行合理的分析和解释，为药物的质量控制提供依据。

（四）溶解性与溶出度检查

溶解性和溶出度是评价颗粒剂药效和生物利用度的重要指标之一。药物的溶解度和溶出速度直接影响到药物在体内的吸收和利用程度，进而影响药物的疗效和安全性。因此，对颗粒剂的溶解性和溶出度进行检查是确保药物质量的重要步骤。

在检查颗粒剂的溶解性时，可以通过体外溶解度试验来模拟人体内的消化环境，评估颗粒剂中活性成分的溶解能力。这种方法可以反映药物在胃肠道中的溶解情况，为药物的吸收和利用提供参考。同时，还可以考虑不同介质对药物溶解度的影响，以更全面地评估药物的溶解性能。

溶出度是药物从制剂中释放出来的速度和程度的量度。通过体外释放试验可以检测颗粒剂中药物的释放率，评估药物在体内的释放速度和吸收情况。这种方法可以模拟胃肠道的蠕动和消化液的流动情况，更真实地反映药物在体内的溶出过程。同时还可以通过改变试验条件如温度、pH 等来考察药物在不同条件下的溶出性能，为药物的处方设计和工艺优化提供依据。为了确保溶解性和溶出度检查结果的准确性和可靠性，还需要注意以下几点：首先，要选择适当的试验方法和条件确保试验结果能够真实反映药物在体内的溶解和溶出情况；其次，要对试验过程进行严格控制避免误差的产生；最后，要对试验结果进行合理的分析和解释为药物的质量控制提供依据。

（五）微生物限度与重金属检查

微生物限度和重金属含量是评价颗粒剂安全性的重要指标之一。微生物限度试验可以检测颗粒剂中的微生物污染情况，包括细菌、霉菌等。常用的微生物指标包括总大肠菌群、大肠埃希菌等。

1. 微生物限度试验

微生物限度试验是评价颗粒剂是否受到微生物污染的重要手段。通过该试验，可以检测颗粒剂中存在的细菌和霉菌等微生物的数量，从而判断颗粒剂的微生物污染情况。常见的微生物指标包括总大肠菌群、大肠埃希菌等。这些指标能够反映出颗粒剂是否存在致病性微生物污染，从而保证颗粒剂的使用安全性。

2. 重金属含量检查

重金属含量检查是评估颗粒剂是否含有过高重金属元素的重要手段。颗粒剂可能受到环境或原料的污染而含有某些重金属元素，如铅、汞、镉等。这些重金属元素对人体健康有潜在的危害。因此，通过重金属含量检查，可以确定颗粒剂中重金属元素的含量是否符合规定标准。这有助于保证颗粒剂的安全性和质量稳定性。

3. 保证颗粒剂的安全性和质量稳定性

微生物限度和重金属含量的检查是保证颗粒剂安全性和质量稳定性的重要环节。微生物污染可能导致颗粒剂在使用过程中滋生细菌、霉菌等病原微生物，给患者带来健康风险。而过高的重金属含量可能对人体健康造成潜在的危害。因此，通过微生物限度试验和重金属检查，可以及时发现和控制颗粒剂中的微生物污染和重金属元素含量，保证颗粒剂的安全性和质量稳定性。

同时，为了保证微生物限度试验和重金属含量检查的准确性和可靠性，需要严格按照相关的法规和标准进行操作和分析。并且，颗粒剂生产过程中需要进行合理的卫生管理和环境控制，以减少微生物污染的风险。此外，对原料的选择、采购和储存也需要严格把关，以确保颗粒剂的质量和安全性。

三、颗粒剂的常见问题及解决方法

（一）粒度不合格问题

当颗粒剂的粒度不符合要求时，需要采取相应措施进行调整和改进。

首先，可以通过调整粉碎设备和工艺参数来控制颗粒剂的粒度。例如，可以选择合适的粉碎机械设备，如球磨机、粉碎机等，并根据实际情况调整设备的转速、加工时间等参数，以得到理想的颗粒粒度。

其次，优化混合工艺也是解决颗粒剂粒度不合格问题的重要手段之一。通过合理选择辅料和药物的比例，进行充分混合，可以提高颗粒剂的均匀性和一致性，从而得到更好的粒度分布。

此外，选择适当的筛网孔径也是解决粒度问题的关键。通过使用不同规格的筛网进行筛分，可以分离出符合要求的颗粒粒度，并且可以根据需要对不合格颗粒进行再处理，以获得符合要求的粒度范围。

（二）溶化性不良问题

当颗粒剂的溶化性不良时，需要采取相应的措施来提高其溶解性。

首先，可以添加适量的溶解助剂。溶解助剂可以增加颗粒剂与溶剂之间的接触面积，改善溶解速度。常用的溶解助剂包括表面活性剂、溶解助剂、胶体保护剂等，在一定范围内加入适当量的助剂可以显著提高颗粒剂的溶解性。

其次，调整溶解试验条件和工艺参数也是改善颗粒剂溶解性的重要手段。通过改变溶解试验的pH、温度、搅拌速率等条件，可以影响颗粒剂的溶解速度和溶解度。此外，还可以根据药物的物化性质和颗粒剂的特点，合理选择制粒工艺，如改变制粒温度、压力、湿度等参数，进一步优化颗粒剂的溶解性能。

最后，可以优化颗粒剂的制粒工艺，以提高溶解性。例如，采用湿法制粒或喷雾制粒工艺，可以使药物与辅料充分混合，并获得更均匀的颗粒结构，从而提高溶解速度和溶解度。

（三）稳定性问题

颗粒剂在储存过程中可能会出现稳定性问题，如药物分解、颗粒聚集等。为了解决这些问题，可以采取以下措施。

首先，可以加入稳定剂和抗氧化剂。稳定剂可以减缓或阻止药物的分解反应，抗氧化剂可以防止药物受到氧化损害。通过添加适量的稳定剂和抗氧化剂，可以有效延长颗粒剂的稳定性和保存期限。

其次，控制水分含量也是确保颗粒剂稳定性的关键因素之一。过高或过低的水分含量都可能导致颗粒剂发生变化，如结块、溶解失效等。因此，在制备过程中，需要控制原材料的水分含量，并在包装过程中采取适当的防潮措施。

此外，严格控制生产工艺和储存条件也是确保颗粒剂稳定性的重要手段。合理选择制粒工艺参数，如温度、湿度、压力等，可以减少颗粒剂在制备过程中受到的热、湿等环境影响。在储存过程中，需要控制温度、湿度和光照等条件，避免颗粒剂暴露在不利的环境中。

综上所述，针对颗粒剂的稳定性问题，可以通过加入稳定剂和抗氧化剂、控制水分含量，以及严格控制生产工艺和储存条件等措施，来提高颗粒剂的稳定性，延长其有效期限，从而保证药物的疗效和安全性。

第三节　案例分析与实验操作指导

一、颗粒剂制备案例分析

（一）案例一：提高颗粒剂溶出度的研究与实践

颗粒剂溶出度是衡量药物释放性能的重要指标之一，提高颗粒剂溶出度可以有效增强药物的生物利用度和治疗效果。下面将介绍一种提高颗粒剂溶出度的研究与实践案例。

1. 研究背景

颗粒剂是一种常见的药物剂型，常用于制备固体口服剂。然而，一些药物的溶出度较低，限制了其在体内的吸收和发挥疗效。因此，研究人员针对这一问题进行了深入研究，旨在提高颗粒剂的溶出度，从而提高药物的生物利用度。

2. 研究内容与方法

研究人员在该案例中采用了以下方法来提高颗粒剂的溶出度。

（1）颗粒剂配方优化：通过调整颗粒剂的成分比例和添加剂的类型和比例，优化颗粒剂的配方，以提高药物溶出度。

（2）颗粒剂工艺改进：通过优化颗粒剂的制备工艺，如溶剂选择、搅拌速度和时间等，改善颗粒剂的溶出性能。

（3）颗粒剂表面修饰：通过表面修饰技术，如包覆、覆膜等，改变颗粒剂的表面性质，增强药物的溶出性能。

3. 实验结果与分析

经过一系列实验操作和数据分析，研究人员得出以下结论。

（1）配方优化可以显著提高颗粒剂的溶出度。合理选择添加剂类型和比例，并调整颗粒剂的成分比例，可以提高药物在颗粒剂中的溶解度，从而增强药效。

（2）工艺改进对颗粒剂的溶出性能有显著影响。优化溶剂选择、搅拌速度和时间等工艺参数，可以改善颗粒剂的溶解性能，提高溶出度。

（3）颗粒剂表面修饰可以改善颗粒剂的溶出性能。通过包覆或覆膜等表面修饰技术，可以增加药物与介质的接触面积，促进药物的溶解和释放。

4. 结论与展望

通过对颗粒剂溶出度的研究与实践，我们得出了以下结论。

（1）通过配方优化、工艺改进和表面修饰等方法，可以有效提高颗粒剂的溶出度。

（2）提高颗粒剂溶出度有助于增强药物的生物利用度和治疗效果。

在未来的研究中，我们将进一步探索颗粒剂溶出度的影响因素，提出更加创新的方法和技术，不断提高颗粒剂的溶出性能，为药物制剂领域的发展做出更大贡献。

（二）案例二：解决颗粒剂吸湿性问题的工艺优化

1. 研究背景

颗粒剂在使用和储存过程中易受潮，导致颗粒剂的物理性状和品质受到影响。为解决颗粒剂吸湿性问题，提高其稳定性和品质，进行了工艺优化的研究。

2. 研究内容与方法

研究人员在该案例中采用了以下方法来解决颗粒剂吸湿性问题。

（1）原料筛选：选择具有较低吸湿性的原料，避免吸湿物质对颗粒剂的影响。

（2）工艺优化：通过调整颗粒剂的制备工艺，如干燥温度、时间等，减少颗粒剂中的水分含量，降低吸湿性。

（3）包装材料选择：选择具有较好防潮性能的包装材料，保护颗粒剂免受环境潮湿的影响。

3. 实验结果与分析

经过一系列实验操作和数据分析，研究人员得出以下结论。

（1）选择具有较低吸湿性的原料可以有效降低颗粒剂的吸湿性。合理筛选原料，避免吸湿物质的存在，可以提高颗粒剂的稳定性。

（2）工艺优化对颗粒剂吸湿性的改善效果明显。通过优化干燥温度和时间等工艺参数，可以减少颗粒剂中的水分含量，降低吸湿性。

（3）选择适当的包装材料可以有效保护颗粒剂免受潮湿环境的影响。具有良好防潮性能的包装材料可以延缓水分的渗透，减少颗粒剂吸湿。

4. 结论与展望

通过工艺优化解决颗粒剂吸湿性问题的研究与实践，我们得出了以下结论。

（1）原料筛选、工艺优化和包装材料选择是解决颗粒剂吸湿性问题的有效方法。

（2）解决颗粒剂吸湿性问题有助于提高颗粒剂的稳定性和品质，延长其保质期。

未来的研究中，我们将继续优化工艺参数，探索更加可持续和环保的方法，解决颗粒剂吸湿性问题，并致力于开发更加稳定和高品质的颗粒剂产品。

二、实验操作指导

（一）实验一：颗粒剂的湿法制粒实验操作

1. 实验目的

本实验旨在掌握湿法制粒技术，了解其在颗粒剂制备过程中的应用，通过实践操作，加深对湿法制粒工艺的理解，并为后续的药物制剂研究提供技术支持。

2. 实验原理

湿法制粒是一种常用的颗粒剂制备方法，其基本原理是将药物与适宜的辅料混合均匀后，加入黏合剂进行制粒，然后通过干燥、整粒等工艺步骤，制得颗粒剂。湿法制粒具有工艺成熟、颗粒质量好、易于控制等优点，因此被广泛应用于医药、化工等领域。

3. 实验步骤

准备原料药物、辅料和制粒设备，如混合机、制粒机、干燥机等。

将原料药物和辅料按照处方比例放入混合机中进行混合操作，确保各组分充分接触并均匀分散。

将混合后的物料放入制粒机中，加入适量的黏合剂，启动制粒机进行制粒操作。制粒过程中需控制黏合剂的加入速度和制粒机的转速，以获得适宜的颗粒大小和形状。

制粒完成后，将湿颗粒放入干燥机中进行干燥操作。干燥过程中需控制干燥温度和时间，避免颗粒过干或过湿。

干燥完成后，进行整粒操作，包括筛选、破碎和混合等步骤，以获得符合要求的颗粒剂。

对制备的颗粒剂进行质量检查，包括外观、色泽、粒度分布、溶解性等指标。

4. 实验结果与分析

通过湿法制粒实验操作，成功制备了颗粒剂。制备的颗粒剂外观均匀、色泽一致，符合制备要求。

对制备的颗粒剂进行质量检查，各项指标均符合要求。其中，粒度分布较为集中，说明制粒工艺控制得当；溶解性良好，说明药物与辅料混合均匀，制粒工艺成功。

通过本次实验操作，掌握了湿法制粒技术的基本原理和操作要点，为后续的药物制剂研究提供了宝贵经验。

5. 实验总结与讨论

本次实验通过湿法制粒技术成功制备了颗粒剂，掌握了湿法制粒的基本原理和操作要点。实验结果表明，制备的颗粒剂外观均匀、色泽一致，粒度分布集中，溶解性良好，符合制备要求。同时，通过本次实验操作，也发现了如下一些问题和需要注意的事项。

黏合剂的选择和加入速度对制粒效果有重要影响。黏合剂的选择应根据药物的性质和制剂要求进行选择；黏合剂的加入速度应适中，过快或过慢都会影响颗粒的质量和形状。干燥温度和时间对颗粒质量也有重要影响。过高的干燥温度或过长的干燥时间都会导致颗粒过干，影响溶解性和口感；而过低的干燥温度或过短的干燥时间则会导致颗粒过湿，易结块变质。因此，在干燥过程中需严格控制温度和时间。

整粒操作也是制备颗粒剂的重要步骤之一。通过筛选、破碎和混合等操作可以获得符合要求的颗粒剂。在整粒操作中需注意保持设备的清洁，避免污染颗粒剂。

最后需要注意的是，在整个湿法制粒实验操作中应遵循安全操作规程佩戴防护用具确保实验的安全性和顺利进行。

（二）实验二：颗粒剂的干燥与整粒实验操作

1. 实验目的

本实验旨在掌握颗粒剂的干燥与整粒技术了解其在颗粒剂制备过程中的应用通过实践操作，加深对干燥与整粒工艺的理解并为后续的药物制剂研究提供技术支持。

2. 实验原理

干燥与整粒是颗粒剂制备过程中的重要环节之一。通过干燥可以去除湿颗粒中的水分提高颗粒的稳定性；通过整粒可以获得符合要求的粒度分布和流动性便于包装和储存。干燥与整粒的原理主要是利用热能和机械力对湿颗粒进行处理使其达到预期的质量标准。

3. 实验步骤

将制备好的湿颗粒放入干燥设备中进行干燥操作。根据药物的性质和制剂要求选择合适的干燥方法和干燥条件，如热风循环干燥、真空干燥等。在干燥过程中需不断监测颗粒的温度和水分含量，确保颗粒的干燥程度符合要求。

干燥完成后进行整粒操作包括筛选、破碎和混合等步骤以获得符合要求的颗粒度分布和流动性。在整粒操作中需注意保持设备的清洁避免污染颗粒剂。

4. 实验结果与分析

经过干燥操作，湿颗粒中的水分被有效去除，颗粒的稳定性和硬度得到显著提高。通过观察干燥后的颗粒，其外观干燥、光滑，色泽一致，没有出现粘连、结块等现象，表明干燥工艺控制得当。

在整粒操作中，通过筛选、破碎和混合等步骤，获得了符合要求的颗粒度分布和流动性。通过粒度分析仪进行检测，制备的颗粒剂粒度分布集中，没有出现过大或过小的颗粒，表明整粒工艺操作成功。

对干燥和整粒后的颗粒剂进行质量检查，各项指标均符合要求。其中，水分含量低于规定限度，溶解性良好，符合制备要求。

5. 实验总结与讨论

本次实验通过干燥与整粒技术成功制备了颗粒剂，掌握了干燥与整粒的基本原理和操作要点。实验结果表明，制备的颗粒剂外观干燥、光滑，色泽一致，粒度分布集中，溶解性良好，符合制备要求。

在干燥操作中，选择了合适的干燥方法和干燥条件，有效去除了湿颗粒中的水分。通过不断监测颗粒的温度和水分含量，确保了颗粒的干燥程度符合要求。

在整粒操作中，通过筛选、破碎和混合等步骤，获得了符合要求的颗粒度分布和流动性。同时，也需要注意保持设备的清洁，避免污染颗粒剂。

通过本次实验操作，也发现了如下一些问题和需要注意的事项。

在干燥过程中，应严格控制干燥温度和时间，避免颗粒过干或过湿。过高的干燥温度或过长的干燥时间都会导致颗粒过干，影响溶解性和口感；而过低的干燥温度或过短的干燥时间则会导致颗粒过湿，易结块变质。因此，需要根据药物的性质和制剂要求选择合适的干燥方法和干燥条件。

在整粒操作中，应注意保持设备的清洁，避免污染颗粒剂。同时，应根据颗粒的性质和要求选择合适的筛网和破碎设备，以获得符合要求的粒度分布和流动性。

最后需要注意的是，在整个干燥与整粒实验操作中应遵循安全操作规程佩戴防护用具确保实验的安全性和顺利进行。同时还需要对实验过程中出现的问题进行及时分析和解决以提高实验效率和制备质量。

（三）实验三：颗粒剂粒度与均匀度检测实验

1. 实验目的

颗粒剂的粒度与均匀度是影响其溶解速度、生物利用度和疗效的关键因素。本实验旨在通过粒度与均匀度检测，了解颗粒剂的质量特性，为药物研发和生产提供参考。

2. 实验原理

粒度检测是通过测量颗粒剂中颗粒的大小分布来评价其粒度特性的方法。常用的粒度检测方法有筛分法、显微镜法、激光粒度分析法等。本实验采用筛分法进行检测，其原理是将颗粒剂通过一系列不同孔径的筛网，根据颗粒在不同筛网上的滞留情况，计算出各粒径范围内的颗粒含量，从而得到粒度分布。

均匀度检测是通过比较颗粒剂中不同部位的药物含量来评价其均匀性的方法。常用的均匀度检测方法有取样法、比色法、高效液相色谱法等。本实验采用取样法进行检测，其原理是在颗粒剂的不同部位取样，测定各样品中的药物含量，通过比较各样品含量的差异来评价均匀性。

3. 实验步骤

粒度检测：

（1）准备不同孔径的筛网和振筛机；

（2）称取适量颗粒剂，置于最上层筛网上；

（3）开启振筛机，振动一定时间；

（4）分别收集各层筛网上的颗粒，称重并计算各粒径范围内的颗粒含量；

（5）绘制粒度分布曲线。

均匀度检测：

（1）在颗粒剂的不同部位取样，如顶部、中部、底部等；

（2）将各样品溶解于适当的溶剂中；

（3）采用适当的方法测定各样品中的药物含量，如紫外分光光度法、高效液相色谱法等；

（4）比较各样品含量的差异，计算均匀度指标。

4. 实验结果与分析

粒度检测结果：通过筛分法得到的粒度分布曲线可以直观地反映颗粒剂的粒度特性。若曲线呈正态分布且峰值适中，说明颗粒剂粒度较为集中，粒度分布较窄；若曲线偏离正态分布或出现多峰现象，说明颗粒剂中存在较大或较小的颗粒，粒度分布较宽。此外，还可以根据各粒径范围内的颗粒含量计算出平均粒径、D50（中位径）等参数，以进一步评价颗粒剂的粒度特性。在实际应用中，合适的粒度范围应根据具体药物的溶解度和生物利用度等因素进行确定。例如，对于一些难溶性药物，减小粒度可以提高其溶解速度和生物利用度。因此，在制备颗粒剂时，应根据药物的性质和临床需求来控制粒度范围。

均匀度检测结果：通过比较各样品含量的差异可以评价颗粒剂的均匀性。若各样品含量相差不大且均在规定范围内，说明颗粒剂均匀性较好；若各样品含量差异较大或超出规定范围则说明颗粒剂均匀性较差可能存在局部药物聚集或缺失的情况。此外还可以计算均匀度指标如相对标准偏差（RSD）以量化评价颗粒剂的均匀性。RSD 越小表示颗粒剂的均匀性越好，药物含量的分布越均匀。在实际生产中应严格控制制备工艺确保颗粒剂的均匀性以达到预期的治疗效果。

5. 实验总结与讨论

本实验通过粒度与均匀度检测对颗粒剂的质量特性进行了评价。实验结果表明该颗粒剂粒度分布较为集中且平均粒径适中说明制备工艺控制较好；同时该颗粒剂均匀性较好说明混合工艺和包装工艺控制得当。然而在实际生产中还需考虑其他因素，如原料质量、设备性能等对颗粒剂质量的影响，以确保产品质量稳定可靠。此外，本实验所采用的筛分法和取样法具有操作简便、结果直观等优点，但也存在一定的局限性和误差，因此在实际应用中需结合具体情况选择合适的方法进行粒度与均匀度检测。

（四）实验四：颗粒剂溶出度测定实验操作指导

1. 实验目的

溶出度是指在规定条件下药物从制剂中溶解出来的速度和程度。对于口服固体制剂，如颗粒剂等溶出度是影响药物吸收和疗效的关键因素之一。本实验旨在通过溶出度测定了解颗粒剂的溶解性能为药物研发和生产提供参考。

2. 实验原理

溶出度测定通常采用溶出仪进行，其原理是将制剂置于模拟生理条件的溶剂中，通过搅拌或振荡等方法模拟胃肠道的蠕动，促进药物的溶解，在一定的时间点取样测定溶液中药物的浓度并计算溶出量。溶出度的测定方法应符合药典或相关法规的规定，以确保结果的准确性和可比性。常用的溶出度测定方法有篮法、桨法等，本实验采用篮法进行测定。

3. 实验步骤

（1）准备溶出仪、溶剂、颗粒剂等实验材料。

（2）按照溶出仪的使用说明，将溶剂注入溶出杯中，并将温度控制在规定范围内。

（3）称取适量颗粒剂，置于溶出篮中。

（4）将溶出篮悬挂于溶出仪上，并调整搅拌速度和时间。

（5）开启溶出仪，进行搅拌。

（6）在规定的时间点（如5、10、15、30分钟等）取样，并测定溶液中药物的浓度。

（7）根据测定结果，计算各时间点的溶出量，并绘制溶出曲线。

（8）分析溶出曲线，评价颗粒剂的溶解性能。

4. 实验结果与分析

（1）溶出曲线：通过绘制溶出曲线可以直观地反映颗粒剂在不同时间点的溶解情况。若曲线呈上升趋势且斜率适中，说明颗粒剂的溶解性能较好；若曲线平缓或下降则说明溶解性能较差。此外还可以根据曲线的形状判断药物溶解的速率和程度，如快速溶解、缓慢溶解等。

（2）溶出量：通过计算各时间点的溶出量可以得到颗粒剂的总溶出量和溶出速率。若总溶出量较高且溶出速率适中，说明颗粒剂的溶解性能较好，药物能够被充分吸收；若总溶出量较低或溶出速率较慢则说明溶解性能较差可能会影响药物的疗效。

（3）药物性质：颗粒剂的溶解性能与药物的性质密切相关，如药物的溶解度、晶体结构、粒径等都会影响其溶解速度和程度。因此在进行溶出度测定时应充分考虑药物的性质并结合实际情况进行分析和评价。

5. 实验总结与讨论

本实验通过溶出度测定了解了颗粒剂的溶解性能，为药物研发和生产提供了参考。实验结果表明，该颗粒剂在模拟生理条件下的溶解性能较好，溶解速度较快且溶解程度较高，说明其具有较好的生物利用度和疗效预期。然而在实际生产中还需考虑其他因素，如原料质量、制备工艺等对颗粒剂溶解性能的影响以确保产品质量稳定可靠。此外，在进行溶出度测定时还应注意实验操作规范性、取样时间准确性以及测定方法可靠性等方面的问题以确保实验结果的准确性和可信度。

（五）实验五：颗粒剂稳定性加速试验操作指导

1. 实验目的

颗粒剂是一种常用的固体剂型，广泛应用于医药、食品、化工等行业。然而，颗粒剂在储存和使用过程中，由于受到温度、湿度、光照等环境因素的影响，可能发生物理、化学变化，导致其质量下降，甚至产生有害物质。因此，为了评估颗粒剂的稳定性，预测其在不同环境条件下的储存期限，需要进行稳定性加速试验。本实验旨在通过加速试验的方法，研究颗粒剂的物理、化学稳定性，为其质量控制和储存条件的制定提供依据。

2. 实验原理

稳定性加速试验是一种通过模拟恶劣环境条件来加速药物制剂的老化过程，从而预测其在正常储存条件下的稳定性的方法。其原理是利用高温、高湿度、强光等条件加速药物制剂的物理、化学变化，通过定期检测其质量指标，评估其稳定性。常用的加速试验条件有 40℃/75%RH、50℃/75%RH、60℃等，具体选择应根据药物制剂的性质和稳定性要求而定。本实验采用 40℃/75%RH 条件进行加速试验。

3. 实验步骤

（1）准备颗粒剂样品：选择具有代表性的颗粒剂样品，按照规定的制备工艺进行制备，并进行初步的质量检测，确保其符合质量要求。

（2）设计加速试验方案：根据颗粒剂的性质和稳定性要求，选择合适的加速试验条件（如 40℃/75%RH），并确定试验时间（如 1 个月、2 个月、3 个月）。

（3）将颗粒剂样品置于加速试验箱中：将颗粒剂样品放入适宜的容器中，密封后置于加速试验箱中，确保其与外界环境隔离。设置试验箱的温度、湿度等参数，使其符合加速试验条件。

（4）定期检测颗粒剂的质量指标：在加速试验期间，定期（如每周）取出颗粒剂样品进行检测。检测项目应包括外观、色泽、粒度分布、溶解性、有关物质等质量指标。检测方法应符合相关法规和标准要求。

（5）数据记录与分析：详细记录各项检测数据，包括检测时间、检测项目、检测方法、检测结果等。对数据进行统计分析，评估颗粒剂在加速试验条件下的稳定性。

（6）结果判定：根据检测结果和相关标准，判定颗粒剂在加速试验条件下的稳定性是否符合要求。若符合要求，则可预测其在正常储存条件下的稳定性；若不符合要求，则应分析原因并提出改进措施。

4. 实验结果与分析

通过对颗粒剂进行加速试验，我们得到了其在 40℃/75%RH 条件下的稳定性数据。通过分析这些数据，我们可以得出以下结论。

（1）外观和色泽：在加速试验期间，颗粒剂的外观和色泽未发生明显变化，表明其在高温高湿条件下具有较好的物理稳定性。

（2）粒度分布：颗粒剂的粒度分布在加速试验期间略有变化，但仍在规定范围内。这可能与高温高湿条件下颗粒剂的吸湿性和结晶性有关。

（3）溶解性：颗粒剂的溶解性在加速试验期间未发生明显变化，表明其在高温高湿条件下仍具有良好的溶解性能。

（4）有关物质：通过检测颗粒剂中的有关物质，发现其在加速试验期间有所增加但仍在规定限值内。这可能与高温高湿条件下药物成分的降解和氧化有关。

5. 实验总结与讨论

本实验通过加速试验的方法研究了颗粒剂的物理、化学稳定性为其质量控制和储存条件的制定提供了依据。实验结果表明颗粒剂在高温高湿条件下具有较好的稳定性但仍需注意其在储存过程中的吸湿性和结晶性以及药物成分的降解和氧化等问题。为了进一步提高颗粒剂的稳定性可以考虑优化制备工艺、改进包装材料等措施。同时在实际生产过程中应定期进行稳定性考察以确保产品质量和安全性。

第十章　煎膏剂与流浸膏剂

第一节　煎膏剂与流浸膏剂的特点与应用

一、煎膏剂与流浸膏剂的特点

（一）煎膏剂的特点

（1）形态：煎膏剂通常为半固体或软膏状，质地较厚，具有一定的黏稠度。这种形态使得药剂能够附着在患者的皮肤表面，方便药物吸收。

（2）成分：煎膏剂主要由中草药提取物与糖、蜜或其他黏性物质混合制成。这些黏性物质有助于保持药物的黏稠度，不易散落。同时，中草药提取物含有丰富的活性成分，可以有效地发挥药效。

（3）制备工艺：煎膏剂的制备过程相对复杂，需要经过长时间的煎煮和浓缩。煎煮的过程中，草药的有效成分逐渐溶解和提取，浓缩后形成浓缩液体或膏状物。这样能够确保草药的有效成分充分溶解和提取，增强药效。

（4）药效：由于长时间的煎煮，煎膏剂草药的成分得以充分提取，使其药效较为显著。这是因为煎煮的过程有助于释放和增强草药中的有效成分，使其更易被人体吸收，从而发挥治疗作用。

（5）口感：煎膏剂通常具有一定的甜味或草药的原味，这样的口感对于患者来说比较容易接受。甜味是由糖或蜜等黏性物质所带来的，能够减轻一些苦味或异味，提升服药的舒适感。

（二）流浸膏剂的特点

（1）形态：流浸膏剂为液体形态，流动性好，易于服用。这种形态使得药剂可以方便地通过口服途径进入人体。

（2）成分：流浸膏剂主要由中草药提取物与溶剂混合制成。溶剂的选择对药物的提取和溶解起到重要作用，不同的溶剂可以提取出不同的活性成分。中草药提取物含有丰富的活性成分，可以发挥药效。

（3）制备工艺：相比于煎膏剂，流浸膏剂的制备过程较为简单。一般只需将草药浸泡在溶剂中，然后进行提取和过滤等简单操作即可。这样可以节省制备时间和成本。

（4）药效：由于制备工艺相对简单，流浸膏剂中草药的成分可能没有得到充分的提取，因此药效可能略逊于煎膏剂。但是，针对某些草药，流浸膏剂仍然可以达到较好的药效，尤其适用于那些活性成分在较短时间内即可释放和吸收的草药。

（5）口感：流浸膏剂通常具有草药的原味，但可能伴有一些溶剂的味道，口感相对较差。由于草药中的活性成分较为浓缩，部分药剂的味道可能较为苦涩或有点刺激。不过，为了增加患者的服用舒适度，制造商可能会采取一些调味手段来改善口感。

二、煎膏剂与流浸膏剂的应用范围

（一）临床治疗应用

煎膏剂和流浸膏剂是中医药中常见的制剂形式，它们在临床治疗中具有广泛的应用。这两种剂型都是由中草药经过加工煎煮而成，因此在保留中草药活性成分的同时，也减少了副作用的出现，具有疗效确切、安全性高的特点。

在中医临床实践中，医生会根据患者的病情和体质选择合适的剂型进行治疗。煎膏剂一般是将草药煎煮后制成糊状物，患者可以直接服用或外敷于患处；流浸膏剂则是将草药浸泡后制成液体剂型，患者可以口服或外用。选择哪种剂型主要取决于患者的病情和治疗需求。

对于一些慢性疾病或需要长时间调理的患者，医生可能会选择煎膏剂进行治疗。煎膏剂的制剂过程中，草药会被充分提取，使药效更为充分释放，因此适用于需要较长时间服用的治疗。煎膏剂可以经口服用或外敷，便于患者根据医嘱进行治疗。同时，由于煎膏剂中的草药成分较为浓缩，患者在服用时需要注意剂量控制，遵循医生的指导。

而对于一些急性疾病或需要迅速缓解症状的患者，医生可能会选择流浸膏剂进行治疗。流浸膏剂中草药的提取过程相对较短，因此能更快地释放药效。患者口服流浸膏剂后，药物吸收快，作用迅速，有助于迅速缓解症状。与煎膏剂相比，流浸膏剂的剂量相对较稀释，患者使用时也需按照医嘱进行正确的剂量调配。

（二）保健与调理应用

除了临床治疗，煎膏剂和流浸膏剂还在保健和调理方面具有广泛的应用。由于煎膏剂和流浸膏剂都是由天然中草药制成，因此具有安全、无毒副作用的特点，适合长期使用。

在日常生活中，人们可以根据自身的需求选择合适的剂型进行保健和调理。例如，对于那些需要增强免疫力、改善睡眠等方面的人群，可以选择含有相关草药的煎膏剂或流浸膏剂进行服用。例如，枸杞子、人参等草药常被应用于提升免疫力的保健品中；菊花、薰衣草等草药则常被用于改善睡眠质量的产品中。

此外，煎膏剂和流浸膏剂也可以用于美容保健。许多中草药具有抗氧化、抗炎、镇静等效果，常被用于皮肤护理产品中。例如，薄荷、金银花等草药可以减轻皮肤炎症和瘙痒；绿茶、玫瑰花等草药则具有抗氧化作用，可以延缓皮肤衰老。

总之，煎膏剂和流浸膏剂是中医药中常见的制剂形式，在临床治疗和保健调理中发挥着重要作用。无论在哪种应用场景下，人们都应根据自身的情况选择合适的剂型，并遵循医嘱或产品说明进行正确使用，以达到最佳疗效和保健效果。

三、煎膏剂与流浸膏剂的优势

（一）药效浓度高

煎膏剂和流浸膏剂由中草药提取物制成，相比其他剂型具有药效浓度高的优势。这意味着在服用相同剂量的药物时，患者可以获得更好的疗效。中草药经过煎煮或浸泡提取后，其中的有效成分得以充分保留和提取，因此药效浓度较高。这使得煎膏剂和流浸膏剂成为治疗疾病的有效选择。

中草药中的有效成分通常是多种多样的化学物质，包括黄酮类、生物碱、多糖等。这些化学物质在煎煮或浸泡过程中可以被充分提取，并形成药效浓度高的煎膏剂和流浸膏剂。相比于其他剂型，如丸剂或口服液，煎膏剂和流浸膏剂的药效浓度更高，能够更有效地发挥草药的疗效。

（二）便于保存和携带

煎膏剂和流浸膏剂具有较好的稳定性和保存性能，便于长时间保存而不失去药效。这是因为在制备过程中，煎膏剂和流浸膏剂通常会加入辅料，如蜂蜜、麦芽糖等，具有保护和稳定有效成分的作用。同时，由于这些剂型通常处于半固体或液体形态，可以更好地保持和稳定有效成分的活性。

相比于其他剂型，煎膏剂和流浸膏剂在保存过程中更不易受到氧气、光线和湿度等外界环境因素的影响。适当的储存条件下，它们可以保存较长时间而不失去药效。这为患者提供了更长久的用药选择，尤其对于需要长时间服用药物的患者来说具有重要意义。

此外，煎膏剂和流浸膏剂的半固体或液体形态使得它们更方便携带和使用。患者可以将剂量适当的药物放入小瓶或小袋中，方便随身携带。在需要时，只需取出适量的药物直接服用即可，不需要额外的冲调或煮制步骤。这对于经常出差、旅行或需要灵活用药的人群来说非常便捷。

四、煎膏剂与流浸膏剂的差异与选择

在选择煎膏剂和流浸膏剂时需要注意它们之间的差异并根据自己的需要进行选择。具体来说可以从以下几个方面进行考虑。

（一）形态和口感

煎膏剂和流浸膏剂在形态和口感上有着显著的差异。煎膏剂是一种半固体或软膏状的制剂，其质地较厚，具有一定的黏稠度。由于其经过长时间的煎煮和浓缩，草药的有效成分得以充分溶解和提取，因此口感通常较好，具有一定的甜味或草药的原味，易于被患者接受。此外，煎膏剂的形态也使其更易于在口腔中停留，从而延长药效的持续时间。

相比之下，流浸膏剂则呈现出液体的形态，流动性好，易于服用。然而，由于制备工艺相对简单，草药的成分可能没有得到充分的提取，因此口感可能较差，通常具有草药的原味，可能伴有一些溶剂的味道。对于某些人来说，流浸膏剂的口感可能较为刺激或难以接受。

在选择煎膏剂和流浸膏剂时，形态和口感是需要考虑的重要因素之一。如果患者对口感有较高要求或偏好某种形态的药物，可以根据个人喜好和接受程度进行选择。例如，对于喜欢甜味或喜欢软膏状药物的患者，可以选择煎膏剂；而对于不介意草药原味或喜欢液体药物的患者，可以选择流浸膏剂。

（二）制备工艺和药效

煎膏剂和流浸膏剂在制备工艺和药效方面也存在差异。煎膏剂的制备需要经过长时间的煎煮和浓缩，以确保草药的有效成分充分溶解和提取。这个过程可以使草药中的有效成分得到最大限度的提取和利用，因此药效较为显著。此外，长时间的煎煮还可以使草药中的某些成分发生化学反应或相互作用，从而产生新的有效成分或增强原有成分的药效。

相比之下，流浸膏剂的制备工艺相对简单。只需要将草药浸泡在溶剂中，然后进行提取和过滤即可。这个过程相对较短，因此草药的成分可能没有得到充分的提取和利用。此外，溶剂的选择也会影响流浸膏剂的药效。不同的溶剂对草药的提取效果不同，因此需要根据草药的性质和用途选择合适的溶剂。

在选择煎膏剂和流浸膏剂时，制备工艺和药效是需要考虑的重要因素之一。如果患者对药效有较高要求或需要迅速缓解症状，可以选择煎膏剂；而对于需要长时间调理或病情较轻的患者，可以选择流浸膏剂进行辅助治疗。同时还需要注意不同剂型的适用人群和使用方法避免出现不良反应或药物相互作用。

（三）应用范围和需求

煎膏剂和流浸膏剂在临床治疗和保健调理方面都有广泛的应用。在中医临床实践中医生会根据患者的病情和体质选择合适的剂型进行治疗。例如，对于慢性病或需要长时间调理的患者可能会选择煎膏剂；而对于急性病或需要迅速缓解症状的患者可能会选择流浸膏剂。此外，在日常生活中人们也可以根据自己的需要选择合适的剂型进行保健和调理例如对于需要增强免疫力、改善睡眠等的人群可以选择含有相关草药的煎膏剂或流浸膏剂进行服用。

在选择煎膏剂和流浸膏剂时应用范围和需求也是需要考虑的重要因素之一。不同的疾病和体质需要不同的药物剂型进行治疗，因此需要根据患者的具体情况进行选择。例如，对于呼吸道疾病患者可以选择含有润肺止咳草药的煎膏剂进行治疗；而对于消化系统疾病患者则可以选择含有健脾胃草药的流浸膏剂进行辅助治疗。同时还需要注意不同剂型的剂量和使用方法避免出现过量或不足的情况影响治疗效果。

第二节　制备工艺及质量控制要点

一、制备工艺流程

（一）原料药的选取与处理

在制备煎膏剂与流浸膏剂的初始阶段，选取并处理原料药是至关重要的环节。选择优质、道地的药材是保证药物有效性的前提，同时还需要确保药材来源的可靠性以及无污染的状态。

首先，在选择原料药时，我们需要深入了解药材的生长环境、采摘季节以及采摘方式，这些都会对药材的质量产生深远影响。优质的药材通常具有鲜明的色泽、独特的香气和完整的形态，这些都是评判药材质量的重要依据。除此之外，我们还需要对药材进行化学成分的分析，确保其有效成分的含量符合药典规定。

其次，处理药材的过程同样需要严谨的操作。清洗是第一步，可以去除药材表面的泥沙、灰尘和其他杂质。清洗过程中要注意保护药材的完整性，避免损伤其有效部位。接下来是切片或粉碎的步骤，这主要是为了增大药材与溶剂的接触面积，从而提高提取效率。切片或粉碎的厚度和粒度需要根据药材的性质和用途来确定，既要保证提取效率，又要避免浪费。

（二）煎煮与浓缩工艺

煎煮是制备煎膏剂与流浸膏剂的核心环节之一，其目的在于提取药材中的有效成分。选择适当的溶剂是关键，常用的有水、乙醇等。溶剂的选择需要根据药材的性质和所需提取的成分来决定。例如，对于极性较强的成分，如水溶性成分，可以选择水作为溶剂；对于极性较弱的成分，如脂溶性成分，可以选择乙醇或其他有机溶剂。

在煎煮过程中，火候和时间的控制也是至关重要的。火候过大可能导致药材焦糊，有效成分被破坏；火候过小则可能提取不完全，造成浪费。因此，我们需要根据药材的性质和用途来制定合理的火候和时间。一般来说，先以中火进行煮沸，再转为小火保持微沸状态进行煎煮。这样既可以保证有效成分充分溶解在溶剂中，又可以避免药材焦糊。

完成煎煮后，我们需要进行浓缩处理以去除多余的溶剂并得到浓缩液。浓缩过程中要注意控制温度和时间，以避免有效成分的损失或破坏。常用的浓缩方法有常压浓缩和减压浓缩两种。常压浓缩适用于不含挥发性成分或挥发性成分较少的药液；而减压浓缩则可以降低浓缩温度，避免有效成分被破坏，适用于含挥发性成分较多的药液。

（三）调剂与混合

调剂与混合是在浓缩液中加入适量的辅料进行调整以改善口感和稳定性的过程。常用的辅料有糖、蜂蜜等既可以增加甜味又可以提高药液的稳定性。在添加辅料时要注意其与药液的比例和混合的均匀性，以避免出现分层或沉淀等现象。

混合过程中可以使用搅拌器进行搅拌以保证药液与辅料的充分融合。同时要注意控制搅拌的速度和时间避免对药液造成不必要的损伤。混合完成后还需要进行加热处理，以使药液与辅料更好地融合在一起，并提高成品的稳定性。加热时要注意控制温度和时间既要保证混合均匀，又要避免对有效成分造成损失。

（四）灌装与包装工艺

将调剂好的药液灌装到预先准备好的容器中并进行密封包装是制备煎膏剂与流浸膏剂的最后步骤。容器的选择需要考虑到其清洁度、无毒性和密封性等因素以确保药液在储存和使用过程中不会受到污染或变质。常用的容器有玻璃瓶、塑料瓶等，可以根据实际需要进行选择。

灌装过程中要保证药液的均匀性和准确性，避免出现过量或不足的情况。灌装完成后需要立即进行密封包装以防止药液与外界空气接触而发生氧化或变质。包装材料的选择也需要考虑到其阻隔性、稳定性和安全性等因素，以确保药液在储存和使用过程中的质量和安全性。

二、制备工艺要点与注意事项

（一）煎煮时间与火候掌握

在制备煎膏剂与流浸膏剂时，煎煮时间和火候的掌握是至关重要的。这两个因素会直接影响到成品的质量和疗效。因此，我们必须给予足够的重视。

首先，让我们来谈谈煎煮时间。过长或过短的煎煮时间都会对有效成分的提取产生不利影响。如果煎煮时间过长，可能会导致药材中的有效成分被破坏或挥发，从而降低药效。反之，如果煎煮时间过短，药材中的有效成分可能无法充分溶解在药液中，导致提取不完全。因此，我们需要根据药材的性质和用途，制定合理的煎煮时间。

为了确定合适的煎煮时间，我们可以参考传统的经验法则，并结合现代的科学研究。传统的经验法则通常是根据药材的性质和用途来确定煎煮时间。例如，对于一些常见的中药材，如黄芪、党参等，通常需要长时间煎煮才能充分提取有效成分。而对于一些挥发性成分较多的药材，如薄荷、荆芥等，则需要缩短煎煮时间以避免有效成分的损失。现代的科学研究则可以通过实验来确定最佳的煎煮时间。例如，可以使用高效液相色谱等技术来检测不同煎煮时间下药材中有效成分的提取率，从而确定最佳的煎煮时间。

除了煎煮时间外，火候的掌握也是关键。火候过大可能导致药材焦煳，产生有害物质，同时也会破坏药材中的有效成分。火候过小则可能导致提取不完全，影响药效。因此，我们需要根据药材的性质和用途，制定合理的火候。

一般来说，我们可以采用文火慢煎的方式来掌握火候。这种方式可以保持药液微沸状态，使药材中的有效成分充分溶解在药液中。同时，我们还需要注意搅拌的频率和力度，避免药液溅出或产生气泡。如果发现火候过大或过小，应及时调整火力或加入适量的水进行稀释。

（二）浓缩程度控制

浓缩程度是影响煎膏剂与流浸膏剂质量的另一个关键因素。浓缩过度可能导致成品过硬或过黏，不易服用；浓缩不足则可能导致成品含水量过高，易变质。因此，我们需要控制浓缩过程中的温度和时间，确保浓缩液达到合适的浓度。

为了控制浓缩程度，我们可以采用以下几种方法。一是控制浓缩温度和时间。温度过高或时间过长都可能导致浓缩过度，因此需要选择合适的温度和时间进行浓缩。二是观察浓缩液的外观和流动性。当浓缩液变得粘稠时，可以适当降低温度或缩短时间；当浓缩液流动性较好时，可以适当增加温度或延长时间。三是测定浓缩液的密度或固形物含量。这种方法可以更加准确地判断浓缩程度是否合适。如果发现浓缩程度不合适，应及时调整浓缩条件或加入适量的溶剂进行稀释。

（三）调剂技巧与辅料选择

在制备煎膏剂与流浸膏剂时，调剂技巧和辅料的选择也是非常重要的。通过调剂可以改善口感和稳定性提高患者的用药依从性。而选择符合规定的辅料则可以确保药品的安全性和有效性。

在调剂过程中我们需要注意以下几点。首先，要确保药液与辅料充分融合避免出现分层或沉淀等现象。这可以通过适当的搅拌和加热来实现。其次，要掌握辅料的用量搭配过多可能影响药物的疗效和口感过少则可能起不到改善作用。这需要根据药物的性质和用途以及患者的需求来确定合适的用量搭配。最后，要注意辅料的加入顺序和时间避免对药物性质产生不良影响。例如，一些具有挥发性的辅料应该在药液冷却后再加入以避免有效成分的损失。

在选择辅料时我们需要遵循以下几个原则。首先，要符合药典规定确保其安全、有效；其次，要与药物相容性好不会对药物性质产生不良影响；最后，要考虑到患者的需求和用药依从性选择适合的辅料来改善口感和稳定性。常用的辅料包括糖、蜂蜜、胶体等在选择时需要根据药物的性质和用途以及患者的需求来确定合适的辅料种类和用量搭配。

三、质量控制要点

（一）原料质量把关

在制备煎膏剂与流浸膏剂时，原料质量是影响成品质量的关键因素。因此，对原料质量的严格把关是制备高质量煎膏剂与流浸膏剂的首要任务。

首先，我们要确保所用药材来源可靠、无污染、符合药典规定。在选择药材供应商时，我们应选择具有良好信誉和资质认证的供应商，避免采购劣质或掺假的药材。同时，我们还需要对每批药材进行严格的质量检测，包括外观检查、水分测定、有效成分含量测定等，确保其质量合格后方可投入使用。

其次，对于不同批次的药材，我们需要进行质量对比和分析，以确保其质量稳定。如果发现不同批次的药材质量存在差异，应及时进行调查和处理，避免使用质量不稳定的药材。

除了对药材的质量进行检测外，我们还需要关注药材的储存和保管。药材应储存在干燥、通风、避光的地方，避免受潮、发霉或变质。对于易挥发的药材，还需要密封储存以避免有效成分的损失。在使用药材前，我们需要对其进行再次检查，确保其质量合格且未发生变质。

（二）煎煮过程中的质量监控

煎煮过程是制备煎膏剂与流浸膏剂的关键环节之一。在这个过程中，我们需要对药液的颜色、气味、pH 等进行实时监控，以确保有效成分充分溶解且无异常变化。

首先，我们要选择合适的煎煮器具和溶剂。煎煮器具应选用不锈钢或陶瓷等材质，避免使用铁或其他活泼金属材质的器具，以免与药材发生化学反应。溶剂的选择应根据药材的性质和用途来确定，常用的溶剂包括水、乙醇等。在选择溶剂时，我们需要确保其纯度高且符合药典规定。

其次，在煎煮过程中，我们需要控制适当的火候和时间。火候过大可能导致药材焦煳或有效成分被破坏，火候过小则可能导致提取不完全。因此，我们需要根据药材的性质和用途来制定合理的煎煮时间和火候。同时，我们还需要定时搅拌药液，以确保药材中的有效成分充分溶解且分布均匀。

为了实时监控药液的质量变化，我们可以采用多种方法进行检测和分析。例如，我们可以观察药液的颜色和气味来判断其是否正常。如果发现药液颜色变深或出现异味，可能意味着有效成分被破坏或药材发生变质，需要及时进行处理和分析原因。此外，我们还可以使用 pH 计等仪器来监测药液的 pH 变化，确保其处于合适的范围内。如果发现 pH 异常波动，可能意味着药液中的化学成分发生变化，需要及时调整煎煮条件或更换药材。

（三）成品指标检测与评估

成品制备完成后我们需要对其进行多项指标检测和评估，确保其符合药典规定和质量标准。这些指标包括外观、性状、溶解度、微生物限度等。通过这些检测和评估，我们可以判断成品的质量是否合格以及是否符合预期的治疗效果。

首先，我们要对成品的外观和性状进行检测。外观检测包括观察成品的颜色、形态等确保其符合规定要求。性状检测包括测定成品的硬度、黏度等确保其易于服用和储存。如果发现成品的外观或性状不符合规定要求，可能意味着质量存在问题，需要进行返工或报废处理。

其次，我们要对成品的溶解度进行检测。溶解度是衡量药物在体内吸收和利用程度的重要指标之一。通过测定成品在不同溶剂中的溶解度，我们可以判断其是否易于在体内溶解和吸收。如果发现溶解度不佳，可以适当调整调剂过程中的辅料种类和用量搭配以改善其溶解性能。

最后，我们还要对成品的微生物限度进行检测。微生物限度是衡量药品卫生质量的重要指标之一。通过检测成品中的微生物数量和种类我们可以判断其是否符合药典规定的卫生标准。如果发现微生物限度超标可能意味着成品在制备或储存过程中受到了污染，需要进行返工或报废处理，并确保生产环境的卫生条件得到改善。

四、常见问题及解决方法

（一）煎煮过程中粘锅问题

在制备煎膏剂与流浸膏剂的过程中，粘锅是一个常见的问题。这不仅会导致药材焦煳，造成有效成分的损失，还会影响最终产品的质量。粘锅问题的产生原因有很多，包括药材的性质、溶剂的选择、火候的掌握以及锅具的材质等。

首先，药材的性质是导致粘锅问题的一个重要因素。一些含有黏性成分的药材，如黏液质、胶质等，容易在煎煮过程中粘在锅上。此外，一些药材的含糖量较高，也容易导致粘锅现象的发生。

其次，溶剂的选择也会对粘锅问题产生影响。使用水作为溶剂时，由于水的沸点较高，水分蒸发较慢，容易导致药液粘在锅上。而使用乙醇等有机溶剂时，由于沸点较低，蒸发较快，可以减少粘锅现象的发生。

此外，火候的掌握也是解决粘锅问题的关键。火候过大时，锅内的温度迅速升高，水分蒸发过快，药液容易粘在锅上。因此，在煎煮过程中要选择合适的火候，既要保证有效成分能够充分溶解在溶剂中，又要避免火候过大导致粘锅现象的发生。

除了上述因素外，锅具的材质也会对粘锅问题产生影响。一些材质的锅具表面较为粗糙，容易导致药液粘在锅上。因此，在选择锅具时，可以选择表面光滑的不粘锅或在锅底涂抹一层食用油以减轻粘锅现象。同时，使用木制或竹制的搅拌器代替金属搅拌器也可以减少粘锅现象的发生。

为了解决粘锅问题，可以采取以下措施。首先，在煎煮前对药材进行充分浸泡，使其充分吸水。这不仅可以增加药材的含水量，降低其黏性，还可以使有效成分更容易溶解在溶剂中。其次，选择适当的火候进行煎煮。一般来说，可以先用中火进行煮沸，然后转为小火保持微沸状态进行煎煮。这样既可以保证有效成分充分溶解在溶剂中，又可以避免火候过大导致粘锅现象的发生。除此之外，还可以使用不粘锅或在锅底涂抹一层食用油以减轻粘锅现象。这些措施可以有效地解决粘锅问题，提高煎膏剂与流浸膏剂的质量和稳定性。

（二）成品稳定性问题

煎膏剂与流浸膏剂在储存过程中容易出现变质、分层等现象，影响其质量和稳定性。这主要是由于药液中的有效成分在储存过程中发生氧化、水解等化学反应导致的。为了解决这一问题，可以采取以下措施。

首先，在制备过程中加入适量的防腐剂或抗氧化剂以延长保存期限。防腐剂可以有效地抑制微生物的生长和繁殖，防止药液的变质；而抗氧化剂则可以抑制有效成分的氧化反应，保持药液的稳定性。但是要注意选择符合药典规定的防腐剂和抗氧化剂，并确保其用量不会对人体造成危害。

其次，选择适当的包装材料和容器进行密封包装以隔绝空气和水分。包装材料应具有良好的阻隔性能和稳定性能以防止药液与外界环境发生交换；容器应具有良好的密封性能和耐腐蚀性以保证药液的储存安全。常用的包装材料有玻璃瓶、塑料瓶等可以根据实际需要进行选择。

除此之外，储存时要选择阴凉干燥处避免阳光直射和高温影响。阳光和高温会加速药液的有效成分的氧化和水解反应，导致药液变质和分层。因此要选择阴凉干燥处进行储存并避免阳光直射和高温影响。同时储存时间也是一个重要的因素，长期储存会导致药液的变质和稳定性下降，因此要尽量避免长期储存及时使用新鲜制备的药液。

第三节　实例解析与操作技巧

一、经典煎膏剂制备实例解析

（一）实例一：XXX 煎膏剂的制备工艺解析

煎膏剂是中药制剂中常见的一种剂型，具有药效显著、口感好等特点。以具有代表性的中药方剂 XXX 为例，我们将详细解析其煎膏剂的制备工艺。

1. 制备前的准备工作

在制备 XXX 煎膏剂之前，需要做好充分的准备工作。首先，需要选择优质的中药材，确保其品质纯正、无污染。其次，需要对中药材进行炮制处理，以提高其药效和安全性。炮制处理的方法包括清洗、干燥、切片等，具体操作需根据药材的性质而定。

2. 制备工艺流程

（1）药材浸泡：将炮制处理后的药材加入适量的水中，浸泡一段时间，使其充分吸水膨胀。浸泡时间的长短需根据药材的性质而定，一般为数小时至十几个小时不等。

（2）加热煎煮：将浸泡后的药材和水一起加热煎煮。在煎煮过程中，需要保持适当的火候，避免药液溢出或煮干。同时，还需要不断搅拌，使药材中的有效成分充分溶解在水中。

（3）过滤：待药液煎至一定程度后，进行过滤，去除药渣。过滤时需要使用细密的滤网或滤纸，以确保药液的纯净度。

（4）浓缩：将滤液进行浓缩，以减小体积并提高药效浓度。浓缩时可以采用加热蒸发或真空浓缩等方法，具体操作需根据药液的性质而定。

（5）加入辅料：在浓缩后的药液中加入适量的糖或其他辅料，如蜂蜜、麦芽糖等，以改善口感和提高稳定性。辅料的种类和用量需根据药液的性质和用途而定。

（6）继续加热至膏状：将加入辅料后的药液继续加热至膏状，即得XXX煎膏剂。在加热过程中需要不断搅拌，防止药液粘锅或糊化。

3. 制备工艺要点及注意事项

（1）药材的选择和处理：选择优质的药材并进行炮制处理是制备煎膏剂的关键步骤之一。需要确保药材的品质纯正、无污染，并根据药材的性质进行合适的炮制处理。

（2）浸泡和煎煮：浸泡和煎煮是制备煎膏剂的重要步骤之一。需要根据药材的性质确定浸泡和煎煮的时间、火候和搅拌方式等参数，以确保药材中的有效成分充分溶解在水中。

（3）过滤和浓缩：过滤和浓缩是制备煎膏剂的关键步骤之一。需要使用细密的滤网或滤纸进行过滤，以确保药液的纯净度；同时需要根据药液的性质选择合适的浓缩方法进行操作。

（4）辅料的选择和加入：辅料的选择和加入是制备煎膏剂的重要环节之一。需要根据药液的性质和用途选择合适的辅料种类和用量，并确保辅料的品质纯正、无污染。

（5）加热至膏状：加热至膏状是制备煎膏剂的最后一步操作。需要控制加热的温度和时间，防止药液粘锅或糊化；同时需要不断搅拌以确保药液的均匀性和稳定性。

（二）实例二：XXX流浸膏剂的优化制备方案分享

流浸膏剂是中药制剂中常见的一种剂型，具有流动性好、易于服用等特点。以具有代表性的中药方剂XXX为例，我们将分享其流浸膏剂的优化制备方案。

1. 制备前的准备工作

在制备XXX流浸膏剂之前需要做好充分的准备工作。首先，选择优质的药材并进行炮制处理以提高其药效和安全性；其次，选择合适的溶剂如水、乙醇等进行浸泡提取操作；最后，准备好相关的设备和工具如渗漉装置、浓缩设备等。

2. 优化制备方案工艺流程

（1）药材粉碎：将炮制处理后的药材粉碎成细粉以便于后续的浸泡提取操作。粉碎时需要使用合适的设备和方法确保粉末的细度和均匀性。

（2）加入溶剂浸泡：将粉碎后的药材加入适量的溶剂中浸泡一段时间使其充分溶解。

浸泡时间的长短需根据药材的性质而定，一般为数小时至十几个小时不等。为了提高提取效率可以进行适当的加热或搅拌操作。

（3）渗漉操作：将浸泡后的药材和溶剂进行渗漉操作以进一步提取药材中的有效成分。渗漉时可以使用多层纱布或专用的渗漉装置进行操作需要控制适当的流速和时间以确保有效成分的充分提取。为了提高提取效率可以进行多次渗漉操作并将各次渗漉液合并使用。

（4）浓缩去除溶剂：将渗漉液进行浓缩以去除溶剂并提高药效浓度。浓缩时可以采用加热蒸发或真空浓缩等方法具体操作需根据渗漉液的性质而定。为了确保浓缩效果可以使用比重计或其他检测手段进行监测和控制。

（5）加入辅料搅拌均匀：将浓缩后的渗漉液中加入适量的辅料如甘油、甜菊糖等以改善口感和提高稳定性。辅料的种类和用量需根据渗漉液的性质和用途而定并进行充分的搅拌均匀以确保辅料的均匀分布和稳定性。

二、操作技巧与经验分享

（一）煎煮过程中的火候掌握技巧

在制备煎膏剂和流浸膏剂时，煎煮的火候掌握是非常关键的。不同的草药在煎煮过程中需要不同的时间和温度，以确保药材中的有效成分能够充分提取到药液中。

为了掌握好火候，建议使用文火慢煎的方法。首先，将药材和适量的水放入煎药锅中，用小火加热。在开始煎煮后，温度逐渐升高至微沸状态，然后稳定在这个温度上煎煮一段时间。

在煎煮过程中，需要适时搅拌药液，以确保药材中的有效成分充分溶解于药液中。搅拌的频率和力度需要根据具体的药材来确定，可以参考中医药方剂中的煎煮方案或经验。

重要的是要避免火候过猛，以免药液溢出或煮干。如果温度过高，可以适当调整火力或加入适量的水，保持药液处于微沸状态。火候不足则可能导致有效成分的提取不充分，影响药效。

（二）浓缩过程中的防粘措施与搅拌技巧

在制备煎膏剂和流浸膏剂时，浓缩是必不可少的一步，它可以减少药液的体积，增加有效成分的浓度。然而，在浓缩过程中，由于水分的蒸发，药液会逐渐变得黏稠，容易出现粘锅现象。

为了防止粘锅，可以采取以下几种措施。首先，可以在锅底涂抹一层薄薄的食用油，有助于减少药液与锅底之间的接触面积，降低黏附的可能性。其次，选择具有较好防粘性能的锅具，如不锈钢锅或搪瓷锅等。这些材质的锅具表面相对光滑，不容易让药液黏附。

同时，在浓缩过程中适当搅拌药液也是很重要的。搅拌有助于使药液受热更加均匀，避免局部过热而引起粘锅现象。搅拌时可以选择使用专门的搅拌器具或者用匙子轻轻搅拌，注意速度和力度，避免药液溅出或产生气泡，同时要根据具体药材的特性来确定搅拌的频率和时间。

（三）调剂过程中的辅料选择与搭配建议

在制备煎膏剂和流浸膏剂时，常常需要加入适量的辅料，以调节口感、增加稳定性和提高药效。合理选择辅料，并根据药物的特性进行搭配是非常重要的。

常用的辅料包括糖、蜂蜜和胶体等。在选择糖类辅料时，需要考虑其与药物的相容性以及对口感的影响。对于苦寒成分较多的药物，可以适当增加糖的用量以减轻苦味；而对于温补或滋养类药物，可以适量添加一些糖或蜂蜜以增加口感和滋补效果。

此外，胶体类辅料也是常用的调剂辅料之一。胶体具有良好的稳定性和黏附性，能够增加药物的黏度和稠度，有助于保持药物的均匀分散和长期保存。

在使用辅料时需要注意其用量，过多的辅料可能会影响药物的疗效和口感。因此，在配制过程中，需要根据具体情况进行测试和调整，确保辅料的搭配与药物相得益彰，达到理想的效果。

综上所述，制备煎膏剂和流浸膏剂时，火候的掌握、防粘措施和辅料的选择与搭配都是非常重要的环节。合理运用这些技巧和方法，可以提高药液的质量和疗效，为患者提供更好的治疗效果。

三、现代技术与创新在煎膏剂与流浸膏剂制备中的应用展望

（一）超微粉碎技术在中药材处理中的应用

超微粉碎技术是一种先进的物料加工技术，可以将物料粉碎至微米级甚至纳米级。在中药材处理中应用超微粉碎技术可以显著提高药材的溶解度和提取率，进而提高煎膏剂和流浸膏剂的质量和疗效。

传统的中药制剂制备过程中，药材往往需要经过研磨和提取等步骤。然而，由于中药材的结构复杂，存在着纤维素和多糖等难以溶解的组分，导致药材的有效成分释放不充分。而超微粉碎技术可以将药材粉碎至微米级甚至纳米级，大大增加其比表面积，使溶解速率明显提高。同时，超微粉碎技术还可以破坏药材细胞壁结构，有利于药物成分的释放和提取。

未来的研究方向之一是进一步优化超微粉碎技术在中药材处理中的应用条件和参

数。通过对超微粉碎工艺的研究和优化，可以实现更高效、节能和环保的中药制剂制备过程。此外，还需要对超微粉碎工艺对中药材有效成分质量和稳定性的影响进行深入研究，以确保超微粉碎技术在中药制剂制备中的应用达到最佳效果。

（二）智能控制在煎煮和浓缩过程中的应用

智能控制技术是一种基于传感器、计算机和执行器等组成的自动控制系统，可以实现对煎煮和浓缩过程的实时监测和自动调节。将智能控制技术应用于中药制剂制备中，可以确保药液在恒定的温度和压力下进行煎煮和浓缩，从而提高产品质量和生产效率。

传统的中药制剂煎煮和浓缩过程通常依赖于人工操作，存在着温度和时间控制不准确、操作难度大等问题。而智能控制技术的引入可以通过对关键参数的实时监测和控制，实现对煎煮和浓缩过程的精确控制。例如，可以通过传感器监测温度、压力等参数，配合自动控制系统进行精确调节，确保药液在最适宜的条件下完成煎煮和浓缩过程。这不仅可以提高产品的一致性和稳定性，还可以减少人工操作对产品质量的影响。

未来的研究方向之一是进一步研究和开发智能控制技术在中药制剂制备中的应用。需要针对不同的中药制剂及工艺特点，设计、优化相应的智能控制系统。此外，还需要将其他先进的技术与智能控制技术相结合，如机器视觉、人工智能等，实现更加高效、智能化和绿色化的中药制剂制备过程。

（三）新型辅料在调剂过程中的应用展望

随着材料科学和医药学的不断发展，新型辅料不断涌现，为中药制剂的调剂提供了更多的选择。新型辅料的应用可以改善和增强中药制剂的性能，并满足不同临床需求和患者需求。

一种新型辅料的应用是具有缓释功能的辅料。缓释辅料可以将药物释放速率调整至恒定水平，从而延长药物在体内的作用时间，减少服药次数，提高患者依从性和治疗效果。例如，通过在中药制剂中添加聚合物、微胶囊等缓释材料，可以实现药物的延时和控释。

另一种新型辅料的应用是具有靶向功能的辅料。靶向辅料可以实现药物的定向输送至病灶部位，减少对正常组织的影响，提高疗效，降低副作用。如利用纳米技术将药物包裹在纳米粒子中，在体内靶向输送至特定组织或细胞，可以实现治疗效果的最大化。

未来的研究方向之一是进一步研究和开发新型辅料在中药制剂制备中的应用。需要对各类新型辅料的性能进行深入研究，并确定其在中药制剂调剂中的最佳应用方式。此外，还需要研究新型辅料与中药药物之间的相互作用机制，以及它们在中药制剂中的稳定性和生物学效应等方面的问题。通过不断优化和创新，可以实现更加个性化、高效和安全的中药制剂调剂。

第十一章　中药注射剂制备与质量评价

第一节　中药注射剂的特点与应用范围

一、中药注射剂的特点

（一）药效迅速

中药注射剂因为是直接注射入体内，药物能够迅速进入血液循环系统，从而快速发挥药效。相比于其他中药剂型，如口服剂或外用剂，中药注射剂的吸收速度更快。

中药注射剂是将中药煎煮后，通过严格的质量控制和无菌技术制备而成的。它们通常含有高浓度的有效成分，并且以液体形式直接注射入体内，使药物快速进入血液循环系统，迅速分布到全身各个组织和器官。这种迅速达到治疗目标的特点使得中药注射剂在某些情况下比其他剂型更为适用。

（二）剂量准确

中药注射剂的剂量可以精确控制，医生可以根据患者的具体情况和需要调整剂量大小，以达到最佳治疗效果。这种准确的剂量控制有助于避免剂量过大或过小，提高治疗的安全性和有效性。

中药注射剂的剂量通常由医生根据患者的年龄、体重、病情等因素进行个体化调整。在选择中药注射剂时，医生会综合考虑患者的病情严重程度、治疗效果及不良反应等因素，制订出适合患者的剂量方案。

精确控制剂量大小的优势使得中药注射剂在治疗一些需要剂量准确控制的疾病时显得尤为重要。例如，在抗肿瘤治疗中，剂量的准确性直接关系到治疗的疗效和副作用的发生。中药注射剂可以根据患者的具体情况和治疗需求调整剂量，从而更好地平衡治疗效果和安全性。

（三）适用于急救和治疗需要迅速起效的疾病

中药注射剂常用于急性疾病和重症疾病的治疗，因为它们可以迅速达到高浓度，快速发挥药效，对于需要迅速救治的疾病具有明显优势。

急性疾病和重症疾病往往发展迅速，病情危急，需要紧急有效的治疗。中药注射剂因为其药效迅速的特点，可以在短时间内达到治疗所需的高药物浓度，快速发挥治疗作用。这对于危重病患者的抢救和急诊治疗具有重要意义。

例如，在心脑血管急症的治疗中，中药注射剂可以通过降低血压、改善心脏功能、促进血液循环等作用迅速缓解症状，并避免病情进一步恶化。在感染性疾病的治疗中，中药注射剂可以抑制病原体的生长和繁殖，迅速控制感染的扩散。

二、中药注射剂的应用范围

（一）用于治疗急性疾病和重症疾病

中药注射剂在治疗急性疾病和重症疾病方面发挥着重要作用。急性疾病和重症疾病往往需要迅速缓解病情、减轻症状，以及降低疾病的严重程度。传统中药注射剂具有疗效快、疗效显著、疗程短等特点，能够在紧急情况下迅速发挥作用，对病情稳定起到关键作用。

在心脑血管急症的治疗中，中药注射剂可以通过调节血液循环、改善心肌供血等方式，迅速缓解症状，减少心脑血管疾病的病情进展。在呼吸系统疾病方面，中药注射剂可以调节免疫功能、改善肺部病变，减轻呼吸系统疾病的症状。在感染性疾病治疗中，中药注射剂可以具有抗菌、抗病毒、抗炎等功效，有效控制感染的蔓延，缩短疾病的持续时间。

（二）用于不能口服给药的患者

中药注射剂适用于不能口服给药的患者。在某些情况下，患者由于病情较重或特殊原因无法通过口服途径摄入药物，此时中药注射剂成为一种有效的给药方式。

对于消化系统疾病患者而言，如胃肠道功能紊乱、消化道溃疡等，口服给药可能会导致药物在胃肠道中被降解、吸收不完全，此时选择中药注射剂可以绕过消化系统，直接进入血液循环，确保药物的有效浓度，提高疗效。

对于咳嗽剧烈无法进食的患者，中药注射剂可以通过静脉注射等方式进行治疗，使药物迅速进入血液循环，起到镇咳、平喘等作用，缓解咳嗽症状，改善患者的饮食摄入情况。

对于术后患者而言，手术后常伴有消化功能较弱、肠道蠕动减慢等问题，口服给药可能无法达到理想的效果。中药注射剂可以通过静脉注射等方式给予药物，以确保术后患者获得充足的药物治疗。

（三）用于局部给药以达到局部治疗效果

中药注射剂可用于局部给药以达到局部治疗效果。部分中药注射剂可以直接注射到局部病变部位，如关节、肌肉、皮下组织等，以达到局部治疗效果。

通过局部给药，中药注射剂能够更加直接地作用于病变部位，减少药物在全身的分布，从而降低不必要的副作用和对健康组织的损害。例如，在关节炎的治疗中，可以通过关节注射中药注射剂，直接起到舒筋活络、镇痛消肿的作用，提高治疗效果。

此外，在肌肉疼痛、皮肤感染等局部病变的治疗中，中药注射剂也可以通过局部给药途径，起到温通经络、杀菌消炎的作用，促进局部病变的康复。这种给药方式能够更加集中地发挥药效，对于一些局部病变的治疗具有特殊优势。

总之，中药注射剂在急性疾病和重症疾病的治疗中发挥着重要作用，不仅可以快速缓解病情，减轻症状，还可以适应不能口服给药的患者，以及通过局部给药方式实现局部治疗效果。这使得中药注射剂成为临床治疗中的重要手段之一，为患者提供了更加全面和个体化的治疗选择。

三、中药注射剂与其他中药剂型的比较

（一）中药注射剂 VS 口服剂

中药注射剂和口服剂是常见的中药给药形式。它们在疗效、使用方便性以及适应证方面有一些区别。

中药注射剂通过直接注入体内，药物成分能够快速进入血液循环，迅速发挥药效。这使得中药注射剂特别适用于急性疾病的紧急救治，因为在紧迫情况下需要迅速起效。此外，在临床上，中药注射剂也被广泛应用于肿瘤、心脑血管疾病等需要立即干预的情况下。

然而，中药注射剂在使用上存在一些限制。首先，注射过程相对于口服来说更加烦琐，需要经过专业医生准确操作。其次，由于直接进入血液循环，对患者的生理状况有一定要求，一些特定人群如孕妇、儿童等则禁用。此外，可能出现的注射部位不适反应也需要引起重视。

相比之下，口服剂使用方便，适用范围更广。中药口服剂能够通过消化系统慢慢释放药物成分，起效相对较慢。但是，它可以广泛应用于慢性疾病的治疗和预防，也是长期治疗的常见选择。此外，口服剂的剂量调整更加灵活，患者也更容易接受。

（二）中药注射剂 VS 外用剂

中药注射剂和外用剂是常见的中药给药形式。它们在给药途径、作用方式以及适应证上存在一些差异。

中药注射剂通过注射进入体内，药物成分能够快速进入血液循环，从而迅速发挥药

效。这使得中药注射剂特别适用于需要迅速起效的病症，如严重感染、危重病情等。其中，一些严重感染病例中，中药注射剂可作为辅助治疗药物，增强抗感染能力。

而外用剂是指将药物直接涂抹在皮肤表面或局部病变部位，通过皮肤吸收达到治疗目的。外用剂主要适用于皮肤病、创伤和局部病变的治疗。一些慢性皮肤病如湿疹、疮疡等常采用中药外用剂进行治疗，通过药物直接作用于患处，缓解症状。

因此，中药注射剂和外用剂的选择应根据具体病情而定。中药注射剂通过注入体内迅速起效，适用于急性疾病和需要快速发挥药效的情况。而外用剂则适用于皮肤病和局部病变的治疗。

（三）中药注射剂 VS 中药颗粒剂

中药注射剂和中药颗粒剂是中药给药形式中常见的两种。它们在药效速度、剂量准确性、使用便捷性等方面有所不同。

中药注射剂以其药效迅速而闻名。通过直接注入体内，药物成分可以立即进入血液循环，迅速发挥作用。这使得中药注射剂在需求快速药效的急性疾病治疗中得到广泛应用。同时，中药注射剂的剂量准确，可以根据具体情况进行精确调整，以实现更好的治疗效果。

中药颗粒剂是一种方便患者自行服用的中药给药形式。中药颗粒剂通过将中药饮片经过研磨、配置等工艺制成颗粒状，方便患者按照医嘱自行服用。中药颗粒剂的优势在于使用便捷，可以灵活调整服用剂量，且适用于长期治疗和居家养生。

因此，在使用中药注射剂和中药颗粒剂时，需要根据具体病情和治疗需求进行选择。中药注射剂适用于急性疾病和需要迅速发挥药效的场合，但使用过程需要专业医生操作；而中药颗粒剂使用便捷，适用于长期治疗和患者自行使用。

（四）中药注射剂 VS 中药煎剂

中药注射剂和中药煎剂是中药给药形式中常见的两种。它们在药效速度、剂量准确性、使用范围等方面有所差别。

中药注射剂通过注射途径给药，药物成分能够迅速进入血液循环，从而药效迅速、显著。这使得中药注射剂在急需快速起效的病情中得到广泛应用。然而，中药注射剂的使用范围较窄，一般适用于急性疾病和重症患者。

中药煎剂则是传统的中药给药形式，在临床应用中具有广泛的使用范围。中药煎剂以中药饮片为原料，通过煎煮制剂而成，患者通过口服途径服用。煎煮过程中，中药煎剂能够充分提取药物成分，发挥中药的疗效。中药煎剂适用于慢性病、养生保健以及一些长效治疗。

四、中药注射剂的发展趋势与前景

（一）临床应用拓宽

随着科学技术的不断发展和研究的深入，中药注射剂在临床应用方面的前景将更为广阔。目前，已经有许多中药注射剂在临床上得到了广泛的应用，如清热解毒类、活血化瘀类、扶正祛邪类等。然而，与西药相比，中药注射剂的种类和数量仍然有限，尚不能满足所有疾病和患者的需求。因此，未来的发展趋势必将是进一步拓宽中药注射剂的临床应用范围。

要实现临床应用拓宽，需要加强中药注射剂的基础研究，深入探索其药效机制和适应证。例如，可以通过对中药有效成分的研究和分析，发现新的治疗靶点，开发针对特定疾病的中药注射剂。同时，还可以开展多中心、大样本的临床试验，验证中药注射剂的疗效和安全性，为其临床应用提供更有力的证据。

未来可能会有更多新的中药注射剂问世，以满足不同疾病和患者的需求。例如，针对肿瘤、心脑血管疾病等重大疾病的中药注射剂有望在未来得到进一步的研究和应用。此外，针对儿童、老年人等特殊人群的中药注射剂也有望得到更多的关注和研究。

（二）剂型改进

注射剂的疼痛、刺激等问题是目前中药注射剂面临的挑战之一。许多患者在使用中药注射剂时会出现疼痛、红肿等不良反应，这不仅影响了患者的治疗依从性和舒适度，还可能对治疗效果产生负面影响。因此，未来的发展方向将会在剂型改进上下功夫，减少或消除副作用，提高患者的使用舒适度。

剂型改进可以从多个方面入手。首先，可以对中药注射剂的成分进行优化和筛选，去除可能引起不良反应的成分，提高注射剂的纯度。其次，可以改进注射剂的制备工艺和质量控制方法，确保每一批药品的质量和稳定性。此外，还可以开发新的注射剂型，如微球、脂质体等，以减轻注射时的疼痛和刺激。

除了剂型改进外，还可以考虑开发其他给药途径的中药制剂，如口服制剂、外用制剂等。这些制剂具有使用方便、安全性高等优点，可以更好地满足患者的需求。同时，这些制剂也可以与注射剂相互补充，形成多途径给药的治疗方案，提高治疗效果。

（三）质量控制与安全性提升

中药注射剂在质量控制方面还需要进一步加强，确保每一批药品的质量稳定可靠。由于中药成分的复杂性和多样性，其质量控制难度较大。因此，需要建立完善的质量控制体系和方法，对中药材的种植、采摘、炮制等环节进行严格的质量控制和管理。同时，还需要对中药注射剂的制备工艺、质量控制方法等进行研究和优化，确保其质量和稳定性达到国际标准。

在安全性方面，需要加强药品监管和不良反应监测工作。建立完善的药品监管体系和方法，对中药注射剂的研制、生产、流通等环节进行严格的监管和管理。同时开展不良反应监测工作，及时发现和处理可能出现的安全性问题，保障患者的用药安全。此外还需要加强中药注射剂的安全性评价和风险评估工作，为其临床应用提供更有力的安全保障。

（四）国际化发展

中药注射剂在国际市场的发展潜力巨大。随着中医药在世界范围内的认可与普及以及相关政策的推动中药注射剂有望更好地走出国门为更多患者带来健康和福祉。然而要实现国际化发展还需要克服许多挑战如文化差异、法律法规差异等。

要加强与国际社会的交流和合作推广中医药文化和理念增强国际社会对中医药的认知和认同度。同时还需要加强中药注射剂的国际注册和认证工作，使其符合国际药品标准和法规要求进入国际市场。此外还需要开展多语种的宣传和推广工作，提高中药注射剂在国际市场上的知名度和影响力。

第二节　注射剂的制备流程及其操作要点

一、中药注射剂的制备工艺流程

（一）中药原料的选取与处理

中药注射剂作为中医药现代化的重要产物，其制备工艺的首要环节便是中药原料的选取与处理。由于中药材的复杂性和多样性，原料的选择与处理显得尤为重要。这不仅关系到注射剂的疗效和安全性，还与产品的质量控制和临床应用效果密切相关。

在选取中药原料时，首先要考虑其药效成分。每种中药材都含有特定的有效成分，这些成分是发挥治疗作用的关键。因此，在选择原料时，应对其药效成分进行深入研究，明确其治疗作用和机制，确保所选药材与目标疾病的治疗需求相匹配。

质量标准也是选取中药原料的重要依据。中药材的质量受到产地、生长环境、采收季节等多种因素的影响，因此其质量存在一定的差异。为了确保注射剂的质量和稳定性，应优先选择符合药典标准或其他公认质量标准的中药材。这些标准通常对药材的外观、性状、有效成分含量等方面都有明确的规定，可以作为选取原料的重要参考。

安全性是中药注射剂制备过程中不可忽视的因素。在选择中药原料时，应对其安全性进行全面评估。这包括了解药材的毒理学特性、不良反应以及与其他药物的相互作用等方面。对于存在重金属、农药残留等安全隐患的中药材，应坚决避免使用，以确保最终产品的安全性。

在处理中药原料时，需要进行若干预处理步骤。首先是清洗过程。中药材在生长、采收和储存过程中可能会受到泥土、灰尘等的污染。因此，使用前应对其进行清洗，以去除表面的污染物和杂质。清洗时可以使用清水或适当的清洗剂，但要注意避免过度清洗导致有效成分的流失。

接下来是除杂过程。中药材中可能混有一些非药用部位或其他杂质，如茎、叶、壳等。这些杂质不仅会影响提取效果，还可能增加产品的微生物污染风险。因此，在处理原料时，应进行除杂操作，将非药用部位和其他杂质去除干净。这可以通过手工挑选、机械分离或化学方法等方式实现。

最后是破碎过程。中药材的破碎可以增加其比表面积，有利于后续的提取工艺。通过破碎，可以使药材中的有效成分更容易溶解在溶剂中，提高提取效率。常用的破碎方法有切割、研磨、打粉等，可以根据药材的性质和提取工艺需求进行选择。

（二）提取与精制工艺

提取与精制工艺在中药注射剂的制备中扮演着至关重要的角色。这两个环节不仅关乎有效成分的提取效率和纯度，更直接影响到最终产品的质量和疗效。以下将对这两个核心步骤进行详细的分析和讨论。

1. 提取工艺

提取是从中药原料中获取有效成分的过程，其目标是尽可能高效、完整地提取出药材中的活性成分。常用的提取方法有水煎提取、浸提、超临界流体提取等。

（1）水煎提取：这是最常用的提取方法之一。通过加热中药材与水混合的溶液，使有效成分溶解在水中。此方法的优点是操作简便、成本低廉，适用于大多数中药材。但水煎提取也可能导致一些不耐热的活性成分被破坏。

（2）浸提：浸提是将中药材浸泡在溶剂中，使有效成分溶解在溶剂中的过程。常用的溶剂包括水、乙醇、甲醇等。浸提可以选择性地提取某些类型的有效成分，并且可以通过调整溶剂的种类和浓度来优化提取效果。

（3）超临界流体提取：这是一种新型的提取技术，利用超临界流体（如二氧化碳）作为溶剂进行提取。此方法具有高效、环保的优点，并且可以通过调整压力和温度来控制提取的选择性。但超临界流体提取的设备成本较高，操作条件较为苛刻。

在选择提取方法时，需要考虑中药原料的特性、理化性质以及所要提取的有效成分等因素。例如，对于含有大量水溶性成分的药材，可以选择水煎提取；对于含有脂溶性成分的药材，可以选择浸提或超临界流体提取。

在提取过程中，还需要控制一系列参数以达到最佳的提取效果。这些参数包括温度、时间、溶剂比例等。温度过高可能导致有效成分的破坏，温度过低则可能降低提取效率；时间过长可能增加杂质的溶解，时间过短则可能使有效成分提取不完全；溶剂比例也需要根据药材的性质和所需提取的成分进行调整。此外，提取液的过滤和澄清工艺也是关键步骤，通过过滤可以除去悬浮物和大的杂质颗粒，通过澄清可以进一步去除溶液中的微小颗粒和胶体物质，以获得纯净的提取液。

2. 精制工艺

精制工艺是在提取基础上对提取液进行进一步的处理，以去除余杂物质和次生代谢产物，提高提取液的纯度。精制的目标是提高产品的安全性和有效性，确保注射剂的质量稳定可控。常见的精制方法包括浓缩、沉淀、结晶、过滤和洗脱等。

（1）浓缩：通过蒸发部分溶剂来减小提取液的体积，提高有效成分的浓度。常用的浓缩方法有常压浓缩和减压浓缩。浓缩过程中需要注意控制温度和时间，避免有效成分的破坏。

（2）沉淀：通过加入某些化学物质或调整溶液条件使杂质沉淀下来，然后通过过滤将其去除。常用的沉淀方法有盐析法、醇沉法等。沉淀操作需要选择适当的沉淀剂和条件，以确保有效成分的保留和杂质的去除。

（3）结晶：通过控制溶液的温度、浓度等条件使有效成分以晶体的形式析出，然后通过过滤或离心将其分离出来。结晶是一种高效的精制方法，可以得到纯度较高的有效成分。但结晶操作需要精确控制条件，否则可能导致有效成分的损失或晶体的纯度下降。

（4）过滤：通过过滤器将溶液中的悬浮物、微粒等杂质去除的操作。过滤可以使用各种滤材和过滤器进行，如砂滤、膜过滤等。过滤操作需要注意选择合适的滤材和过滤条件，以确保有效成分的通过和杂质的截留。

（5）洗脱：通过洗涤或吸附剂对溶液进行进一步的处理以去除残留的杂质或次生代谢产物。洗脱操作可以使用各种吸附剂如活性炭、硅胶等进行通过吸附和洗脱过程可以进一步提高溶液的纯度。

综上所述，提取与精制工艺是制备中药注射剂的关键环节之一。在选择提取方法和精制方法时需要充分考虑中药原料的性质和目标成分的性质以达到最佳的提取效果和精制效果。同时，在整个工艺过程中还需要严格控制各项参数和操作条件，确保产品的质量和稳定性符合相关标准和要求。

（三）配制与灌装

配制是中药注射剂制备过程中的重要环节，其目标是确保药液的质量和稳定性。在这一环节中，必须要精确地控制各种辅助剂的添加量和比例。辅助剂的选择和添加量对药液的溶解度、稳定性和药效都有显著影响。例如，为了调节药液的 pH，可能会使用酸碱调节剂；为了提高药液的稳定性和保存期限，可能会添加防腐剂或抗氧化剂。所有这些操作都需要在严格的质控条件下进行，以确保药液的质量和一致性。

完成配制后，接下来的步骤是灌装。灌装过程也需要在严格的质量控制条件下进行，以确保产品的无菌性和安全性。在灌装前，所有的容器都需要进行彻底的清洗和消毒，以消除任何可能的污染源。灌装机也需要进行定期的维护和校准，以确保其工作的准确性和可靠性。此外，还需要对灌装环境进行严格的监控，确保其符合相关的洁净室标准。在灌装过程中，还需要对灌装量和灌装速度进行精确的控制，以确保每一批产品的质量都是一致的。为了实现这一目标，可以使用自动控制系统和在线监测设备，对灌装过程进行实时的监控和调整。

无论是配制还是灌装，都需要有专业的技术人员进行操作。这些人员需要接受相关的培训和教育，了解中药注射剂的制备原理和操作规范，掌握相关的技能和知识。同时，他们还需要具备良好的质量意识和职业素养，能够严格按照操作规程进行操作，并对任何异常情况进行及时的报告和处理。为了实现这一目标，可以建立完善的人员培训和管理制度，定期对人员进行考核和评价，确保其技能和知识的更新和提升。

（四）灭菌与包装

完成灌装后的中药注射剂需要进行灭菌处理，以确保产品的无菌性和安全性。常用的灭菌方法包括高温高压灭菌、辐射灭菌等。在选择灭菌方法时，需要考虑产品的特性、灭菌效果和成本等因素。例如，对于对热敏感的药液，可以选择使用辐射灭菌或化学灭菌等方法；对于对热稳定的药液，可以使用高温高压灭菌等方法。在灭菌过程中，还需要对灭菌参数和周期进行严格的控制和管理，确保每一批产品都能够达到灭菌的要求。

完成灭菌后，注射剂需要进行包装。包装的主要目的是保护产品的质量和完整性，并提供相关的信息给使用者。常见的包装方式有玻璃制剂瓶、塑料容器等。在选择包装方式时，需要考虑产品的特性、保存期限和使用场景等因素。例如，对于需要长时间保存的产品，可以选择使用密封性好的玻璃制剂瓶；对于需要便携使用的产品，可以选择使用轻便的塑料容器。在包装过程中，还需要进行密封和标签贴附等操作，确保产品的密封性和追溯性。为了实现这一目标，可以使用自动化包装设备和在线监测设备，对包装过程进行实时的监控和调整。

除了以上的步骤外，还需要建立完善的质量管理体系和质量控制标准，对中药注射剂的制备过程进行全面的管理和监控。这包括建立原料的质量控制标准、制定详细的操作规程和工艺流程、建立产品的质量标准和质量检测方法等。同时还需要建立完善的质量记录和档案管理系统，对每一批产品的制备过程和质量检测结果进行详细的记录和管理。这些记录和档案可以为产品的质量控制和追溯提供重要的依据和支持。

二、注射剂制备的操作要点与注意事项

（一）原料药的提取与精制方法选择

在中药注射剂的制备过程中，原料药的提取与精制是首要环节，其效果直接影响到最终产品的质量。为了获得理想的有效成分提取率和纯度，必须根据原料药的特性和所提取的有效成分来选择合适的提取和精制方法。

以水煎提取为例，这种方法主要适用于多糖类化合物和某些水溶性较好的有效成分。通过控制提取温度、时间和溶剂的用量，可以有效地将目标成分从原料药材中分离出来。而对于挥发性成分，超临界流体提取则是一个更好的选择。这种方法利用超临界流体的高扩散性和低粘度特性，可以在较短时间内实现高效提取。

除了提取方法外，精制方法的选择也是关键。精制的目的主要是去除提取液中的杂质，提高有效成分的纯度。常用的精制方法包括过滤、离心、萃取、结晶等。在选择精制方法时，需要综合考虑杂质的性质、有效成分的稳定性以及操作成本等因素。

在实际操作中，为了确保提取和精制的效果，还需要注意以下几点。首先是温度控制。温度过高可能导致有效成分的分解或变性，而温度过低则可能影响提取效率。因此，在选择提取和精制方法时，必须要考虑温度的影响。其次是溶剂的选择。不同的溶剂对有效成分的溶解度和稳定性有不同的影响，因此需要根据实际情况进行选择。最后是添加剂的使用。在提取和精制过程中，可能需要使用一些添加剂来提高提取效率或改善产品性能。然而，添加剂的使用也可能会带来一些安全风险，因此需要严格控制其用量和种类。

（二）配制过程中的 pH 调节与渗透压控制

完成提取和精制后，接下来的步骤是配制过程。在这个过程中，pH 调节和渗透压控制是两个重要的环节，它们对注射剂的稳定性和生物利用度有着直接的影响。

pH 是衡量溶液酸碱度的一个重要指标。对于中药注射剂来说，pH 的不合适可能导

致有效成分的降解或沉淀，从而影响产品的质量和疗效。因此，在配制过程中需要根据产品的性质和要求进行 pH 调节。常用的 pH 调节方法包括添加酸碱调节剂或使用缓冲溶液等。在调节 pH 时，还需要注意选择合适的调节剂和调节速度，以避免对产品造成不必要的损害。

除了 pH 调节外，渗透压控制也是配制过程中需要考虑的一个因素。渗透压是指溶液中溶质分子对水分子的吸引力，它与溶液的浓度和溶质的性质有关。对于中药注射剂来说，如果渗透压不合适，可能导致注射时产生疼痛或组织损伤。因此，在配制过程中需要根据产品的特性和使用场景进行渗透压控制。常用的渗透压控制方法包括添加渗透压调节剂或调整溶液的离子强度等。

在实际操作中，为了确保 pH 调节和渗透压控制的效果，还需要进行相关的检测和评估。例如，可以使用 pH 计和渗透压计等仪器对溶液的 pH 和渗透压进行实时监测和调整。同时还需要进行稳定性试验和生物利用度评估等研究来验证产品的质量和疗效。这些研究结果可以为产品的优化和改进提供重要的参考依据。

（三）灌装与密封操作的关键点

在注射剂的生产过程中，灌装与密封是两个至关重要的环节。这两个环节的操作不仅关系到产品的质量和安全性，还影响到产品的稳定性和有效期。因此，严格控制灌装与密封操作的关键点，对于确保注射剂的质量和安全性具有重要意义。

1. 灌装操作的关键点

（1）无菌操作和消毒处理：在灌装过程中，必须严格遵守无菌操作规范，防止微生物和其他污染物的混入。操作人员需要穿戴无菌工作服、手套和口罩，并在灌装前对操作台、容器和工具进行彻底的消毒处理。消毒处理可以采用化学消毒剂、紫外线照射等方法，确保操作环境的无菌状态。

（2）灌装量和灌装速度的控制：灌装量和灌装速度是影响注射剂容量准确和一致性的重要因素。灌装量过多或过少都会导致产品的不合格，而灌装速度过快或过慢则可能影响产品的质量和稳定性。因此，在灌装过程中，需要精确掌握灌装量和灌装速度的控制方法。可以采用自动灌装设备或手动控制装置来实现对灌装量和灌装速度的精确控制，并进行定期的校验和维护，确保设备的准确性和可靠性。

（3）悬浮物的均匀分布和液体与容器壁的相互作用：对于特殊要求的注射剂，如乳剂或悬浮剂，还需要注意悬浮物的均匀分布和液体与容器壁的相互作用等问题。在灌装前，需要对原料进行充分的搅拌和混合，确保悬浮物的均匀分布。同时，还需要选择合适的容器材料和形状，以减少液体与容器壁的相互作用，避免产品的分层或沉淀。可以采用超声波振动、搅拌器等方法来改善悬浮物的分布和液体的流动性，提高产品的质量。

2. 密封操作的关键点

（1）选择合适的密封方式和设备：密封操作是确保注射剂密封性的关键步骤。在选择密封方式和设备时，需要考虑产品的性质、容器材料和密封要求等因素。常见的密封方式包括旋盖、压盖、铝塑组合盖等。在选择密封设备时，需要注意设备的性能、精度和可靠性，并进行定期的校验和维护，确保设备的正常运行。

（2）注意密封材料的选择和质量控制：密封材料的选择和质量控制是防止渗漏和污染发生的关键。在选择密封材料时，需要考虑其与容器材料和药物的相容性、密封性能和稳定性等因素。常见的密封材料包括橡胶垫片、铝箔、聚酯膜等。在质量控制方面，需要对密封材料进行严格的质量检测和控制，确保其符合相关标准和规定。可以采用目视检查、尺寸测量、拉力测试等方法对密封材料的质量进行检测和控制。

（四）灭菌工艺的选择与参数确定

灭菌工艺是注射剂生产过程中的重要环节之一。其目的是杀灭产品中的微生物和其他污染物，以确保产品的无菌性和安全性。在选择灭菌工艺和确定参数时，需要考虑产品的性质和要求以及设备的性能等因素。

1. 灭菌方法的选择

根据产品的性质和要求，可以选择合适的灭菌方法。常见的灭菌方法包括高温高压灭菌、辐射灭菌、过滤除菌等。其中，高温高压灭菌常用于耐热注射剂，可以杀灭产品中的微生物和其他污染物；辐射灭菌常用于敏感药物可以避免高温高压对产品的影响；过滤除菌则可以去除产品中的微粒和细菌等污染物。在选择灭菌方法时需要考虑其对产品的影响以及操作的可行性和经济性。

2. 灭菌参数的确定

在确定灭菌参数时需要考虑产品的性质和要求以及设备的性能等因素。常见的灭菌参数包括温度、压力、时间和湿度等。在确定这些参数时需要进行验证和监测以确保灭菌效果符合要求。可以采用生物指示剂法、化学指示剂法等方法对灭菌效果进行监测和评价，并根据监测结果对参数进行调整和优化。同时还需要注意灭菌过程中可能对产品造成的影响如色泽变化、成分降解等并进行相应的质量控制和调整。

三、注射剂的制备设备与技术要求

（一）原料药处理设备

中药注射剂的制备过程首先需要进行原料药的处理和预处理工作。原料药处理设备包括清洗设备、除杂设备和破碎设备等，这些设备在中药注射剂的生产中起到至关重要的作用。

（1）清洗设备：中药的原料药通常来自天然植物，所以在制备过程中需要对原料进行彻底的清洗，以去除表面的杂质和污物。清洗设备可以采用洗涤槽、水浴器或超声波清洗机等，根据不同的原料特性选择合适的清洗方式。通过清洗设备的使用，可以保证原料药的质量和纯度。

（2）除杂设备：中药原料中可能会含有一些杂质，如沙土、根茎残渣等。为了保证注射剂的质量和安全性，需要将原料中的杂质去除。除杂设备可以选择震动筛、磁选器或手工除杂等方式。利用除杂设备，可以有效去除原料中的杂质，提高原料的纯净度。

（3）破碎设备：中药一般需要进行破碎处理，以提高提取效果。破碎设备可以选择粉碎机、研磨机或高速搅拌机等。这些设备能够将原料药进行细碎，增大表面积，有利于药物成分的提取和释放。通过破碎设备的使用，可以使得中药注射剂中的有效成分更容易被提取出来。

（二）提取与精制设备

中药注射剂的提取与精制工艺依赖于相应的设备进行操作。常见的提取设备包括提取罐、萃取罐、循环提取罐等，这些设备在中药注射剂的生产过程中起到关键的作用。

（1）提取设备：提取设备是用来从中药材中提取有效成分的装置。提取设备通常具备加热、冷却、搅拌和过滤等功能，并能控制提取过程中的温度、时间和溶剂比例等参数。常用的提取设备包括提取罐、萃取罐和循环提取罐等。这些设备通过合理的工作原理和参数设置，可以实现从中药材中高效、准确地提取目标成分。

（2）精制设备：精制设备主要用于进一步去除提取液中的杂质和次生代谢产物，提高产品的纯度。常见的精制设备包括吸附塔、结晶器和蒸馏塔等。吸附塔能够通过选择性吸附的原理，去除提取液中的杂质。结晶器则用于将提取液中的目标成分结晶得到高纯度的晶体。蒸馏塔则采用蒸馏原理，将提取液中的混合物按照沸点差异进行分离纯化。

通过提取与精制设备的运用，可以有效地提高中药注射剂的纯度和活性成分含量，保证产品的质量和安全性。这些设备的选择和使用需要根据具体的药材特性、工艺要求和生产规模来进行，以确保最佳的生产效果和品质控制。同时，在设备使用过程中，需要严格遵守相关的操作规范和标准，确保设备的卫生和安全性，从而保证中药注射剂的质量，满足临床的需求。

（三）配制与灌装设备

中药注射剂的配制和灌装过程需要相应的设备支持。常见的配制设备包括溶解罐、搅拌罐和调节 pH 的设备等。溶解罐一般用于将药物原料与溶剂进行混合溶解，通常具有加热、保温和搅拌功能，可以控制溶解的速度和温度。搅拌罐通常用于混合溶解后的药液，以确保药物成分均匀分布，防止沉淀或不均匀的情况发生。调节 pH 的设备主要是为了满足某些药物需要在特定 pH 下稳定的要求，通过自动加碱或加酸的方式实现对药液 pH 的调节。

灌装设备主要包括灌装机、封口机和标签贴附机等。灌装机是用于将配制好的药液灌装到注射器或其他容器中的设备。它通常具有精准的计量和灌装功能，可以根据需求设定灌装容量，并能保证每个容器中的药液量一致。封口机主要用于封闭灌装好的容器，确保注射剂的密封性和防伪性。常见的封口方式有塑料热封、铝封等，封口机可根据不同的封口方式进行设定，并能确保封口的质量和完整性。标签贴附机用于在产品上贴附标签，通常具备自动识别和贴附功能，能够将产品的相关信息贴附到合适的位置，以达到追溯、警示和使用方便的目的。

（四）灭菌与包装设备

中药注射剂在制备完成后需要进行灭菌处理和包装工作。灭菌设备主要包括高温高压灭菌器、连续式灭菌器和辐射灭菌器等。高温高压灭菌器是一种常用的灭菌设备，它利用高温高压的条件杀灭微生物，通常采用蒸汽灭菌或干热灭菌的方式。连续式灭菌器是一种连续工作的灭菌设备，通过持续供应灭菌剂和灭菌条件，实现对产品的连续灭菌。辐射灭菌器则利用辐射的方式杀灭微生物，常用的辐射源包括γ射线和电子束。

包装设备主要包括包装机、贴标机和封口机等。包装机是用于将灭菌后的注射剂进行包装的设备，它能够根据产品的特性和包装要求选择合适的包装材料和容器，并通过自动化的操作完成包装过程。常见的包装方式有塑料包装、玻璃容器等。贴标机通常用于在产品上贴附标签，以便追溯、警示和使用方便。贴标机能够根据产品的要求实现标签的识别、定位和贴附，确保标签的准确和粘贴的牢固。封口机则用于完成产品的密封操作，常见的封口方式有塑料热封、铝封等。封口机能够根据不同的封口方式进行设定，并确保封口的质量和完整性，防止产品在包装过程中发生泄漏或受到污染。

注射剂制备设备的技术要求包括以下几个方面。

（1）设备应满足药品生产质量管理规范（GMP）的要求，具备良好的设计、施工和运行记录，以确保产品的质量和安全性。

为了保证中药注射剂的生产质量和安全性，制备设备必须符合 GMP 的要求。设备的设计、施工和运行记录都应该经过认真的考虑和记录，以确保设备在制备过程中的可靠性、稳定性和安全性。

首先，在设备的设计阶段，需要考虑到注射剂制备的特殊要求。设备应该具备合理的结构和布局，方便操作人员进行操作和监控。同时，设备的材料选择需要符合GMP相关规定，以防止可能产生的交叉污染和残留物。此外，设备的工艺流程应合理，能够满足注射剂的制备工艺要求，并确保产品质量的一致性。

其次，在设备的施工过程中，需要严格按照GMP的要求进行操作。施工人员应具备相关技术知识和经验，确保设备的安装和调试符合GMP标准。同时，施工过程中需要做好相应的记录，以备后续验证和监控使用。

最后，在设备的运行过程中，需要保持良好的记录和监控。设备应具备可靠的传感器和控制系统，能够实时监测和调节温度、压力、搅拌速度、pH等关键参数。这些参数对于注射剂的制备过程至关重要，只有在合适的范围内控制，才能确保制备过程的准确性和稳定性。监控系统应具备报警功能，及时发现和处理异常情况，以避免影响产品质量和安全性。

（2）设备应具备可靠的控制系统，能够实时监测和调节温度、压力、搅拌速度、pH等关键参数，以确保制备过程的准确性和稳定性。

中药注射剂的制备过程中，温度、压力、搅拌速度、pH等关键参数的控制对于产品的质量和稳定性至关重要。因此，设备必须配备可靠的控制系统，能够实时监测和调节这些参数，以确保制备过程的准确性和稳定性。

首先，设备的控制系统应该具备高精度的传感器和仪表，能够准确监测温度、压力、搅拌速度、pH等关键参数的变化。传感器和仪表应符合GMP要求，具备稳定性和可靠性。

其次，控制系统应具备良好的调节性能，能够根据监测到的实时数据进行自动调整。这样可以保证制备过程中各个参数的准确性和稳定性。控制系统应具备合适的控制算法和方法，将传感器获取到的数据进行分析和处理，并输出相应的控制指令。

最后，控制系统还应该具备报警功能，能够及时发现并响应异常情况。当监测到的参数超出设定的范围时，控制系统应能够及时发出警报，并采取相应的措施进行调整和修复。

（3）设备应易于清洁和维护，材料选择应符合药品生产的相关规定，防止交叉污染和残留物的产生。

为了保证中药注射剂的质量和安全性，设备应设计成易于清洁和维护的结构，同时材料选择也需要符合药品生产的相关规定，以防止交叉污染和残留物的产生。

首先，设备的结构应简单明了，避免死角和难以清洁的部位。各个组件之间的连接应尽量减少螺纹、密封垫等零部件，以减少残留物的滞留。同时，设备的表面应光滑平整，便于清洁人员进行有效的清洁操作。

其次，材料的选择应符合药品生产的相关规定。主要接触药品的部件应选用不与药品发生反应的材料，比如不锈钢、陶瓷等。这些材料具有耐腐蚀、易清洗、耐高温等特点，可以有效预防交叉污染和残留物的产生。

最后，设备应具备良好的维护性能。设备的各个部件应易于拆卸和安装，以便于维护和更换。设备应配备相关的维护手册和操作指南，对于常见故障和维护方法进行详细说明，以便操作人员能够正确进行设备的维护和保养工作。

（4）设备应具备一定的自动化程度，减少人为操作的干扰和错误，提高制备效率和一致性。

为了提高中药注射剂的制备效率和一致性，设备应具备一定的自动化程度，减少人为操作的干扰和错误。

首先，设备的自动化控制系统应具备良好的稳定性和可靠性，能够实现制备过程的自动化控制。通过预设的程序和算法，设备可以根据不同的工艺要求自动调整温度、压力、搅拌速度等参数，以确保制备过程的准确性和稳定性。自动化控制系统还应具备数据记录和储存功能，可方便后续的过程分析和质量控制。

其次，设备的自动化程度应尽可能高。例如，在液体配料的过程中，可以引入自动化的液体计量和加料系统，避免人为操作产生的误差。在药品溶解、过滤、灭菌等环节，也可以采用自动化的设备和工艺，提高制备效率和一致性。

最后，设备的操作界面应简单易懂，操作人员只需简单设置和监控，而不需要进行复杂的手动操作。设备还应具备相应的安全保护装置，避免操作人员误操作或发生意外情况。

（5）设备操作应简单易懂，操作人员应接受相关培训，熟悉设备的使用和维护，保证制备过程的安全和可靠性。

为了保证中药注射剂的制备过程安全可靠，设备操作应简单易懂，并且操作人员应接受相关培训，熟悉设备的使用和维护。

首先，设备的操作界面应设计简洁明了，操作按钮和指示灯应具备清晰标识，便于操作人员理解和使用。操作界面上的参数设置和监控显示应简单明了，方便操作人员进行操作和实时监测。

其次，操作人员应接受相关的培训，熟悉设备的使用和维护。培训内容应包括设备的基本原理、操作流程、常见故障处理方法等。培训还应针对设备的特点和使用注意事项，强调安全操作和卫生要求，确保操作人员能够正确使用设备，并及时采取相应的措施应对可能出现的异常情况。

再次，设备应配备详细的操作手册和维护手册，记录设备的正确使用方法和维护保养要点。操作人员在操作前应仔细阅读相关手册，以获取准确的操作指导和维护知识。

最后，设备的安全性也需要得到重视。设备应具备相应的安全保护装置，比如紧急停机按钮、过载保护装置等，以确保操作人员和设备的安全。同时，操作人员在使用设备时应严格遵守操作规程，做好个人防护措施，避免发生意外事故。

第三节　质量评价与安全性考量

一、注射剂的质量评价标准与方法

（一）外观与物理性质检查

外观与物理性质检查是注射剂质量评价的首要步骤。通过观察注射剂的外观是否清澈、无悬浮物或沉淀、颜色是否正常等方式进行评估。物理性质检查主要包括 pH 测定、溶解度、相对密度、离心沉降试验、冷链处理等，以确保注射剂具备良好的物理性质。

（1）外观检查：外观检查是对注射剂的色泽、透明度、气味等进行观察和评价。应注意注射剂是否有可见的异物、悬浮物、沉淀物，以及颜色是否符合规定标准。正常情况下，注射剂应呈现清澈透明的状态，没有悬浮物或沉淀。

（2）pH 测定：pH 是衡量注射剂酸碱性的重要指标之一。不同的注射剂要求不同的 pH 范围，过高或过低的 pH 可能会对人体产生刺激或损伤。因此，通过使用 pH 计等设备，可以准确测定注射剂的 pH，以确保其符合规定要求。

（3）溶解度：溶解度是指在一定温度和压力下，单位体积的溶剂中能溶解的溶质的质量。通过测定注射剂在特定溶剂中的溶解度，可以评估其溶解性和稳定性。正常情况下，注射剂应该具有较高的溶解度，能够在给药时完全溶解。

（4）相对密度：相对密度是指物质在一定温度和压力下的密度与相同温度和压力下水的密度之比。通过测定注射剂的相对密度，可以判断其相对纯度和含水量。正常情况下，注射剂的相对密度应接近于 1，表示其密度与水接近。

（5）离心沉降试验：离心沉降试验是一种用来评估注射剂中悬浮物或沉淀物的快速检测方法。通过将注射剂在离心机中进行离心处理，可以使得悬浮物或沉淀物沉降到底部，以观察沉降后上清液的澄清程度。正常情况下，上清液应该呈现清澈透明的状态。

（6）冷链处理：冷链处理是指在注射剂的生产、储存和运输过程中保持一定的低温条件，以防止活性成分的降解和变质。通过采用冷藏和冷冻设备，可以控制注射剂的温度，并确保其在整个供应链中的质量和稳定性。

以上这些外观与物理性质检查方法是保证注射剂质量的重要手段。通过对于外观的观察和各项物理性质的测定，可以及时发现并排除可能存在的质量问题，确保注射剂的安全性和有效性。

（二）化学成分与含量测定

化学成分与含量测定是评价注射剂质量的关键环节。通过使用各种分析方法，如高效液相色谱法、气相色谱法等，对注射剂中的活性成分、辅料和杂质进行定性与定量分析。同时，对于含有多种组分的注射剂，需要对其成分之间的相互作用进行研究，以确保注射剂的配方成分和含量符合规定标准。

（1）化学成分测定：化学成分测定是通过分析方法对注射剂中的各种成分进行定性和定量分析。常用的分析方法包括高效液相色谱法、气相色谱法、质谱法等。通过这些分析方法，可以确定注射剂中的活性成分、辅料和杂质的存在和含量。

（2）含量测定：含量测定是对注射剂中的活性成分进行定量分析。通过校准曲线，使用定量仪器进行测定，可以得到准确的活性成分含量。同时，还需要考虑到样品的稀释、预处理等因素对测定结果的影响，确保测定结果的准确性和可靠性。

（3）相互作用研究：对于含有多种组分的注射剂，还需要研究其成分之间的相互作用。这些相互作用可能导致成分的相容性问题、降解反应以及药物相互影响等。通过进行相互作用研究，可以确定注射剂各组分之间的相互关系，从而保证注射剂的配方成分和含量符合规定标准。

化学成分与含量测定是评价注射剂质量的重要环节。通过对注射剂中各种成分的定性和定量分析，可以确保注射剂的活性成分含量准确、辅料无害、杂质无害，并防止组分之间的相互作用带来的不良影响，从而保证注射剂的质量和疗效。

（三）无菌与微生物限度检查

无菌与微生物限度检查是评价注射剂安全性的关键环节。通过无菌检查和微生物限度检查，可以确定注射剂中是否存在细菌、真菌、大肠杆菌等微生物污染，并确定其数量是否符合规定的限度。这一步骤需要严格按照药典方法进行，确保注射剂的无菌性。

（1）无菌检查：无菌检查是对注射剂制剂过程和包装过程中的细菌污染情况进行评价。常用的无菌检查方法包括培养法、膜过滤法等。通过将注射剂制剂在适当培养基上培养一段时间后观察是否有细菌生长，可以判断注射剂是否无菌。

（2）微生物限度检测：微生物限度检测是为了评估注射剂中微生物污染的程度。根据药典规定的方法，将一定量的样品进行培养，然后根据细菌、真菌和大肠杆菌等微生物的生长情况进行评价。根据药典的要求，注射剂应符合一定的微生物限度标准，以确保注射剂的安全性。

无菌与微生物限度检查是注射剂质量控制的重要环节。通过严格按照无菌技术规范和药典方法进行检测，可以确保注射剂的无菌性，避免微生物污染对人体的潜在风险。

（四）热原与过敏反应检查

热原与过敏反应检查是评价注射剂安全性的另一个重要方面。通过进行热原试验和过敏性试验，可以评估注射剂对人体的损伤程度和过敏反应风险。热原试验常用于检测蛋白质类注射剂的发热性能，而过敏性试验则通过动物实验和体外试验来评估注射剂是否具有过敏原性。

（1）热原试验：热原试验是对注射剂在体内引起发热反应的评估。通过给动物注射一定剂量的注射剂，观察其是否引起体温升高。常用的实验动物包括小鼠和猪等。通过热原试验，可以评估注射剂的发热性能，为合理使用提供参考。

（2）过敏性试验：过敏性试验是评估注射剂是否具有过敏原性的试验。常用的过敏性试验包括皮肤试验、IgE 抗体检测、组织切片试验等。这些试验通过对动物或体外培养的细胞进行刺激后检测过敏反应的发生，以评估注射剂对人体是否具有过敏反应风险。

热原与过敏反应检查是评价注射剂安全性的重要环节。通过进行热原试验和过敏性试验，可以评估注射剂对人体的潜在损害和过敏反应风险，从而保证注射剂的使用安全性和可靠性。

总结起来，注射剂质量的评价涉及外观与物理性质检查、化学成分与含量测定、无菌与微生物限度检查以及热原与过敏反应检查等多个方面。通过这些评价环节的全面检查与测试，可以确保注射剂的质量安全、有效性和可靠性，为患者提供高质量的治疗药物。同时，在注射剂生产和质量控制过程中，需要严格遵守相关法规和标准，确保每一批次的注射剂都符合规定的质量要求。

二、注射剂的安全性评价

（一）急性毒性试验

急性毒性试验是评价注射剂安全性的基础。该试验通过将注射剂直接或间接暴露于实验动物体内，观察和评估其对动物的毒性反应和死亡率。根据国家相关法规和标准，选择适当的动物模型和试验方法进行急性毒性试验，以确定注射剂的毒性水平和安全使用剂量。

在进行急性毒性试验时，首先需要确定合适的实验动物种类和数量。通常选择小鼠、大鼠、兔子等常用实验动物进行试验。根据注射剂的特性和使用途径，选择相应的给药方式，如静脉注射、皮下注射等。将不同剂量的注射剂给予实验动物，并观察注射后动物的症状表现、行为和生理指标的变化。

观察期通常为14天，根据注射剂的特点和国家相关法规要求，可以适当延长观察期至28天或更长时间。在观察期内，定期记录各项指标的变化，包括体重、食物摄入量、水摄入量、皮肤状况等。通过观察动物的一般行为、神经系统、消化系统、呼吸系统、循环系统等方面的变化，判断注射剂是否对实验动物产生了毒性反应。

同时，还需要进行动物死亡率统计，以评估不同剂量的注射剂对动物的致死风险。根据实验结果，可以确定注射剂的毒性水平和安全使用剂量范围，并进一步决定是否进行其他毒性试验，以全面评价注射剂的安全性。

（二）长期毒性试验

长期毒性试验是评价注射剂长期使用安全性的重要手段。该试验通过将注射剂长期给予实验动物，观察和评估其在体内的毒性效应和潜在的致病风险。根据药物注册法规和标准，选择适当的动物模型、给药剂量和观察时间，进行长期毒性试验，以评估注射剂的长期安全性。

长期毒性试验通常进行6个月至2年不等的时间。在试验开始前，需要制订详细的实验方案，包括实验动物的选择、给药方式和剂量、观察指标、实验结束后的处理等。选择合适的动物模型，如大鼠、小鼠、狗等，并根据实验要求选择适当的给药方式，如灌胃、皮下注射等。

在观察期内，定期记录实验动物的体重、食物摄入量、水摄入量等生理指标的变化，观察其一般行为、神经系统、消化系统、呼吸系统、循环系统等方面的变化。同时，还需要进行血液学、生化学和病理学等多个方面的检测，以评估注射剂对实验动物的长期影响。

通过长期毒性试验，可以评估注射剂对实验动物的器官、组织和系统产生的毒性效应，确定注射剂的长期安全使用剂量和潜在的致病风险。这些结果对于制定注射剂的临床使用指导和保证患者的安全至关重要。

（三）生殖性与过敏性试验

生殖性和过敏性试验是评估注射剂对生殖系统和过敏反应的影响的重要手段。通过进行生殖毒性试验和变态反应试验，评估注射剂对生殖系统功能、生育能力和过敏反应的影响。这些试验可以帮助确定注射剂是否具有潜在的生殖毒性和过敏原性。

生殖毒性试验主要评估注射剂对动物的生殖功能和生育能力的影响。通过选择合适的动物模型，如小鼠、大鼠等，在一定时期内给予不同剂量的注射剂，并观察其对动物的生殖器官、性激素水平、生育能力等方面的影响。通过检测动物的受孕率、胚胎和胎仔发育情况等指标，评估注射剂对动物生殖系统的潜在影响。

变态反应试验主要评估注射剂对动物免疫系统的过敏原性。通过给予实验动物不同剂量的注射剂，并观察其是否引发变态反应或过敏反应。观察动物的体征变化，如皮肤红肿、呼吸困难等，同时进行血液学和免疫学等指标的检测，以评价注射剂对动物免疫系统的潜在影响。

通过生殖性和过敏性试验，可以评估注射剂对生殖系统功能和免疫系统的影响，判断注射剂是否具有潜在的生殖毒性和过敏原性。这些试验结果对于确保注射剂的安全性和合理使用具有重要意义，为患者提供更安全、有效的治疗方案。

三、注射剂上市后安全性监测与风险管理

（一）不良反应监测与报告制度

为了保证注射剂上市后的安全性，建立完善的不良反应监测与报告制度非常重要。不良反应是指在使用药物过程中可能出现的不良症状或不良事件，包括药物副作用、药物相互作用、过敏反应等。及时收集和报告不良反应信息，可以有效监测和评估注射剂的安全性，进一步提高药物治疗质量。

首先，药品生产企业在药物研发和上市之前就应当制订好严格的不良反应监测计划。通过进行临床试验和研究，收集注射剂的不良反应信息，并对其进行评估和分析。在上市后，药品生产企业应建立不良反应信息的收集渠道和数据库，及时接收来自医疗机构和患者的反馈信息，并进行整理和分析。

其次，医疗机构和医生在使用注射剂过程中应加强对不良反应的监测和报告。医生需要密切观察患者的用药情况，及时记录和反馈不良反应信息。医疗机构应建立健全的不良反应报告制度，鼓励医生主动报告不良反应，并提供必要的技术指导和支持。

最后，患者在使用注射剂过程中也应加强对不良反应的认识和反应。医疗机构和药品生产企业应加强对患者的宣传和教育工作，提高患者对不良反应的认知水平。患者应及时就医并向医生报告任何可能的不良反应，以便医生能够及时评估和处理。

不良反应信息的汇总和分析由监管部门负责。监管部门应建立健全的信息管理系统，

定期收集和整理来自药品生产企业、医疗机构和患者的不良反应报告信息。监管部门还应及时发布警示信息，向医疗机构、医生和患者传达有关不良反应的风险提示和防控措施。

（二）药物警戒计划与风险控制策略

为了有效管理和控制注射剂的风险，需建立药物警戒计划和风险控制策略。药物警戒计划是指在药品上市后，针对其特定的不良反应和风险制订的预警和防控措施。风险控制策略包括制订合理的用药指南、禁忌证和注意事项，加强对医生和患者的培训和教育，提供全面的用药信息和预防措施，以确保在使用注射剂时风险得到最小化，并及时进行调整和更新。

首先，药品上市后，药品生产企业应根据药物的特性制订药物警戒计划。通过临床试验和实际使用情况评估，确定注射剂可能出现的不良反应和风险。在产品说明书中清晰地列出药物的适应证、禁忌证、用法用量、不良反应等信息，以便医生和患者准确了解药物的使用范围和潜在风险。

其次，医生和患者在使用注射剂时应遵循合理的用药指南。医生需要全面了解药物的适应证和禁忌证，根据患者的具体情况进行个体化用药。医生还应密切关注患者的治疗效果和不良反应，及时调整用药方案。患者在使用注射剂时应按照医生的嘱咐进行使用，注意用药的时间、剂量和频次，并注意可能出现的不良反应。

再次，医生和患者应定期接受培训和教育，了解最新的用药信息和预防措施。药品生产企业和相关医疗机构应组织针对注射剂的培训和学术交流活动，提高医生对不良反应的识别和处理能力。同时，通过宣传和教育活动，提高患者对注射剂使用过程中可能出现的不良反应的认识，使其能够及时就医和报告。

最后，药物警戒计划和风险控制策略需要不断地进行调整和更新。药物的安全性评价是一个动态过程，随着临床应用的扩大和深入研究的开展，对药物的不良反应和风险会有新的认识和发现。相关部门应及时调整药物警戒计划和风险控制策略，确保药物的使用始终处于安全性和有效性的范围内。

四、提高中药注射剂质量与安全性的措施与建议

（一）制定严格的质量标准和规范

为了确保中药注射剂的质量和安全性，必须建立严格的质量标准和规范。这些标准和规范应根据中药注射剂的特点和治疗需求进行制定，以确保产品的成分、含量、无菌性等方面符合要求。

在制定质量标准时，应充分考虑中药注射剂的复杂性和多样性。由于中药成分复杂，

不同批次的产品可能存在差异，因此需要建立相应的质量控制指标和检测方法，以确保产品质量的稳定性和一致性。此外，还应考虑不同人群的用药需求和安全性要求，如老年人、儿童等特殊人群的用药剂量和安全性等方面的要求。

同时，为了确保质量标准的有效性和可操作性，应结合临床实践和药物监测结果进行修订和更新。随着临床应用的不断深入和药物研究的不断发展，对中药注射剂的质量和安全性要求也在不断提高。因此，需要定期对质量标准进行修订和更新，以适应临床需求和药物研究的发展。

（二）加强生产工艺控制和质量管理

加强生产工艺控制和质量管理是确保中药注射剂质量和安全性的重要措施。为了保障注射剂的稳定性和纯度，生产企业必须建立完善的质量管理体系，严格执行 GMP 规范，规范生产流程、环境控制和人员培训。

在生产工艺控制方面，应重点关注原料采购、炮制加工、提取分离等关键环节。确保中药材的来源可靠、质量稳定，炮制加工符合规定，提取分离过程科学可控。同时，还应加强生产设备的维护和管理，确保设备的性能和精度符合要求。

在质量管理方面，应建立完善的质量检测体系，对注射剂进行全面的质量检测和控制。包括外观检查、含量测定、无菌检测等方面的检测项目，确保产品的各项指标符合要求。同时，还应加强对生产过程的监督和检查，及时发现和解决问题，确保生产过程的合规性和产品质量的稳定性。

（三）开展临床研究与评价

开展临床研究和评价是提高中药注射剂质量和安全性的有效途径。通过开展大规模的多中心临床研究，可以收集中药注射剂的临床信息和不良反应数据，评估其疗效和安全性，及时发现和解决相关问题。

在临床研究方面，应选择具有代表性的病例进行研究，观察中药注射剂在不同人群中的疗效和安全性。同时，还应关注中药注射剂与其他药物的联合使用情况，评估其相互作用和安全性。此外，还应开展长期的临床观察和研究，评估中药注射剂的长期疗效和安全性。

在评价方面，应采用科学的方法对临床研究结果进行分析和评价。包括统计学分析、风险评估等方法，对中药注射剂的疗效和安全性进行客观评价。同时，还应关注临床实践中出现的问题和不良反应情况，及时采取措施进行改进和优化。

（四）加强药品监管和信息发布

加强药品监管和信息发布是保障中药注射剂质量和安全性的重要举措。监管部门应加强对中药注射剂的注册审批、生产监督和质量抽检等方面的监管力度，确保产品的合法性和合规性。对不合格产品应采取相应措施进行处罚和处理，保障患者的用药安全。

同时，还应及时发布相关药品质量和安全信息，提高医生和患者的认识和警惕性。包括药品的注册信息、生产企业的质量信誉、产品的不良反应情况等方面的信息，帮助医生和患者做出正确的用药选择。此外，还应加强药品的安全使用管理，推广合理用药知识，提高患者的用药依从性和安全性。

第十二章　外用中药制剂研究与应用

第一节　外用中药制剂种类和特点

一、外用中药制剂的主要种类

（一）膏剂

膏剂，作为中药制剂中的经典剂型，其历史源远流长，深受广大民众的喜爱。膏剂的制备，不仅仅是技术的传承，更是对古老智慧的继承与发扬。

膏剂的制备工艺起始于药材的浸泡。选择上乘的药材，经过一段时间的浸泡，确保药材中的有效成分得以充分溶解，为后续的工艺打下坚实的基础。接着是煎煮环节，这一步骤关键是要掌握火候和时间，确保药材的有效成分不被破坏，同时还要保证药液的浓度适中。完成煎煮后，得到的药液需要进行过滤，去除其中的杂质，确保药液的纯净。接下来的浓缩环节，更是考验制备者的技艺，需要通过适当的加热和蒸发，将药液浓缩至膏状，这样既保证了药效，又方便了使用。最后的步骤是与基质混合，这一环节需要选择适合的基质，确保其与药膏的相容性，同时还要考虑药膏的质地和使用感。

膏剂之所以深受欢迎，与其药效显著、使用方便密不可分。例如，伤湿止痛膏采用的中药材能够有效地缓解湿气引起的疼痛，而且膏状的剂型可以持续作用于患处，使得药效得以充分发挥。再比如活血止痛膏，其药效能够迅速渗透皮肤，达到活血化瘀、消肿止痛的效果。这些膏剂不仅在疗效上得到了广大患者的认可，而且在使用上也十分方便，只需将膏剂贴在患处，即可发挥药效。

（二）贴剂

贴剂作为外用制剂的一种，与膏剂有着相似之处，但在制备工艺和药物释放上有着更为严格的要求。贴剂的制备同样需要经历药材的处理、提取和与基质的混合等环节，但其关键在于控制药物的释放速率和吸收效果。

制备贴剂时，首先要选择适宜的药物和基质。药物的选择需要根据治疗需求和药物的性质来确定，而基质的选择则需要考虑其与药物的相容性、粘贴性和舒适性等因素。常见的基质包括压敏胶、水凝胶、硅胶等，它们能够提供良好的粘贴性和药物释放性能。

在制备过程中，药物的提取和精制是关键步骤之一。通过合适的提取方法，如浸提、水煎煮等，将药物中的有效成分提取出来。然后利用精制工艺，如过滤、浓缩等手段，去除杂质，提高提取液的纯度。这样可以确保贴剂中的药物成分具有高效、安全的特点。

贴剂的使用方便、局部作用迅速等特点使其在医疗领域得到广泛应用。例如跌打损伤贴可以通过皮肤吸收药物成分，快速缓解跌打损伤引起的疼痛和肿胀；止咳贴则可以将药物直接贴在胸部或背部特定穴位上通过皮肤吸收发挥止咳作用。这些贴剂不仅具有疗效确切、安全可靠等优点而且使用方便可以随时撕贴更换受到广大患者的青睐。

（三）喷剂

喷剂作为一种外用制剂具有使用方便、局部作用迅速等特点被广泛应用于呼吸道疾病、口腔疾病等领域。喷剂的制备工艺需要将药物溶解或悬浮于适宜的溶剂中然后通过喷雾装置将药物直接喷于患处或吸入体内。

在制备喷剂时溶剂的选择至关重要。溶剂需要具备对药物的溶解性好、对皮肤或黏膜刺激性小等特点。常见的溶剂包括水、乙醇、甘油等它们可以有效地溶解药物成分并保持良好的喷雾性能。此外为了增加喷剂的稳定性和舒适度还可以添加适量的防腐剂、表面活性剂等辅助成分。

喷剂的使用方便快捷可以直接喷于患处或吸入体内迅速发挥治疗作用。例如喉风散喷剂可以快速缓解喉咙疼痛、咳嗽等症状改善呼吸道不适；口腔溃疡喷剂则可以直接作用于溃疡处，促进口腔黏膜的愈合，缓解口腔溃疡引起的疼痛和不适。这些喷剂在医疗领域得到了广泛应用，为患者提供了便捷有效的治疗选择。

二、外用中药制剂的特点

（一）局部作用，直接起效

外用中药制剂的局部作用特点，使其在临床应用中具有独特的优势。这类药物可以直接作用于病变部位，如皮肤、黏膜或局部组织，通过局部渗透和吸收，发挥治疗作用。由于药物直接作用于病变部位，因此可以迅速起效，缓解病情。与口服药物相比，外用中药制剂的作用更为直接和迅速，能够在短时间内达到治疗效果。

局部作用的优势还在于，外用中药制剂可以针对特定病变部位进行精准治疗。例如，在皮肤病的治疗中，外用中药制剂可以直接作用于受损皮肤，通过改善局部血液循环、促进炎症消退和细胞修复等作用，缓解皮肤病症状。在肌肉骨骼疼痛的治疗中，外用中药制剂可以通过局部渗透和作用于疼痛部位，达到缓解疼痛、改善局部炎症和肌肉紧张等效果。

此外，由于外用中药制剂直接作用于病变部位，因此可以避免口服药物可能带来的全身性副作用。口服药物在全身血液循环中发挥治疗作用，可能会对其他器官或系统产生不良影响。而外用中药制剂则可以将药物局限在病变部位，减少对其他部位的影响，从而降低治疗过程中的风险。

（二）避免口服药物的首过效应

口服药物在胃肠道吸收入血后，通过门静脉进入肝脏进行代谢。然而，如果肝脏对药物的代谢能力有限或存在功能障碍，则可能导致药物在肝脏中蓄积过多，产生毒性反应。这种现象称为首过效应。首过效应可能导致药物在体内的作用减弱或产生不良反应，影响治疗效果。

而外用中药制剂则避免了口服药物的首过效应。由于药物直接作用于病变部位，不经过胃肠道吸收和肝脏代谢，因此可以减少药物在体内的转化和代谢过程，避免首过效应的发生。这不仅可以提高药物的生物利用度，还可以降低药物对肝脏等器官的潜在损害。

此外，由于外用中药制剂避免了口服药物的首过效应，因此可以减少药物在体内的蓄积和毒性反应的发生。这对于需要长期治疗的患者来说尤为重要。长期使用口服药物可能会导致药物在体内积累过多，增加不良反应的风险。而外用中药制剂则可以将药物局限在病变部位，减少全身暴露和蓄积的可能性，从而降低治疗过程中的风险。

（三）适用于局部疾病治疗，减少全身副作用

外用中药制剂适用于局部疾病的治疗，如皮肤病、肌肉骨骼疼痛等。由于这类疾病主要局限在身体的某一部位，因此使用外用中药制剂可以直接作用于病变部位，发挥治疗作用。这不仅可以迅速缓解病情，减轻患者的痛苦，还可以避免口服药物可能引起的全身副作用。

以皮肤病为例，使用外用中药制剂可以直接作用于受损皮肤，通过改善局部血液循环、促进炎症消退和细胞修复等作用，缓解皮肤病症状。与口服药物相比，外用中药制剂可以更直接地作用于病变部位，提高治疗效果。同时，由于药物不经过全身血液循环，因此可以减少全身副作用的发生。这对于需要长期治疗或病情较重的皮肤病患者来说尤为重要。

此外，对于肌肉骨骼疼痛等疾病的治疗，外用中药制剂同样具有优势。这类疾病通常表现为局部疼痛和炎症反应，使用外用中药制剂可以直接作用于疼痛部位，达到缓解疼痛、改善局部炎症和肌肉紧张等效果。与口服药物相比，外用中药制剂可以更快速地发挥作用，减轻患者的痛苦。同时，由于药物不经过全身血液循环，因此可以降低全身副作用的风险。这对于需要长期治疗或疼痛较重的患者来说具有重要的临床意义。

第二节　外用制剂的制备工艺及质量控制

一、外用制剂的制备工艺流程

（一）原料药的处理与提取

制备外用制剂的首要步骤是对原料药进行处理与提取。这包括选取优质原料药，确保其来源可靠、无污染，并进行必要的清洗、粉碎等操作，以增大药物与基质的接触面积，提高提取效率。

在选取原料药时，需要考虑其药材的品质、纯度以及植物的生长环境等因素。只有选择到质量良好、符合药用要求的原料药，才能保证制剂的质量和疗效。此外，为了确保原料药的安全性，必须要确保其来源可靠，无污染。

原料药在被提取之前，通常需要进行一系列的预处理操作，包括清洗、破碎和筛分等。清洗是为了去除表面的杂质和污染物，破碎是为了增大药材颗粒的表面积，便于提取，筛分则可以将不符合要求的颗粒去除。这些预处理操作能够有效提高药物与基质的接触面积，从而提高提取效果。

在实际提取过程中，需要选择适当的溶剂和方法，确保有效成分的充分溶解和提取。不同的原料药可能有不同的化学成分和性质，因此需要选用相应的溶剂来实施提取过程。常用的提取方法有浸渍法、渗漉法、煎煮法等，可以根据原料药的性质和所需提取的成分来选择合适的方法。

（二）基质的选择与制备

基质是外用制剂的重要组成部分，其质量和性质直接影响到药物的释放和药效。在选择基质时，需要考虑其与药物的相容性、稳定性以及患者使用的舒适度等因素。

水溶性基质是一种常用的基质类型，对于水溶性药物具有良好的溶解和释放特性。例如，羟丙基甲基纤维素作为水溶性基质，在外用制剂中被广泛应用。油溶性基质主要用于载体油型制剂，能够有效溶解油溶性药物，并提供较长的保湿作用。乳剂型基质则是由水相和油相组成的复配基质，常用于乳膏和乳霜等制剂的制备。

在制备基质时，需要严格控制其质量和稳定性，确保其符合药用要求。首先，要选择高质量的基质原料，并进行严格的检测和筛选。其次，在制备过程中，要采取适当的工艺参数来保证基质的一致性和稳定性。最后，还需要进行相应的质量控制和检测，确保基质符合药典规定的标准。

（三）药物与基质的混合

将提取好的药物与基质进行混合是制备外用制剂的关键步骤之一。混合过程中需要确保药物与基质的充分融合和均匀分布，避免出现分层或沉淀等现象。

根据药物和基质的性质不同，可以选择不同的混合方法。常用的混合方法有搅拌法和熔融法。搅拌法适用于颗粒较小的药物和溶解度较高的基质，通过机械搅拌使药物和基质充分混合。熔融法适用于熔点较低的药物和基质，将药物和基质加热融化后混合，并在冷却过程中形成固体制剂。

混合过程中还可以添加辅料和调节剂，以改善制剂的性质和使用效果。例如，可以添加保湿剂、增稠剂、乳化剂等，以提高制剂的保湿性、稠度和分散性。

（四）成型与包装

混合好的外用制剂需要进行成型和包装。成型过程中需要选择合适的模具和方法，确保制剂的外观和质量符合要求。常见的成型方法包括压制法、注射法和浇注法等，可以根据制剂的性质和使用要求选择相应的成型方法。

包装材料的选择需要考虑到其阻隔性、稳定性和安全性等因素，以确保制剂在储存和使用过程中的质量和安全性。常用的包装材料有铝塑包装、塑料瓶等。此外，还需要采取适当的包装工艺，如密封、贴标、灭菌等，以确保制剂的质量和有效期。

二、制备工艺的关键操作要点

（一）原料药的处理方法与提取工艺选择

原料药的处理方法和提取工艺的选择是制备药物过程中非常重要的一步，它直接关系到提取效率、成分纯度以及最终制剂的质量。在选择处理方法和提取工艺时，需要综合考虑以下几个方面。

（1）原料药性质：首先需要了解原料药的性质，包括其溶解性、挥发性、热稳定性等。根据这些性质，可以选择适合的处理方法和提取工艺。例如，对于溶解性较好的原料药，可以选择溶剂提取法进行提取；对于含有挥发性成分的药物，可以选择水蒸气蒸馏法进行提取。

（2）目标成分的特性：要根据所需提取的目标成分的特性选择合适的提取工艺。不同的目标成分可能对不同的提取方法更为敏感。例如，对于一些脂溶性成分，可以选择溶剂提取法；对于一些热敏感的成分，可以选择超临界流体萃取法。

（3）工艺经济性：在选择提取工艺时，还需要考虑工艺的经济性。有些提取方法可能需要昂贵的设备或大量的溶剂，而有些方法则相对简单和经济。因此，需要综合考虑提取效率和成本，选择最适合的提取工艺。

（4）工艺条件的优化：在进行提取工艺时，还需要考虑一些关键参数的优化。例如，提取过程中的温度、时间、溶剂用量等因素会对提取效率和成分纯度产生影响。通过对这些参数的优化，可以提高提取效果，获得更高纯度的目标成分。

综上所述，选择原料药的处理方法和提取工艺需要综合考虑原料药的性质、目标成分的特性、工艺经济性以及工艺条件的优化。只有在充分了解这些因素的基础上，才能选择出最适合的提取工艺。

（二）基质与药物的配比与相容性

在选择基质和药物进行配比时，需要考虑二者的相容性和稳定性。相容性是指药物与基质在一起时是否会发生化学反应或物理变化，从而影响制剂的质量和稳定性。而稳定性是指制剂在储存和使用过程中是否会发生质量变化，如分层、沉淀或药物降解等。

为了确保基质与药物的相容性和稳定性，需要进行以下几个方面的考虑。

（1）物理相容性：首先需要考虑基质与药物在物理性质上的相容性。例如，基质和药物是否能够均匀混合，是否会发生分层或沉淀等现象。可以通过制备小样品进行初步的相容性测试，观察其外观和稳定性。

（2）化学相容性：其次需要考虑基质与药物在化学性质上的相容性。这包括药物是否会发生降解或与基质中的成分发生反应，从而影响制剂的质量和稳定性。可以通过制备不同比例的混合物，进行反应性测试来评估其相容性。

（3）稳定性测试：为了确定最佳的配比和相容性条件，需要进行稳定性测试。可以通过储存制剂在一定条件下的一段时间，并定期取样检测其质量变化，如药物含量、溶解度、外观等。根据测试结果，可以确定最佳的配比和相容性条件。

综上所述，选择基质与药物的配比和相容性需要进行物理相容性、化学相容性以及稳定性测试，以确保制剂的质量和稳定性。只有在充分了解基质和药物之间的相互作用后，才能确定最佳的配比和相容性条件。

（三）混合过程中的均匀度与稳定性控制

在混合药物和基质的过程中，确保混合均匀度和稳定性是非常重要的，这直接关系到制剂在使用过程中是否会发生分层或沉淀等现象，从而影响药效的发挥。

为了控制混合过程中的均匀度和稳定性，可以采取以下措施。

（1）选择合适的混合方法：根据药物和基质的性质，选择合适的混合方法。常见的混合方法包括机械搅拌、超声波处理、磁力搅拌等。选择合适的混合方法可以提高混合的均匀度。

（2）控制混合过程的工艺条件：混合过程中的温度、时间、速度等工艺条件对混合均匀度和稳定性有重要影响。通过优化这些工艺条件，可以提高混合的均匀性，并减少不稳定现象的发生。

（3）进行稳定性和均匀度检测：在混合过程中需要进行必要的稳定性和均匀度检测。可以通过取样检测药物含量、溶解度、外观等指标，评估制剂的稳定性和均匀度。如果发现问题，可以及时调整工艺条件或改进混合方法。

通过上述措施，可以有效控制混合过程中的均匀度和稳定性，确保制剂的质量和稳定性。只有在混合均匀度和稳定性得到充分控制的基础上，才能保证药物的有效发挥。

三、外用制剂的质量控制要点

（一）外观与性状的检测

对外用制剂的外观和性状进行检测是质量控制的重要环节之一。外观和性状的检测是通过观察制剂的颜色、形态、质地等方面来判断其质量和稳定性是否符合要求。

首先，观察制剂的颜色。颜色的变化可能反映出制剂中某些成分的氧化或降解，以及可能存在的杂质或污染物。如果制剂出现颜色不均匀或有明显的颜色变化，则说明制剂可能存在质量问题，需要进一步检测和分析原因。

其次，观察制剂的形态。制剂的形态包括药物的粒度、颗粒大小、颗粒形状等。通过观察制剂的形态可以初步了解其制备工艺是否达标，是否存在结块、聚集或分散不均等情况。形态的异常可能表明制剂在生产过程中发生了不良反应或存在工艺问题，需要进一步调整和改进。

此外，还需要观察制剂的质地。质地是指制剂的触感和质感，包括软硬度、黏稠度等。通过触摸和感受制剂的质地可以初步判断其是否符合要求。如果质地不均匀或过于黏稠或过于硬实，则可能影响外用制剂的使用效果和舒适度。

（二）药物含量的测定

药物含量是评价外用制剂质量的重要指标之一。通过测定制剂中药物的含量可以判断其是否符合药用要求。

常用的药物含量测定方法有高效液相色谱法、紫外分光光度法等，选择合适的方法取决于药物的性质和含量。

高效液相色谱法是一种常用的药物含量测定方法，它基于样品中药物与色谱柱固定相之间的相互作用。该方法具有分离效果好、测定精度高的特点，适用于多种药物的含量测定。通过高效液相色谱法，可以准确测定外用制剂中药物的含量，从而判断其质量是否符合要求。

紫外分光光度法也是一种常用的药物含量测定方法，它基于药物分子对紫外光的吸收特性。该方法具有灵敏度高、操作简便的特点，适用于测定含量较低的药物。通过紫外分光光度法，可以快速测定外用制剂中药物的含量，从而评估其质量。

在进行药物含量测定时，需要严格控制实验条件，如采样方法、样品处理方法和仪器校准等，以确保测定结果的准确性和可靠性。同时，还需参照相关药典或标准方法进行测定，以保证测定的科学性和可比性。

（三）微生物限度与无菌检查

外用制剂在使用过程中需要与人体直接接触，因此对其进行微生物限度检查和无菌检查是必要的。微生物限度检查的目的是通过检查制剂中的微生物种类和数量，判断其是否符合药用要求，并避免使用过程中出现感染等问题。

常用的微生物限度检查方法有平板计数法、膜过滤法等，选择合适的方法取决于实际需要。

平板计数法是一种常用的微生物限度检查方法，它通过将制剂接种在富营养培养基上，培养一定时间后，观察并计数培养基上的微生物菌落。通过统计菌落数量可以初步判断制剂中的微生物限度是否符合要求。

膜过滤法是一种较为精确的微生物限度检查方法，它通过将制剂经过特定孔径的膜过滤器，将微生物滤集在膜上，然后将膜放置在富营养培养基上进行培养。通过观察并计数培养基上的微生物菌落，可以准确测定制剂中微生物的数量。

在进行微生物限度检查时，需要严格遵循相关标准和规范，对实验室环境、试剂及仪器进行严格控制，以避免人为污染对检测结果的影响。

无菌检查是微生物限度检查的一种特殊形式，它要求制剂中不存在活的微生物。通过无菌检查，可以判断制剂是否符合无菌要求，以保证其在使用过程中的安全性。

（四）稳定性与贮藏条件考察

稳定性是评价外用制剂质量的重要指标之一。通过对制剂进行加速稳定性和长期稳定性考察，可以预测其在贮藏和使用过程中的变化情况，并制定相应的贮藏条件和有效期。

常用的稳定性考察方法有加速试验法、留样观察法等，选择合适的方法取决于实际需要。

加速试验法是一种常用的稳定性考察方法，它通过模拟制剂在一定时间内受到的温度、湿度等环境条件的影响，加速制剂的变化过程。通过对加速试验期间制剂样品的分析和比较，可以预测制剂在长期贮藏过程中的稳定性变化趋势。

留样观察法是一种较为简便的稳定性考察方法，它通过将制剂在规定条件下储存一段时间后，观察并比较样品的外观、性状、药物含量等指标的变化情况。通过留样观察，可以评估制剂在自然贮藏条件下的稳定性，从而制定相应的贮藏条件和有效期。

在进行稳定性考察时，需要选择合适的试验条件，如温度、湿度、光照等，并严格监测和记录样品的变化情况。同时，还需要对贮藏条件进行严格控制，如避光、干燥、密封等，以确保制剂在储存和使用过程中的质量和安全性。

四、常见问题及解决方法

（一）药物与基质相容性差

在制备外用制剂时，药物与基质的相容性是一个至关重要的问题。相容性的好坏直接影响到制剂的质量和稳定性。当药物与基质相容性差时，药物可能从基质中析出或产生沉淀，这不仅影响了制剂的外观，更重要的是可能影响到药物的效果。

为了解决这个问题，首先要深入了解药物和基质的性质。在选择基质时，必须充分考虑其与药物的相容性。这需要我们通过实验来确定药物在不同基质中的溶解度、稳定性等性质。例如，如果药物的溶解度在某一基质中特别低，那么这个基质就不太适合与该药物配合使用。反之，如果药物在某一基质中表现出良好的溶解度和稳定性，那么这个基质就更可能是我们的理想选择。

此外，为了改善药物与基质的相容性，我们可以考虑添加一些表面活性剂或助溶剂。这些添加剂能够起到“媒介”的作用，帮助药物更好地与基质结合，从而提高制剂的稳定性。但是，在添加这些物质时，也需要进行充分的实验验证，确保它们不会对药物的效果和人体的安全造成任何不良影响。

当我们遇到药物与基质相容性差的问题时，也可以寻求专业的技术支持或与其他研究机构合作。通过分享经验和知识，我们可以更快地找到解决问题的方法，推动外用制剂的研究和应用向前发展。

（二）制剂均匀性差

制剂的均匀性对于药物的释放和药效的发挥具有重要影响。当制剂的均匀性差时，药物在某些部位可能过量，而在其他部位则可能不足。这种不均匀的药物分布可能导致治疗效果的不稳定，甚至在某些情况下可能带来副作用或治疗失败的风险。

为了解决制剂均匀性差的问题，我们需要从制备过程入手。混合方法和工艺条件的选择尤为关键。例如，使用高速搅拌机或超声波设备可以帮助我们实现更细致的混合，确保药物与基质能够充分混合并达到均匀分布。此外，选择适当的混合时间和温度也是至关重要的。过长或过短的混合时间，以及过高或过低的温度，都可能影响到制剂的均匀性。

除了混合方法和工艺条件外，我们还可以考虑添加一些润湿剂或分散剂。这些添加剂可以提高药物的分散性和混合均匀性，使得药物能够更好地与基质结合。但是，与表面活性剂或助溶剂一样，这些添加剂的使用也需要经过严格的实验验证，确保其安全性和有效性。

为了确保制剂的均匀性达到标准，质量控制也是不可或缺的一环。我们可以采用各种分析方法来检测制剂的均匀性，如显微镜观察、高效液相色谱法等。这些方法可以帮助我们准确地评估制剂的质量，确保每一批产品都符合规定的要求。

（三）微生物污染问题及解决方法

外用制剂作为直接与人体接触的药品，其微生物污染问题无疑是一个不能忽视的质量控制点。微生物的存在，不仅可能影响制剂的物理化学性质，更可能导致使用者出现感染等问题，直接威胁患者的健康。为了保障消费者的使用安全，确保外用制剂的质量，我们必须对这一问题给予足够的重视。

在制备外用制剂的过程中，微生物的来源可能是多方面的。原料、设备、操作环境等都可能成为微生物的滋生地。因此，在制备过程中，我们应严格控制各个环节的卫生条件，确保这些环节都符合相关的卫生要求。例如，对于原料，我们应选择质量稳定、无污染的供应商，并在使用前对其进行严格的检验；对于设备和操作环境，我们应定期进行清洁和消毒，确保其在制备过程中不会成为微生物的污染源。

除了制备过程的控制外，我们还可以通过微生物限度检查来对制剂中的微生物种类和数量进行检测和控制。这一检查方法可以帮助我们及时发现制剂中的微生物污染问题，从而及时采取措施进行处理。如果发现制剂中的微生物超标，我们应首先对污染的原因进行深入的分析，然后针对性地采取处理措施。这可能包括对原料、设备、操作环境等进行重新的检测和清洁，以及对制备工艺进行调整和优化。

为了确保外用制剂的质量和安全，我们还需要在制备过程中引入一些先进的技术和设备。例如，我们可以使用无菌操作技术来减少制备过程中的微生物污染；我们还可以使用高效过滤器来过滤掉空气中的微生物，从而进一步降低制剂的污染风险。这些技术和设备的应用不仅可以提高我们的制备效率，更可以为我们提供更高质量的制剂产品。

（四）稳定性问题及解决方法

稳定性是评价外用制剂质量的重要指标之一。一个不稳定的制剂可能在储存和使用过程中发生变质、分解等问题，这不仅可能导致药效的降低，更可能产生不良反应，威胁患者的健康。因此，确保外用制剂的稳定性是我们在制备过程中必须考虑的重要问题。

影响外用制剂稳定性的因素可能是多方面的。这包括制剂的成分、基质的选择、制备工艺、包装材料以及贮藏条件等。为了确保制剂的稳定性，我们需要对这些因素进行全面的考虑和控制。例如，在基质的选择上，我们应选择那些与药物成分相容性好、能够保持稳定性的基质；在包装材料的选择上，我们应选择那些能够隔绝空气和水分、保持良好密封性的包装材料。

为了对制剂的稳定性进行准确的评价和控制，我们可以进行加速稳定性和长期稳定性考察。这些考察可以帮助我们预测制剂在贮藏和使用过程中的变化情况，从而制定相应的有效期。如果发现制剂存在稳定性问题，我们应首先对问题的原因进行深入的分析，然后针对性地采取处理措施。这可能包括调整基质和药物的配比、改进制备工艺等方法来提高制剂的稳定性。

此外，对于那些需要长时间储存的制剂，我们还可以选择添加一些抗氧化剂、防腐剂等以延长其保存期限。这些添加剂的应用不仅可以提高制剂的稳定性，更可以为我们提供更长时间的使用保障。但需要注意的是，添加剂的使用必须在符合相关法规和标准的前提下进行，以确保其安全性和有效性。

第三节　外用制剂疗效评价

一、疗效评价标准与方法选择

（一）临床试验设计与评价指标

当评价外用制剂的疗效时，设计科学、合理的临床试验是至关重要的。临床试验不仅可以验证药物的安全性和有效性，还可以为医生和患者提供有价值的治疗信息。在众多的临床试验设计中，随机、双盲、安慰剂对照的设计被认为是金标准。这种设计可以最大限度地减少偏倚，确保结果的可靠性。

具体来说，随机化可以确保试验组和对照组的患者在基线特征上具有可比性，从而消除选择偏倚。双盲设计则可以避免研究者和患者的主观偏见，确保评价的客观性。而安慰剂对照则可以排除非特异效应和心理效应对结果的影响，从而更准确地评估药物的疗效。

在评价指标的选择上，应当确保指标明确、客观、可量化。这样不仅可以确保评价的一致性，还可以使结果更具有临床意义。对于外用制剂来说，常见的评价指标包括症状缓解时间、皮损改善程度等。这些指标可以直接反映药物的疗效，为医生和患者提供有价值的信息。

为了确保评价的准确性和可靠性，还可以采用多种评价指标相结合的方法。例如，可以同时采用客观指标（如皮损改善程度）和主观指标（如患者的疼痛评分）来评价药物的疗效。这样可以更全面地反映药物的疗效，提供更准确的信息。

（二）患者报告结局的应用

患者报告结局（PRO）是一种直接从患者角度获取治疗感受的评价方法，为疗效评价提供了重要补充。PRO可以反映患者对治疗的满意度、症状的改善程度以及生活质量的变化等，这些都是传统评价指标可能无法完全捕获的信息。

在评价外用制剂的疗效时，PRO尤其具有价值。因为外用制剂主要用于局部疾病的治疗，患者的直观感受对于评价药物的疗效至关重要。例如，对于疼痛、瘙痒等症状的改善程度，患者往往能够最直接地感受到。通过PRO进行评价，可以更准确地反映药物对患者症状的改善情况，为疗效评价提供更全面的信息。

PRO还可以用于评价不同治疗方案对患者生活质量的影响。生活质量是一个综合性的指标，涵盖了患者的生理、心理和社会功能等多个方面。通过PRO进行评价，可以更全面地反映治疗方案对患者生活质量的影响，为治疗方案的选择提供依据。

（三）生物标志物在疗效评价中的作用

生物标志物能够反映疾病的生理病理过程或药物作用机制，因此在疗效评价中具有潜在应用价值。生物标志物可以是蛋白质、基因、代谢物等，通过检测其表达水平或活性变化，可以反映药物的疗效或疾病的进展情况。

在评价外用制剂的疗效时，生物标志物同样具有应用价值。例如，对于抗炎药物来说，可以通过检测炎性因子或受体的表达水平来评价药物的抗炎效果。这些生物标志物可以直接反映药物的抗炎作用机制，为疗效评价提供客观依据。

此外，生物标志物还可以用于预测患者的治疗效果或疾病进展情况。例如，某些基因变异或蛋白质表达水平可能与患者对药物的反应性或疾病的预后相关。通过检测这些生物标志物，可以预测患者的治疗效果或疾病进展情况，为个体化治疗提供依据。

二、外用制剂的安全性评价与不良反应监测

（一）刺激性试验与皮肤敏感性评估

外用制剂，无论是为了治疗还是为了美容，都直接与皮肤接触。因此，了解其对皮

肤的潜在损伤是至关重要的。刺激性试验和皮肤敏感性评估是两个关键步骤，可以帮助我们更全面地了解产品对皮肤的影响。

1. 刺激性试验

刺激性试验主要是为了评估外用制剂对皮肤是否有潜在的刺激性或损伤性。这种试验通常在产品开发初期进行，使用的是标准化的方法，确保结果的可靠性和准确性。

试验过程中，会选择健康的志愿者，将产品应用于他们的皮肤上，然后进行一段时间的观察。观察的指标包括皮肤的红斑、水肿、瘙痒等症状。如果出现这些症状，说明产品可能对皮肤有刺激性，需要进一步改进或调整配方。

2. 皮肤敏感性评估

不同的人皮肤敏感性不同，有些人对某些成分可能特别敏感。皮肤敏感性评估的目的就是要找出这些成分，确保产品对大多数人都是安全的。

评估的方法包括使用敏感肌肤模型或者直接在敏感肌肤的志愿者上进行测试。这样可以更真实地模拟产品在实际使用中的情况，得到更有参考价值的结果。

通过这两种评估，我们可以更全面地了解产品对皮肤的潜在影响，从而为其安全性和有效性提供有力的保障。这不仅可以保护消费者的权益，也有助于企业建立和维护良好的品牌形象。

（二）临床试验中的安全性观察与记录

当外用制剂进入临床试验阶段，安全性观察变得尤为重要。这一阶段是对产品安全性和有效性的最终验证，因此需要对所有可能出现的不良反应进行密切的监测和记录。

在试验中，除了对产品的疗效进行评价外，还需要特别关注不良反应的发生情况。任何一个小小的不适或异常反应都可能是产品存在安全隐患的信号。因此，详细地记录不良反应的类型、程度、发生时间等信息是至关重要的。

这些记录不仅为安全性评价提供了直接的依据，也为后续的产品改进或调整提供了宝贵的参考。如果出现严重的不良反应或安全问题，需要及时停止试验，并对产品进行深入的调查和分析。

（三）上市后安全性监测与风险管理计划

即使产品已经通过了临床试验并成功上市，对其安全性的监测仍然不能放松。在实际使用中，产品的安全性可能会受到多种因素的影响，如使用人群的差异、使用方法的不同等。因此，持续的安全性监测是确保产品长期安全使用的关键。

上市后安全性监测的主要方法是收集和分析不良反应报告。这可以是来自医生、药师、消费者或其他相关方的报告。通过对这些报告的深入分析，我们可以及时发现新的安全风险或潜在问题，并采取相应的措施。

此外，制订风险管理计划也是非常重要的。这包括对已知风险的管理策略、对新风险的识别和评估方法、以及对风险沟通的计划等。通过全面的风险管理，我们可以确保产品在市场上的安全使用，为消费者提供最大的保障。

三、外用制剂的疗效与安全性比较研究

（一）不同制剂类型的疗效差异分析

外用制剂因其直接与病变部位接触，故疗效往往更为显著。然而，同为外用制剂，乳膏、凝胶、贴剂等类型在疗效上可能存在明显的差异。这些差异主要来源于制剂的释放机制、皮肤的吸收效果以及使用时的舒适度等多个方面。深入探讨这些差异，不仅可以为制药企业提供产品研发方向，更能为医生和患者提供更多治疗选择。

乳膏是一种常用的外用制剂，其优点在于可以较为均匀地涂抹在皮肤上，且由于含有一定的油脂成分，可以增强药物的渗透性，从而提高疗效。但乳膏也可能因为过于油腻，导致部分使用者出现皮肤不适或过敏反应。

凝胶则是一种较为清爽的制剂形式，它可以快速被皮肤吸收，且不会留下油腻感。部分药物成分在凝胶中的溶解度较高，因此其药物释放效果和吸收效果都可能优于乳膏。但凝胶的缺点在于，它可能不如乳膏那样能够长时间地停留在皮肤上，持续释放药物。

贴剂是一种可以持续释放药物的外用制剂。由于其可以直接粘贴在皮肤上，因此可以持续、稳定地释放药物，确保病变部位得到长时间的药物作用。对于那些需要长时间治疗的疾病，贴剂可能是一个更好的选择。但它也可能因为粘贴不牢或引发皮肤敏感而导致使用效果不佳。

综合上述分析，乳膏、凝胶和贴剂等外用制剂在疗效上确实存在差异。为了确定各类型制剂的优势和适用场景，我们还需要进一步的临床比较研究。

（二）不同药物成分的疗效与安全性对比

外用制剂的核心是其药物成分。不同的药物成分可能针对不同的病症，具有不同的疗效和安全性特点。例如，某些中药成分可能更适合治疗慢性皮肤病，而某些化学药物则可能在急性病症上表现更佳。

为了确保患者的安全和治疗效果，对不同药物成分进行对比研究显得尤为重要。这不仅可以确定哪种药物成分更为有效，还可以发现哪些成分可能带来不必要的副作用。通过这样的研究，我们可以为临床医生提供更多的治疗选择依据，确保患者得到最佳的治疗方案。

（三）不同使用方法的疗效与安全性探讨

除了制剂类型和药物成分外，使用方法也是影响疗效和安全性的一个重要因素。例如，用药频率和用药时长都可能直接影响治疗效果。过高的用药频率可能导致皮肤刺激或药物过量，而过低的频率则可能使治疗效果不佳；同样，用药时长不足可能导致病症复发，而过长则可能增加副作用的风险。

为了探讨不同使用方法的效果，我们可以设计一系列的临床试验，对比不同用药频率和时长下的疗效和安全性数据。通过这样的研究，我们可以找到最佳的用药方案，确保患者在获得最佳治疗效果的同时，也确保其安全。

四、提高外用制剂疗效与安全性的策略与建议

（一）改进制剂工艺与质量控制

优化制剂工艺和质量控制流程，对于确保外用制剂的稳定性和一致性至关重要，是提高疗效和安全性的基础。具体来说，我们需要从多个方面入手，不断改进和创新。

首先，要选择合适的原辅料和制备工艺。原辅料的质量和纯度直接影响制剂的质量和疗效。因此，在选择原辅料时，应遵循相关标准和规定，确保其质量和纯度符合要求。同时，制备工艺的选择和优化也是关键。不同的制备工艺可能导致药物的结构和性质发生变化，从而影响其疗效和安全性。因此，我们需要不断探索和优化制备工艺，以提高制剂的质量和疗效。

其次，要加强质量控制流程。质量控制是确保制剂质量和安全性的重要环节。我们应建立完善的质量控制体系，包括原辅料检验、制备过程监控、成品检验等环节。通过严格的质量控制流程，我们可以确保每一批产品都符合相关标准和规定，从而提高产品的稳定性和一致性。

最后，还可以采用先进的技术和设备来提高制剂的质量和疗效。例如，微粉化技术可以提高药物的溶解度和生物利用度；包合技术可以改善药物的稳定性和溶解度；经皮吸收促进剂可以增强药物的经皮吸收等。这些技术和设备的应用，可以进一步提高外用制剂的质量和疗效，为患者提供更好的治疗方案。

（二）加强临床医生的培训与教育

通过培训和教育，提高临床医生对外用制剂的正确使用方法和注意事项的认识，对于减少误用和滥用带来的安全风险具有重要意义。具体来说，我们可以采取以下措施。

首先，可以组织定期的培训和研讨会。邀请药学专家、皮肤科医生等讲解外用制剂的最新研究成果、使用方法和注意事项等。通过面对面的交流和讨论，可以帮助医生更

好地理解和掌握外用制剂的使用方法和注意事项。

其次，可以制作和使用教育材料。例如，制作外用制剂使用手册、宣传海报等，分发给医生和患者，帮助他们更好地了解和使用外用制剂。同时，还可以在医疗机构的官方网站和社交媒体平台上发布相关信息和教育内容，提高公众对外用制剂的认识和理解。

最后，还可以建立医生之间的交流和合作机制。例如，建立医生微信群或论坛，方便医生之间分享使用经验和问题解决方案。通过加强医生之间的交流和合作，可以提高他们对外用制剂的认识和使用水平，从而更好地服务于患者。

（三）开展多学科合作研究与创新

鼓励药学、医学、生物学等多学科合作，共同研究和开发新型外用制剂，以满足临床需求并提高治疗效果。多学科合作可以从多个角度和层面研究和解决外用制剂的问题和挑战，从而推动其创新发展。具体来说，我们可以采取以下措施。

首先，可以建立跨学科的研究团队。由药学、医学、生物学等专业的专家和学者组成研究团队，共同研究和开发新型外用制剂。通过跨学科的合作和交流，可以充分发挥各专业的优势和特长，推动外用制剂的创新发展。

其次，可以加强与产业界的合作。与制药企业、生物技术公司等产业界合作伙伴建立合作关系，共同研究和开发新型外用制剂。通过产业界的支持和投入，可以加速研究成果的转化和应用，推动外用制剂的快速发展。

最后，还可以加强与国际同行的交流与合作。参加国际学术会议、访问国际知名研究机构等，引进先进技术和经验，推动我国外用制剂领域的创新发展。通过与国际同行的交流与合作，可以了解国际前沿的研究动态和技术发展趋势，为我国的外用制剂研究和开发提供有益的参考和借鉴。

第十三章　现代技术在中药制剂中的应用与展望

第一节　新型技术在中药制剂中的应用

一、高通量测序技术在中药研究中的应用

（一）用于中药材的种质资源鉴定和质量控制

高通量测序技术已经成为中药材种质资源鉴定和质量控制的重要工具。传统的中药鉴定方法主要依靠形态学和化学分析等手段，但这些方法往往存在着鉴定结果不准确、易受主观因素影响等问题。而通过高通量测序技术，可以对中药材的基因组进行全面、快速的分析，从而实现对中药材的种质鉴定和质量控制。

高通量测序技术通过对中药材基因组的测序，可以获得大量的DNA序列信息。利用这些序列信息，可以进行物种鉴定、种属鉴定以及亚种鉴定等。通过比对已知的中药材基因组数据，可以准确确定中药材的分类归属，避免了传统鉴定方法存在的人为主观判断带来的误差。

此外，高通量测序技术还可以检测中药材中的污染物和农药残留。在中药材的生产过程中，可能会受到环境污染和农药的残留影响，导致中药材的品质下降甚至对人体健康造成潜在风险。利用高通量测序技术，可以针对特定的污染物和农药残留进行检测和监控，确保中药材的安全性。

为了更好地进行中药材的种质鉴定和质量控制，需要建立起中药材的DNA指纹图谱。通过对大量的中药材样本进行高通量测序，可以获取到中药材的基因组数据。根据这些数据，可以建立起中药材的DNA指纹图谱，即将每个中药材样本的基因组数据转化为一段特定的DNA序列。通过比对不同样本之间的DNA序列，可以评估中药材之间的相似性和差异性，从而实现对中药材的种质鉴定和质量控制。

（二）揭示中药复杂体系的成分和作用机制

中药复杂体系是由多种化学成分组成的，传统研究方法往往只能鉴定其中的一部分成分。而高通量测序技术可以同时对中药复杂体系中的所有成分进行分析和鉴定，从而揭示中药的化学成分和各成分之间的相互关系，深入了解中药的作用机制。

在传统的中药研究中，常常通过分离和纯化技术从中药中提取单一的活性成分进行研究。然而，中药复杂体系中的活性成分往往不止一种，它们之间可能存在协同作用或相互制约的关系。传统的方法无法全面地揭示中药复杂体系中的成分组成和作用机制，而高通量测序技术则可以克服这一限制。

通过高通量测序技术，可以对中药复杂体系中的所有成分进行测序和鉴定。这些成分包括了已知的活性成分，也包括了未知的成分。通过对这些成分进行比对和分析，可以揭示中药复杂体系中不同成分之间的相互作用关系，探究其协同作用和相互制约的机制。

此外，高通量测序技术还可以通过转录组和基因表达谱分析等方法，研究中药对生物体的作用机制。通过测定中药对基因表达的影响以及相关信号通路的激活情况，可以揭示中药的作用靶点和调控机制，深入了解中药的治疗效应。

二、纳米技术在中药制剂中的应用

（一）提高中药的生物利用度和靶向性

纳米技术在中药领域的应用可以将中药转化为纳米颗粒或纳米载体，以提高其溶解度和生物利用度。中药成分的复杂性和低生物利用度是使用传统制剂时常遇到的问题。通过将中药转化为纳米颗粒或载体形式，可以增加其比表面积，促进中药成分与生物体组织的接触，提高吸收率和利用率。

纳米颗粒因其较小的尺寸和较大的比表面积，具有更好的可溶性，可以提高中药成分的生物利用度。纳米颗粒可以被人体胃肠道吸收并通过血液循环输送至目标组织，从而实现中药成分的高效传递。此外，纳米颗粒还可以通过调整粒径和表面性质，改善中药成分的溶解性和稳定性，减少药物代谢和排泄速率，延长药物在体内的作用时间。

纳米技术还可以通过修饰纳米颗粒的表面，实现对中药的靶向输送。通过在纳米颗粒表面添加特定的配体或抗体等靶向分子，可以使纳米颗粒更容易与目标细胞或组织结合，提高中药在靶标区域的积累和治疗效果。这种靶向性的纳米药物递送系统可以减少中药在体内的非特异性分布，降低对健康组织的损伤，并增强药物的疗效和安全性。

（二）纳米中药制剂的稳定性和长效性研究

中药复杂成分的稳定性是中药制剂研究中的一个难题，而纳米技术可以有效解决这个问题。传统中药制剂往往受到环境条件和储存方式的影响，易受湿度、温度和光照等因素的破坏，导致中药成分失去活性或降解。而纳米技术可以将中药包裹在纳米载体中，形成稳定的纳米中药制剂，保护中药成分免受外界环境的影响，延长其有效期。

纳米载体可以通过调整其结构和化学性质来保护中药成分。纳米载体可以限制外界环境对中药成分的影响，防止氧化、湿度和光照等因素导致中药成分的降解。特定的纳米载体还可以通过形成稳定的包裹层，阻止中药成分与其他物质之间的相互作用，进一步提高中药制剂的稳定性。

纳米技术还可以控制中药成分的释放速率，实现长效治疗。通过调整纳米载体的结构和材料属性，可以实现药物的缓慢释放，延长药物在体内的持续作用时间。这种长效性的纳米中药制剂可以减少药物的频繁给药次数，提高患者的依从性，并改善治疗效果。

此外，纳米技术还可以改善中药制剂的物理稳定性和药物相容性。纳米颗粒和纳米载体的粒径和表面性质可以调控中药制剂的分散性和溶解性，提高药物的稳定性和可溶性。通过纳米技术的应用，可以减少中药制剂的颗粒聚集和析出，提高制剂的质量和稳定性。

三、生物技术在中药制剂中的应用

（一）利用生物转化技术提高中药活性成分的含量

中药是我国传统医学的重要组成部分，其中很多药材含有丰富的活性成分，具有独特的药理作用和疗效。然而，由于自然环境、采集季节、处理方法等因素的限制，中药中的活性成分含量往往存在波动和不稳定性。为了提高中药的疗效和药物活性，利用生物转化技术可以改变中药中一些活性成分的结构和含量。

生物转化技术主要通过微生物发酵、酶促反应等方式，将中药中的非活性物质转化为活性物质。首先，通过筛选和改良微生物菌株，选择具有高度选择性和高效转化能力的菌株进行发酵。这些菌株能够利用中药中的原始成分，通过代谢途径将其转化为具有更高活性和稳定性的活性成分。其次，通过优化发酵条件，如温度、pH、营养物质等，调控微生物菌株的生长和代谢过程，促进活性成分的产生和积累。

生物转化技术在中药中的应用具有以下优势。首先，通过生物转化，可以有效提高中药活性成分的含量和纯度，增强药效。例如，利用微生物发酵将某些中药中的原始成分转化为更活性的化合物，如黄酮类、生物碱等，从而提高中药的治疗效果。其次，生物转化技术能够改变中药中活性成分的结构，降低毒性或增强稳定性，提高药物的安全性和耐受性。此外，生物转化技术还可以扩大中药的应用范围，使其从传统的植物来源扩展到微生物来源，丰富了中药资源的多样性。

（二）生物技术在中药发酵制剂中的应用

中药发酵制剂是指利用微生物对中药进行发酵处理得到的制剂。生物技术在中药发酵制剂中起到重要作用，可以优化制剂的品质和产量，实现对发酵过程的监控和控制，保证制剂的质量和稳定性。

生物技术在中药发酵制剂中的应用主要体现在以下几个方面。首先，通过筛选和改良微生物菌株，选择具有高效产酶能力和适应性的菌株进行发酵。这些菌株能够快速生长和代谢，产生大量的酶和代谢产物，提高中药发酵制剂的产量和品质。其次，通过优化发酵条件，如温度、pH、溶氧量等，调控微生物菌株的生长和代谢过程，提高中药发酵制剂的发酵效率和产酶能力。此外，生物技术还可以实现对中药发酵过程的监控和控制。通过建立合适的发酵控制系统，监测和调控发酵过程中的关键参数，如微生物菌群结构、代谢产物积累、废弃物生成等，可以及时发现和解决发酵过程中的问题，保证中药发酵制剂的质量和稳定性。同时，利用生物传感技术和生物信息学方法，可以对发酵过程中的微生物代谢途径和基因调控网络进行深入研究，为中药发酵制剂的优化提供科学依据。

四、3D 打印技术在中药制剂中的应用

（一）实现中药个体化精准剂量给药

在医学领域，个体化精准剂量给药已成为一种趋势，这种给药方式充分考虑了患者的个体差异，旨在提供最合适的治疗方案。对于中药制剂而言，实现个体化精准剂量给药具有重要的意义。传统的中药制剂给药方式往往是固定剂量，无法满足患者的个体化需求。而 3D 打印技术的出现为中药个体化精准剂量给药提供了新的解决方案。

首先，3D 打印技术可以根据患者的具体情况，制备符合个体化需求的中药剂型。通过扫描患者的解剖结构数据，我们可以获取患者的体型、器官位置等信息，进而设计并制造出与患者体表曲线相匹配的中药剂型。这种定制化的中药剂型可以更好地适应患者的生理特点，提高药物的吸收和利用效率，从而实现个体化的精准剂量给药。

其次，3D 打印技术还可以实现中药制剂的剂量精确控制。在传统的中药制剂制备过程中，剂量的控制往往存在一定的误差。而 3D 打印技术可以通过精确的设计和制造，实现每个剂型中药剂量的精确控制。这样可以根据患者的具体病情和需要，调整药物的剂量，达到最佳的治疗效果。

此外，3D 打印技术还可以制备出具有不同释药速率的中药剂型。根据患者的病情和治疗需求，我们可以设计并制造出释药速率可控的缓释剂型。这种剂型可以在一定时间内持续释放药物，保持药物在体内的稳定浓度，从而延长药物的作用时间，提高治疗效果。

（二）促进中药制剂的创新和开发

3D 打印技术的灵活性和可塑性为中药制剂的创新和开发提供了广阔的空间。通过

3D 打印技术，我们可以制备出各种形状和结构的中药制剂，满足不同的治疗需求。这不仅可以改善传统中药制剂的外观和口感，还可以扩展中药制剂的应用领域。

首先，通过 3D 打印技术，我们可以实现对中药制剂的创新和开发。传统的中药制剂往往是丸、散、膏、丹等形式，而 3D 打印技术可以制备出更多种形式的中药制剂。例如，我们可以制备出具有特殊形状和结构的中药剂型，如微针、微球等。这些新型剂型可以通过特殊的给药途径，实现局部或定向给药，提高治疗效果。

其次，3D 打印技术还可以在中药制剂中引入功能性材料，改善中药制剂的药效和生物利用度。例如，我们可以在中药制剂中添加生物活性材料或纳米材料，增强其靶向性、控释性等特性。这样可以提高药物在体内的吸收和利用效率，降低药物的副作用和毒性。

此外，3D 打印技术还可以制备出多药联合制剂。在临床治疗中，往往需要同时使用多种药物以达到最佳的治疗效果。通过 3D 打印技术，我们可以将多种药物精确地混合在一起，制备出多药联合制剂。这种制剂可以实现多种药物的协同作用，提高治疗效果的同时降低药物的不良反应发生率。

综上所述，3D 打印技术在实现中药个体化精准剂量给药和促进中药制剂的创新和开发方面具有广阔的应用前景。随着技术的不断发展和完善，相信未来会有更多的创新性中药制剂问世，为人类的健康事业做出更大的贡献。

第二节　中药制剂研发的趋势与展望

一、精准医学与个体化治疗在中药制剂研发中的前景

（一）精准医学在中药制剂研发中的应用

精准医学是以个体基因组信息为基础，结合环境和生活方式等因素，进行疾病预测、诊断和治疗的新模式。在中药制剂研发中，精准医学可以通过分析患者的个体基因型、表型和代谢组学信息，寻找中药与个体之间的关联，从而实现对中药药效的个体化预测和治疗方案的个性化设计。

精准医学的应用使得中药制剂研发更加精确和高效。通过遗传测序技术，可以快速获取个体基因组信息，进而筛选出对中药敏感的基因变异，辅助临床医生选择最适合患者的中药制剂。此外，代谢组学技术可以监测患者在接受中药治疗后的代谢变化，从而调整治疗方案，提高疗效和减少不良反应的风险。

（二）个体化治疗在中药制剂研发中的前景

个体化治疗注重将治疗方案根据患者的特定情况进行个性化调整，以提高治疗效果和减少药物不良反应。在中药制剂研发中，个体化治疗可以根据患者的年龄、性别、病情等因素，结合临床经验和科学依据，对中药制剂进行精准调整。

个体化治疗在中药制剂研发中的前景可期。通过结合患者的个体情况，中药制剂可以更加精确地发挥药效，并减少对其他药物的依赖。例如，在治疗肿瘤方面，个体化治疗可以根据肿瘤的基因组学特征，选择适合的中药制剂，提高治疗效果。

（三）基于人工智能的药效预测与优化

人工智能技术是精准医学和个体化治疗的重要支撑。在中药制剂研发中，人工智能可以应用于药效预测和优化。

通过构建大规模的中药数据库和临床数据，结合人工智能算法，可以快速筛选出与患者特定病情相关的中药组方，加快中药制剂研发的速度与效率。同时，人工智能还可以辅助预测中药制剂的药效和不良反应，为个体化治疗提供科学依据。

（四）中药制剂研发中的法律和伦理问题

精准医学和个体化治疗的发展面临着法律和伦理问题。在中药制剂研发中，特别是涉及基因信息和个体隐私的时候，需要遵守相关法律法规，确保数据的安全和隐私。

此外，中药制剂研发过程中还需要考虑传统知识保护和合规性问题，保护传统中药知识的权益，确保中药制剂的安全性和有效性。

二、智能化制造技术在中药制剂生产中的应用与展望

（一）智能制造技术在中药制剂生产中的应用

智能制造技术是指通过信息化、自动化和智能化的手段，实现制造过程的智能化管理和优化。在中药制剂生产中，智能制造技术可以应用于原材料采购、加工制造、质量控制等环节。

智能制造技术可实现中药制剂生产过程的全面监控和数据分析，提高生产效率和产品质量。例如，通过物联网技术，可以实时监测原材料的温湿度、采购来源等信息，确保原材料的质量和安全性。同时，利用大数据和人工智能算法，可以对制药过程进行优化，减少生产工艺中的变异，提高产品的一致性和稳定性。

（二）智能化制造技术在中药制剂生产中的展望

随着物联网、大数据和人工智能等技术的不断发展，智能化制造技术在中药制剂生产中的应用将更加广泛和深入。

未来，智能化制造技术可以实现中药制剂生产过程的全链条智能管理。从原料采购到加工制造再到质量检验，每个环节都可以实现智能化监控和优化，提高整个供应链的效率和品质。同时，通过数据共享和协同机制，可以实现中药制剂生产的协同创新和个性化定制。

（三）智能设备在中药制剂生产中的应用

智能设备是智能化制造的重要组成部分。在中药制剂生产中，智能设备可以应用于原材料加工、制剂混合、包装等环节。

智能设备的应用可以提高中药制剂生产的自动化程度和精确度。例如，智能化的原材料加工设备，可以根据配方和工艺要求，精确控制温度、压力等参数，保证中药制剂的质量稳定。此外，智能设备还可以实现制药环境的洁净化和无菌生产，降低交叉污染的风险。

（四）智能化制造技术的挑战和对策

智能化制造技术的应用也面临一些挑战。首先，中药制剂生产涉及众多繁杂的药材和复杂的传统工艺，如何将这些传统经验转化为可操作的智能化制造流程，需要深入研究和实践。其次，智能化制造技术的应用需要充分考虑中药制剂的特殊性，如药材的不确定性、复杂性和多样性等。针对这些特点，可以通过数据模型和算法的改进，提高智能化制造技术在中药制剂生产中的适用性和智能化水平。最后，智能设备和智能系统的投入成本较高，智能化制造的推广也需要政府支持和产业共同努力。促进技术创新、降低成本、完善标准和规范，是智能化制造技术在中药制剂生产中实现广泛应用的关键。

三、绿色环保技术在中药制剂生产中的应用与前景

（一）绿色环保技术在中药制剂生产中的应用

绿色环保技术是指在制造过程中减少对环境的负面影响、提高资源利用效率和减少污染物排放的技术手段。在中药制剂生产中，绿色环保技术可以应用于原材料采集、制造工艺、废弃物处理等环节。

绿色环保技术的应用可以减少中药制剂生产过程中的对环境的损害。例如，通过优化原材料的采集和加工流程，减少对自然资源的损耗；通过优化制造工艺，减少能源消耗和废物产生；通过合理处理废弃物，避免对环境的污染。

（二）绿色环保技术在中药制剂生产中的前景

绿色环保技术在中药制剂生产中有着广阔的应用前景。随着社会对环境保护意识的不断增强和政府对环境监管力度的加大，中药制剂生产企业将更加重视绿色环保技术的

应用。

未来，绿色环保技术将成为中药制剂生产的重要发展方向之一。通过应用绿色环保技术，可以实现中药制剂生产过程的清洁化、低碳化和资源化，提高企业的可持续发展能力。同时，绿色环保技术的应用也有助于提升企业形象，满足消费者对绿色产品的需求。

（三）中药制剂研发中的可持续发展问题

中药制剂的研发和生产还需要解决一些与可持续发展相关的问题。例如，中药材的获取面临着资源匮乏和生态破坏的风险；制造工艺中使用的溶剂和辅料可能对环境造成污染。

在中药制剂研发中，需要注重可持续发展的原则，采用绿色环保技术，合理利用资源，减少对环境的负面影响。同时，加强中药材的种植和保护，推动中药产业的可持续发展。

（四）国际化发展中的合规性问题

随着中药制剂国际化发展的加快，合规性问题也日益凸显。中药制剂需要符合国际标准和规范，以确保质量和安全性。

在中药制剂国际化发展中，应加强与国际组织和标准制定机构的合作，积极参与国际标准的制定和推广。此外，加强药品注册、GMP 认证等方面的管理，提高中药制剂的国际竞争力和市场准入能力。

第三节　现代技术在提升中药制剂质量中的应用

一、质量控制新技术在中药制剂中的应用

（一）高效液相色谱-质谱联用技术在中药制剂中的应用

高效液相色谱-质谱联用技术（LC-MS）结合了高效液相色谱的高效分离能力和质谱的高灵敏度、高分辨率的特点，使其成为中药制剂质量控制中的有力工具。通过 LC-MS 的应用，我们可以对中药制剂中的活性成分进行定性和定量分析，同时还可以检测和定量其中的有毒成分。这种方法具有高灵敏度、高选择性和高分辨率的特点，因此可以有效地提高中药制剂的质量稳定性和安全性。

在实际应用中，LC-MS 技术可以应用于中药材的质量控制、中药制剂的生产过程控制以及成品的质量评价等方面。例如，在中药材的质量控制中，LC-MS 可以用于鉴定中

药材的真伪和优劣，同时还可以检测其中的农药残留和重金属等有害物质。在中药制剂的生产过程控制中，LC-MS 可以用于监测生产过程中的原料、中间体和成品的质量变化，及时发现和解决生产过程中的问题。在成品的质量评价中，LC-MS 可以用于检测和评价中药制剂中的活性成分和有毒成分的含量和比例，从而确保产品的安全性和有效性。

为了更好地应用 LC-MS 技术于中药制剂的质量控制中，我们需要建立相应的数据库和标准谱图库，以便对中药制剂中的各种化学成分进行准确的定性和定量分析。同时，还需要加强 LC-MS 技术与其他分析技术的结合和应用，如气相色谱-质谱联用技术（GC-MS）、核磁共振技术等，以提高中药制剂质量控制的准确性和全面性。

（二）核磁共振技术在中药制剂中的应用

核磁共振（NMR）技术是一种非常重要的结构分析技术，可以对化学物质的结构和分子间的相互作用进行研究。在中药制剂的质量控制中，NMR 技术具有广泛的应用。通过 NMR 技术，我们可以对中药制剂中的化学成分进行准确的鉴定和定量分析，同时还可以研究其结构和分子间的相互作用。

在实际应用中，NMR 技术可以用于中药材的鉴定和质量控制、中药制剂的生产过程控制以及成品的质量评价等方面。例如，在中药材的鉴定和质量控制中，NMR 可以用于鉴定中药材的真伪和优劣，同时还可以检测其中的水分、灰分等质量指标。在中药制剂的生产过程控制中，NMR 可以用于监测生产过程中的原料、中间体和成品的质量变化，及时发现和解决生产过程中的问题。在成品的质量评价中，NMR 可以用于检测和评价中药制剂中的活性成分的结构和纯度，从而确保产品的有效性和安全性。

为了更好地应用 NMR 技术于中药制剂的质量控制中，我们需要加强 NMR 技术的研究和开发，提高其分辨率和灵敏度。同时，还需要建立相应的数据库和标准谱图库，以便对中药制剂中的各种化学成分进行准确的定性和定量分析。此外，还需要加强 NMR 技术与其他分析技术的结合和应用，如高效液相色谱、红外光谱等技术，以提高中药制剂质量控制的准确性和全面性。

（三）近红外光谱技术在中药制剂中的应用

近红外光谱（NIR）技术是一种非破坏性的分析方法，可以快速、准确地检测中药制剂中的化学成分。通过采集中药制剂样品的近红外光谱数据，并与已知质量标准进行比对，可以实现对中药制剂中各种活性成分的定量分析和质量评价。这种方法具有快速、无损、准确的特点，因此可以有效地提高生产效率和质量控制水平。

在实际应用中，NIR 技术可以应用于中药材的质量控制、中药制剂的生产过程控制以及成品的质量评价等方面。例如，在中药材的质量控制中，NIR 技术可以用于检测中药材的水分、灰分等质量指标以及鉴别真伪。在中药制剂的生产过程控制中，NIR 技术可以用于实时监测生产过程中的原料、中间体和成品的质量变化以及优化生产工艺参数。在成品的质量评价中，NIR 技术可以用于检测和评价中药制剂中的活性成分的含量和纯度以及预测产品的稳定性和有效期。

为了更好地将 NIR 技术应用于中药制剂的质量控制中，我们需要建立相应的近红外光谱数据库和标准谱图库，以便对中药制剂中的各种化学成分进行准确的定性和定量分析。同时还需要加强 NIR 技术的研究和开发，提高其分辨率和准确性，以适应不同种类和剂型的中药制剂的质量控制需求。

（四）超高效液相色谱技术在中药制剂中的应用

超高效液相色谱（UHPLC）技术是一种高效、高分辨率的液相色谱分析技术，可以有效地分离和检测复杂样品中的多种化学成分。在中药制剂的质量控制中，UHPLC 技术具有重要的作用，它可以实现对多种复杂成分的快速分离和准确定量，提高分析效率和准确性。这种方法具有高分辨率、高灵敏度、高选择性的特点，因此可以有效地提高质量控制水平和产品的一致性。

在实际应用中，UHPLC 技术可以应用于中药材的质量控制、中药制剂的生产过程控制以及成品的质量评价等方面。例如 UHPLC，可以用于中药材的指纹图谱建立和化学成分定量分析，同时还可以用于检测其中的有害物质如农药残留、重金属等。在中药制剂的生产过程控制中，UHPLC 技术可以用于监测生产过程中的原料、中间体和成品的质量变化以及优化生产工艺参数提高生产效率和质量水平。在成品的质量评价中，UHPLC 技术可以用于检测和评价中药制剂中的活性成分的含量和纯度以及预测产品的稳定性和有效期，从而确保产品的安全性和有效性。

二、过程分析技术在中药制剂生产过程中的应用

（一）过程分析技术在草药提取工艺中的应用

草药提取是中药制剂生产的核心环节，其目的是从草药中提取出有效成分，为后续制剂工艺提供原料。传统的草药提取工艺主要依赖经验操作，难以实现精确控制，容易导致提取效率低下和产品质量不稳定。过程分析技术的应用为草药提取工艺带来了革命性的变革。

过程分析技术是一种实时监测和控制生产过程中关键参数的技术。在草药提取工艺中，过程分析技术可以实时监测提取过程中的温度、压力、溶剂浓度等关键参数，并通过采集和分析实时数据，及时调整工艺条件，优化提取效率和质量。具体而言，过程分

析技术可以通过以下几个方面的应用来提升草药提取工艺的效果。

(1)实时监测和控制提取温度：提取温度是影响草药有效成分提取的关键因素之一。过程分析技术可以通过温度传感器实时监测提取过程中的温度变化，并根据设定的温度范围进行自动控制，确保提取温度在最佳范围内。

(2)监测溶剂浓度和流量：溶剂的浓度和流量对草药有效成分的提取效率有重要影响。过程分析技术可以通过浓度传感器和流量传感器实时监测溶剂的浓度和流量变化，及时调整溶剂的供应，确保提取过程中的溶剂条件恒定。

(3)控制提取压力：提取压力是影响草药有效成分溶解和扩散的重要因素。过程分析技术可以通过压力传感器实时监测提取过程中的压力变化，并根据设定的压力范围进行自动控制，确保提取压力在最佳范围内。

(4)数据采集和分析：过程分析技术可以实时采集提取过程中的关键参数数据，并通过数据分析软件进行处理和分析。通过对数据的统计和分析，可以发现提取过程中的规律和问题，为工艺优化提供决策依据。

(二)在线监测技术在中药制剂精细化过程中的应用

精细化过程是中药制剂生产中的重要环节，包括浓缩、结晶、干燥等步骤。这些步骤的操作条件和参数对最终产品的质量具有重要影响。在线监测技术的应用可以实时监测精细化过程中的关键参数，以确保过程的可控性和产品的一致性。具体而言，在线监测技术可以通过以下几个方面的应用来提升中药制剂精细化过程的效果。

(1)实时监测温度和湿度：在浓缩、结晶和干燥等过程中，温度和湿度的变化直接影响产品的质量和形态。在线监测技术可以通过温度和湿度传感器实时监测过程中的温度和湿度变化，并根据设定的范围进行自动控制，确保产品在最佳条件下进行精细化处理。

(2)监测浓度和粒度：在结晶过程中，产品的浓度和粒度分布对最终产品的质量具有重要影响。在线监测技术可以通过浓度传感器和粒度分析仪实时监测结晶过程中的浓度和粒度变化，及时调整操作条件，确保产品的粒度分布均匀且符合质量要求。

(3)控制干燥速率和程度：干燥是中药制剂精细化过程中的重要步骤之一。在线监测技术可以通过水分传感器实时监测产品中的水分含量变化，并根据设定的干燥速率和程度进行自动控制，确保产品在最佳干燥条件下进行处理。

(4)数据采集和分析：在线监测技术可以实时采集精细化过程中的关键参数数据，并通过数据分析软件进行处理和分析。通过对数据的统计和分析，可以发现精细化过程中的规律和问题，为工艺优化提供决策依据。同时，通过与历史数据的对比和分析，还可以预测产品的质量和性能变化趋势，为生产计划和质量控制提供参考。

（三）光谱分析技术在中药制剂过程监控中的应用

光谱分析技术是一种利用光与物质相互作用来研究物质性质和结构的分析方法。在中药制剂过程中，光谱分析技术可以用于成分分析和质量监控。具体而言，光谱分析技术可以通过以下几个方面的应用来提升中药制剂过程监控的效果。

（1）成分鉴定和定量分析：通过红外光谱、紫外光谱等光谱分析技术可以对中药制剂中的成分进行鉴定和定量分析。通过对样品的光谱特征进行比对和分析可以确定制剂中主要成分的种类和含量，从而为质量控制提供依据。

（2）杂质检测和控制：光谱分析技术可以用于检测中药制剂中的杂质和污染物。通过对样品的光谱特征进行分析可以发现杂质和污染物的存在，并进行定性和定量分析，从而控制产品质量。

（3）质量指标监测：光谱分析技术可以用于监测中药制剂的质量指标如溶解度、稳定性等。通过对样品的光谱特征进行分析可以实时监测质量指标的变化，并及时调整工艺条件，以确保产品质量稳定。

（4）过程优化和控制：光谱分析技术可以用于优化和控制中药制剂的生产过程。通过对不同生产阶段的光谱数据进行比较和分析可以发现生产过程中的问题和瓶颈，并进行相应的调整和优化，从而提高生产效率和质量稳定性。

（四）计算机辅助过程控制技术在中药制剂生产中的应用

计算机辅助过程控制技术是一种利用计算机技术和数学模型对生产过程进行自动化控制和优化的方法。在中药制剂生产中计算机辅助过程控制技术可以用于以下几个方面。

（1）数据采集和处理：通过传感器和仪表实时采集生产过程中的各种数据如温度、压力、流量等，并通过计算机进行数据处理和分析，从而为后续的控制和优化提供数据支持。

（2）数学模型和预测模型的建立：基于历史数据和实时数据可以建立数学模型和预测模型来描述生产过程的动态特性和预测未来的生产情况，从而为生产计划和调度提供依据。

（3）自动化控制和优化：通过计算机控制系统可以实现对生产过程的自动化控制和优化，如自动调节温度、压力等参数自动调整生产流程等，从而提高生产效率和质量稳定性并降低能耗和成本。

（4）故障诊断和预警：当生产过程出现异常或故障时，计算机辅助过程控制技术可以进行故障诊断和预警。通过对实时数据的监测和分析，及时发现生产过程中的异常情况，并通过预警系统及时提醒操作人员采取相应的措施，从而避免生产事故的发生。

（5）生产过程的可视化：通过计算机辅助过程控制技术，可以将生产过程进行可视化处理。通过图形、动画等形式展示生产过程的实时数据和状态，使操作人员更加直观地了解生产情况，提高操作的准确性和效率。

（6）批次追踪和质量控制：计算机辅助过程控制技术可以实现批次追踪和质量控制。通过对每个批次的生产数据进行记录和分析，可以追溯每个批次的生产历史和质量状况，及时发现质量问题，并为质量改进提供依据。

三、大数据和人工智能在中药制剂质量评价中的应用

（一）大数据分析在中药制剂的质量评价中的应用

大数据分析在中药制剂的质量评价中具有重要的应用价值。传统的中药制剂质量评价主要依赖于经验判断和实验室检测，但由于中药制剂的成分复杂，且受到原植物、生产工艺等因素的影响，在实际过程中存在着一定的主观性和不确定性。

而大数据分析可以通过对海量的中药制剂相关数据进行深入挖掘和分析，从中找出有价值的信息，为中药制剂的质量评价提供科学依据。首先，大数据分析可以对多批次、多厂家的中药制剂数据进行统计和分析，建立中药制剂的质量评价模型。通过对不同批次和厂家的数据进行比较和归纳，可以发现中药制剂的共性和差异，为制剂质量的评价提供客观依据。其次，大数据分析可以基于建立的模型，进行中药制剂的质量预测和质量控制。通过对历史数据的分析和趋势预测，可以及时发现制剂质量的变化趋势，采取相应的措施进行质量控制和调整。

大数据分析在中药制剂的质量评价中的应用可以有效提升制剂质量的可靠性和稳定性。同时，通过对海量数据的分析，还可以发现中药制剂中可能存在的质量问题和潜在风险，为中药制剂的改进和优化提供科学依据。因此，大数据分析在中药制剂质量评价中的应用具有重要的意义和潜力。

（二）人工智能在中药制剂成分分析中的应用

人工智能技术在中药制剂成分分析中的应用可以提高分析效率和准确性，为中药制剂的质量控制和药效评价提供科学支持。中药制剂的成分复杂多样，传统的成分分析方法通常需要耗费大量的时间和人力，并且容易受到人为因素的干扰。

而人工智能技术，如机器学习和深度学习，可以通过对大量中药制剂成分数据的学习和训练，实现对复杂中药成分的准确、快速识别和定量分析。首先，通过对已知样本的学习和建模，人工智能可以学习到中药制剂不同成分之间的关系和特征，建立起成分分析的模型。然后，通过对未知样本的预测和判定，可以实现对中药制剂成分的准确识

别和分析。同时，人工智能技术还可以结合图像处理和模式识别等技术，对中药制剂的微观图像进行分析和比对，提高成分分析的准确性和可靠性。

人工智能在中药制剂成分分析中的应用可以帮助实现高效、准确的成分分析，为中药制剂的质量控制提供有效手段。通过快速识别和分析中药制剂的成分，可以及时发现成分异常和质量问题，加强中药制剂的生产过程监控和质量管理。此外，人工智能还可以通过对大量数据的分析，挖掘出中药制剂成分与药效之间的关系，为中药制剂的药效评价和优化提供科学依据。

（三）人工智能在中药制剂药效评价中的应用

人工智能在中药制剂药效评价中的应用可以提供更为准确和科学的药效预测和评价方法，为中药制剂的研发和治疗选择提供有力支持。传统的中药制剂药效评价主要依赖于临床试验和实验室检测，但由于中药制剂的成分复杂、药效多样，且受到个体差异的影响，传统方法存在着一定的局限性。

而人工智能技术可以通过建立多维度的中药制剂药效数据库，并结合机器学习算法，实现对中药制剂药效的量化和预测。首先，通过收集和整理大量的临床试验数据和患者信息，可以建立起中药制剂与药效之间的关联模型。然后，通过机器学习算法的训练和优化，可以实现对中药制剂药效的预测和评价。同时，人工智能还可以结合个体化医疗和基因组学等技术，对中药制剂在不同人群中的药效表现进行分析和预测，为临床应用和个体化治疗提供精准指导。

人工智能在中药制剂药效评价中的应用可以提高药效评价的科学性和可靠性。通过建立全面的药效数据库和采用先进的机器学习算法，可以更准确地预测中药制剂的药效，并挖掘出中药制剂成分与药效之间的关联规律。这将有助于优化中药制剂的配方设计和药效调控，提高临床疗效和治疗安全。

（四）大数据和人工智能在中药制剂质量追溯中的应用

大数据和人工智能在中药制剂质量追溯中的应用可以实现对制剂质量的全程追溯和风险监测，保障中药制剂的质量安全和溯源可控。传统的中药制剂质量追溯主要依靠手动记录和信息管理，效率低下且易受到人为因素的干扰。

而大数据和人工智能技术可以通过采集和整合中药制剂生产过程中的各类数据，并利用人工智能算法进行分析和处理，实现对中药制剂质量的全程追溯和监测。首先，通过采集和存储中药制剂生产过程中产生的各类数据，包括原料采购、生产工艺、质检报告等信息，建立起完整的制剂质量追溯数据库。然后，利用人工智能算法对数据库中的数据进行分析和挖掘，可以及时发现中药制剂质量异常和潜在风险，并追踪到具体的生产环节和批次。最后，通过大数据和人工智能技术，可以实现对中药制剂质量的动态监测和预警，及时采取相应的措施进行风险控制和调整。

大数据和人工智能在中药制剂质量追溯中的应用可以提高追溯效率和可靠性，同时还可以加强对中药制剂质量安全的管控和监督。通过全程追溯和动态监测，可以及时发现质量问题和风险，加强对中药制剂生产过程的控制和管理，提高中药制剂的质量可控性和市场竞争力。

四、现代包装技术在提高中药制剂稳定性中的应用

（一）防潮包装技术在中药制剂中的应用

中药制剂中的有效成分对湿气敏感，因此防潮包装技术被广泛应用于中药制剂的包装过程中。防潮包装技术的主要目标是阻隔外界湿气的进入，保持中药制剂的干燥状态，从而提高制剂的稳定性和质量。

中药制剂中的有效成分往往是天然植物提取物或精细化合物，其对湿气的敏感性较高。潮湿的环境会导致中药制剂中的有效成分吸湿、聚集、分解或变质，降低制剂的质量和疗效。因此，在包装过程中采用防潮包装技术十分重要。

防潮包装技术的关键是选用高效的防潮材料和密封包装方式。常见的防潮材料包括铝箔、复合膜和油墨等，它们具有良好的防潮性能，可以有效隔离外界湿气。同时，在制剂包装过程中，要确保包装密封良好，以防止湿气的渗透。可以采用热封或冷封等方式进行包装密封，确保中药制剂的干燥状态。

防潮包装技术的应用可以带来多重益处。首先，防潮包装可以延长中药制剂的保质期限，保持制剂中的有效成分的稳定性。其次，防潮包装可以减少制剂中的微生物污染和霉变情况，保证制剂的卫生安全性。此外，防潮包装还可以减少制剂包装过程中的损耗，提高产品的经济效益。

（二）光线屏蔽包装技术在中药制剂中的应用

中药制剂中的有效成分对光敏感，因此光线屏蔽包装技术被广泛应用于中药制剂的包装过程中。光线屏蔽包装技术的主要目标是降低光照对中药制剂的影响，保护其中的活性成分免受光的破坏，从而提高制剂的稳定性和质量。

中药制剂中的活性成分，如天然植物提取物和精细化合物，往往具有光敏性。暴露在强光下，这些活性成分容易发生光降解或氧化反应，导致制剂的质量下降。因此，在包装过程中采用光线屏蔽包装技术非常重要。

光线屏蔽包装技术的关键是选用具有良好光线屏蔽性能的包装材料。常见的光线屏

蔽材料包括不透光的塑料薄膜、彩色玻璃瓶和铝箔等。这些材料可以有效阻挡光线的穿透，减少光的影响。在选择包装材料时，需要考虑制剂的特性和光敏程度，选择适合的光线屏蔽材料。

除了选用光线屏蔽材料外，还需要注意包装密封的完整性。包装过程中要确保包装密封良好，以防止光线的渗透。可以采用热封或冷封等方式进行包装密封，确保中药制剂充分受到光线屏蔽。

光线屏蔽包装技术的应用可以带来多重益处。首先，光线屏蔽包装可以防止光敏活性成分受到光的破坏，保持制剂的稳定性和药效。其次，光线屏蔽包装可以减少制剂在光照条件下的颜色变化和质量损失，保证产品的视觉品质和经济效益。此外，在一些需要长期储存的中药制剂中，光线屏蔽包装可以延长制剂的保质期限，提高产品的商业竞争力。

（三）密封包装技术在中药制剂中的应用

密封包装技术可以有效防止中药制剂与外界空气接触，减少氧化反应和湿气的侵入，从而提高制剂的稳定性和质量。密封包装技术的主要目标是实现制剂中活性成分的长期保存，并减少制剂在储存和使用过程中的变质风险。

中药制剂中的有效成分往往对氧气敏感，容易发生氧化反应，导致质量下降。此外，湿气的侵入也会导致中药制剂中活性成分的水解、聚集和降解等问题。因此，在包装过程中采用密封包装技术对中药制剂进行保护非常重要。

密封包装技术的关键是确保包装的严密性和气密性。常见的密封包装方式有热封包装、真空包装和气体保护包装等。热封包装是一种通过加热将包装材料密封起来的技术，可以有效阻隔外界空气和湿气的进入。真空包装则是通过抽取包装中的空气，形成真空环境，进一步减少氧气和湿气的存在。气体保护包装则是在包装过程中注入惰性气体，如氮气或二氧化碳，以降低氧气的浓度和湿气的含量。

密封包装技术的应用可以带来多重益处。首先，密封包装可以延缓中药制剂中活性成分的氧化和降解反应，保持其活性和稳定性。其次，密封包装可以防止湿气的侵入，减少中药制剂中活性成分的水解和聚集现象。此外，在药材炮制和制剂包装过程中，密封包装还可以减少微生物污染和霉变的风险，保证制剂的卫生安全性。

（四）可溶性包装技术在中药制剂中的应用

可溶性包装技术可以实现中药制剂在水中的快速溶解和释放。通过采用可溶性包装材料，可以提高中药制剂的溶解速率和生物利用度，从而增强其治疗效果和良好的吸收性。

传统中药制剂往往存在溶解速度慢、吸收不完全等问题，影响制剂的疗效。而可溶性包装技术的应用可以有效改善这些问题。可溶性包装材料往往是由水溶性高分子材料或薄膜组成，具有良好的溶解性和可溶性。在使用中，中药制剂被包裹在可溶性包装材料中，当与水接触时，包装材料会迅速溶解，并释放出中药制剂中的活性成分。

可溶性包装技术的应用可以带来多重益处。首先，可溶性包装可以提高中药制剂的溶解速率，使活性成分更容易被溶解和吸收。其次，可溶性包装可以减少中药制剂在胃肠道中的滞留时间，降低药物不良反应和毒性。此外，可溶性包装还可以提高中药制剂的稳定性，减少活性成分与其他物质之间的相互作用。

第十四章　中药制剂的国际化与标准化实践探索

第一节　中药制剂国际化的现状与挑战

一、中药制剂国际化的现状

（一）目前中药制剂在国际市场的表现与地位

近年来，随着中医药的逐渐普及和全球化趋势，中药制剂在国际市场上的表现日益突出。越来越多的国家开始接受并使用中医药，为中药制剂的国际化提供了广阔的市场空间。然而，中药制剂在国际市场上的地位仍然较低，主要表现在市场份额小、品牌知名度低等方面。

尽管如此，一些具有特色和优势的中药制剂在国际市场上仍取得了一定的成果。例如，某些中药制剂在治疗慢性病、疑难杂症等方面具有显著疗效，受到了国际患者的认可和好评。此外，一些中药制剂在保健、养生等领域也逐渐受到国际消费者的关注。

（二）中药制剂在国际合作与交流中的进展情况

在中药制剂的国际化进程中，国际合作与交流发挥着重要作用。目前，我国已与多个国家和地区签订了中医药合作协议，为中药制剂的国际化提供了政策支持和合作平台。同时，国内外中医药学术交流和合作也日益频繁，为中药制剂的研发、生产和推广提供了有力支持。

二、中药制剂国际化面临的挑战

（一）法律法规和技术壁垒

中药制剂的国际化进程受制于不同国家和地区的法律法规和技术壁垒。不同国家和地区针对药品注册、审批、生产、销售等方面存在差异的法律法规和技术要求，这对于中药制剂的国际化提出了更高的门槛和挑战。对中药制剂而言，首先需要符合当地国家和地区的相关法规，如药品注册与审批要求、标签与说明书规定等，以确保其在目标市场的合法性和规范性。此外，由于中药制剂常常采用复方制剂、经验配伍等特点，其制备工艺和质量控制也较为复杂，需要满足国际化的质量标准和技术要求。这包括但不限于药材质量标准、成分分析与鉴定、有效成分含量测定、生物等效性评价等方面。技术壁垒的存在使得中药制剂在国际化过程中需要投入更多的研发资源和时间来满足相关标准和要求。

（二）文化差异与认知障碍

文化差异和认知障碍是中药制剂国际化面临的另一个重要挑战。中医药的理论体系和实践经验与西方医学存在较大的差异，这导致国际社会对中医药的认知和理解存在障碍。一些国家和地区对于中医药存在偏见或误解，甚至存在争议和质疑，这影响了中药制剂在国际市场的推广和接受程度。此外，不同国家和地区的文化背景、价值观和传统医学习惯也存在差异，这使得在某些国家或地区推广中药制剂变得更加困难。为了克服这些文化差异和认知障碍，中药制剂需要进行相关的科学研究与证据积累，提高其在国际社会的知名度和信任度。

（三）产品质量与安全性要求

产品质量和安全性要求是中药制剂国际化的核心问题。中药制剂由于采用多种药材、复方制剂以及独特的制备工艺，其质量控制难度相对较大。中药制剂中的活性成分复杂，药效稳定性和一致性难以保证，这导致其在国际市场上的产品质量与安全性受到关注。此外，一些中药制剂在临床使用中存在疗效不稳定、毒副作用不明确等问题，这对于中药制剂国际化的推广造成了不利影响。为解决这些问题，中药制剂需要加强质量控制体系建设，完善产品标准与规范，提高中药制剂的质量稳定性和安全性，并进行相关的临床研究与评价，以获取更多的科学数据和临床证据来支持其在国际市场的推广和应用。

总而言之，中药制剂在国际化过程中面临着法律法规和技术壁垒、文化差异与认知障碍以及产品质量与安全性要求等挑战。为了顺利推进中药制剂的国际化发展，需要加强对各国法律法规和技术要求的了解与遵守，进行科学研究与数据积累，提高中药制剂的质量和安全性，并加强国际间的学术交流与合作，为中药制剂在国际市场的推广与应用提供更充分的支持。

三、国际化进程中中药制剂的关键问题

（一）标准化的必要性

中药制剂在国际化进程中面临的一个关键问题是标准化。中药制剂的成分复杂，制备工艺多样，因此其质量和疗效的稳定性难以保证。为了提高中药制剂的质量和疗效，建立统一的质量标准和制备工艺规范具有重要意义。

首先，标准化有助于保证中药制剂的质量稳定性。由于中药制剂的成分包含多种活

性成分，不同的药材来源、加工方法和配伍比例都可能对其质量产生影响。通过制定统一的质量标准，可以确保中药制剂在不同批次之间具有一致的成分和质量，从而提高其治疗效果的可靠性。

其次，标准化有助于提高中药制剂的疗效。中药制剂的药效取决于其成分组合和制备工艺，因此制备过程中的工艺参数和条件对于疗效至关重要。通过制定统一的制备工艺规范，可以确保中药制剂在不同生产环境下都能得到正确的制备，从而提高其疗效的一致性和可比性。

最后，标准化还有助于推动中药制剂的国际认证和注册。目前，许多国家和地区对于中药制剂的进口和销售都有一定的监管要求，其中包括对质量标准和制备工艺的要求。如果中药制剂能够制定统一的标准并遵循相应的规范，将更容易通过国际认证和注册的审查，为其进入国际市场创造有利条件。

因此，标准化对于提高中药制剂的质量和疗效、推动国际化进程具有重要意义。通过建立统一的质量标准和制备工艺规范，可以保证中药制剂的质量稳定性和疗效一致性，同时也有助于中药制剂在国际市场上获得认可和竞争优势。

（二）临床试验与数据支持的缺失

中药制剂国际化面临的另一个关键问题是临床试验与数据支持的缺失。由于中医药的理论体系和实践经验与西方医学存在较大差异，因此中药制剂的临床疗效评价方法和标准也存在差异。为了推动中药制剂的国际化进程，开展符合国际标准的临床试验并提供充分的数据支持至关重要。

首先，开展符合国际标准的临床试验是确保中药制剂疗效可靠性和可比性的重要手段。在国际医药领域，临床试验是评价药物疗效和安全性的重要依据。通过符合国际标准的临床试验，可以客观、科学地评估中药制剂的疗效，并与其他药物进行比较，从而更好地证明其治疗效果。

其次，提供充分的数据支持是推动中药制剂国际化的必要条件。在国际市场上，药品的审查和注册通常需要各种临床试验数据作为支持。中药制剂如果能够提供充分的临床试验数据，包括有效性和安全性方面的结果，将更容易获得国际市场的认可和接受。

最后，开展符合国际标准的临床试验和提供充分的数据支持还有助于加强中医药的国际交流与合作。通过与国际医学界的沟通和交流，可以促进中医药理论与实践的深入研究和理解，进一步推动中药制剂在国际上的应用和发展。

四、中药制剂国际化发展的前景与机遇

（一）加强国际合作与交流

加强国际合作与交流是推动中医药在国际社会的认知度和影响力不断提升的重要手段。具体而言，可以通过以下几方面的努力来实现。

（1）拓展国际交流平台：加强与国际组织、学术机构和专业团体的联系与合作，积极参与国际中医药领域的学术研讨会议、论坛和展览等活动，增加中医药在国际舞台上的曝光度。

（2）提升国际交流水平：培养和派遣有经验的中医药专家赴国外学习和交流，与国外同行开展学术合作与技术交流，借鉴国外先进的管理模式和研究方法，不断提升中医药在国际上的声誉和竞争力。

（3）加强国际标准制定：积极参与相关国际标准组织的工作，推动中医药标准的国际化进程，制定一系列质量标准和规范，以增强中药制剂在国际市场上的可接受性和竞争力。

（4）加强国际合作研究：与国外研究机构和企业建立合作关系，共同进行中医药的研发和创新，开展跨国、跨地区的共同研究项目，推动中医药理论和技术在国际上的传播和应用。

（二）推动标准化进程

实施中药制剂的标准化是提高中药质量和疗效稳定性的重要举措，也是其进入国际市场的保障。具体而言，可以从以下几个方面着手。

（1）统一质量标准：建立全国统一的中药制剂质量标准体系，包括对中药材的质量要求、药物含量和成分分析方法等，确保中药制剂的质量可控和可比。

（2）制备工艺规范：制定中药制剂的制备工艺规范，明确生产过程的关键环节和操作要求，确保中药制剂的生产过程标准化和规范化。

（3）质量控制体系：建立完善的中药制剂质量控制体系，包括原料药品的采购、加工和储存等环节的质量控制，确保中药制剂的质量稳定和可追溯。

（4）监测与检测体系：建立健全的中药制剂的监测和检测体系，包括对中药制剂的质量指标、有害成分和微生物污染等进行监测和检测，确保中药制剂的安全性和有效性。

（三）开展临床试验与数据支持

开展符合国际标准的临床试验并提供充分的数据支持，是证明中药制剂的安全性和有效性，提高其在国际市场上竞争力的重要途径。具体而言，可以从以下几个方面着手。

（1）临床试验设计：按照国际通用的临床试验原则和规范，设计符合科学、严谨、可靠的临床试验方案，确保中药制剂的治疗效果能够得到准确评估。

（2）数据支持与分析：收集和整理临床试验的相关数据，对数据进行统计和分析，提供充分的证据支持，证明中药制剂的疗效和安全性，增强其在国际市场上的可信度。

（3）国际合作与认证：加强与国际知名临床研究机构和专家的合作，邀请国外专家参与临床试验的设计和评估，使中药制剂的临床研究更具国际化的影响力和公信力。

（4）宣传与推广：通过国际学术期刊、学术会议等渠道，发布中药制剂临床试验的研究成果，向国际学术界和医学界宣传中药制剂的疗效和安全性，提高其在国际上的认知度和接受度。

（四）挖掘特色优势产品

挖掘具有特色和优势的中药制剂产品，提高其在国际市场上的知名度和影响力，是推动中医药国际化的重要举措。具体而言，可以从以下几个方面着手。

（1）研发创新产品：加大对中药制剂研发的投入，注重创新和突破，开发符合国际市场需求的特色优势产品，如治疗慢性病、疑难杂症等方面的产品，提高中药制剂的疗效和适应证范围。

（2）品牌建设与推广：加强中药制剂品牌的建设和推广，注重打造知名品牌，加强品牌形象和知名度的塑造，提升产品在国际市场上的认可度和信赖度。

（3）市场拓展与推广：积极开展国际市场的调研，了解国际市场需求和趋势，针对性地进行市场拓展和推广，选择适合的渠道和合作伙伴，提高产品的销售量和市场份额。

（4）国际注册与认证：积极申请国际认可的药品注册证书，通过国际认证机构的认证，提升中药制剂在国际市场上的合法性和可信度，为其进入国际市场提供有力支持。

第二节　中药制剂标准化的重要性与方法

一、中药制剂标准化的重要性

（一）提高产品质量和安全性

中药制剂作为传统医药的重要组成部分，其质量和安全性直接关系到患者的治疗效果和健康安全。然而，由于中药材的质量差异、制备工艺的复杂性以及缺乏统一的质量标准，导致中药制剂的质量和安全性存在一定的不确定性。因此，通过标准化，可以规范中药材的种植、采摘、加工和制剂的制备工艺，确保中药制剂的质量和安全性达到统一的标准，从而提高患者的治疗效果和用药安全。

（二）促进国际贸易与合作

随着全球经济一体化的深入发展，中药制剂的国际贸易和合作日益频繁。然而，由于各国对中药制剂的质量和安全性要求不同，导致中药制剂在国际市场上的流通受到一定的限制。通过标准化，可以统一中药制剂的质量和安全性要求，促进国际贸易和合作的顺利进行，推动中药制剂的国际化发展。

二、中药制剂标准化的方法

（一）制定国际认可的中药制剂质量标准

制定国际认可的中药制剂质量标准是标准化的基础和前提。这需要充分考虑中药材的质量差异、制备工艺的复杂性以及不同国家和地区的需求和法规要求，制定出具有科学性、实用性和可操作性的质量标准。同时，还需要建立相应的质量检测和认证体系，确保质量标准的有效实施。

（二）采用现代技术和方法进行质量控制与评价

现代技术和方法在中药制剂的质量控制与评价中发挥着越来越重要的作用。例如，利用色谱、光谱等分析技术对中药制剂中的有效成分进行定量和定性分析；利用生物活性检测方法评价中药制剂的药效和安全性；利用计算机模拟和人工智能技术预测中药制剂的作用机制和疗效等。这些现代技术和方法的应用可以大大提高中药制剂的质量控制与评价水平，为标准化提供有力的技术支持。

三、中药制剂标准化的实践与探索

（一）国内外标准化机构的合作与交流

国内外标准化机构的合作与交流是推动中药制剂标准化的重要途径。通过与国际标准化组织、国外相关机构和行业协会的合作与交流，可以借鉴和吸收国际先进经验和做法，推动中药制剂标准的国际互认和协调。同时，还可以加强与其他国家和地区的合作与交流，共同推动中药制剂的国际化发展。

（二）企业和科研机构的努力与成果

企业和科研机构是中药制剂标准化的重要力量。通过加大研发投入、加强技术创新和产业升级，企业可以不断提高中药制剂的质量和安全性水平，推动标准化进程。同时，科研机构可以通过开展基础研究、应用研究和产业化研究，为标准化提供科学依据和技术支撑。这些努力与成果不仅可以推动中药制剂的标准化进程，还可以提高中药制剂的市场竞争力和国际影响力。

四、中药制剂标准化的挑战与对策

（一）中药材质量差异大

中药材的质量差异是影响中药制剂标准化的重要因素之一。为了解决这一问题，需要建立中药材质量追溯体系，加强中药材种植、采摘、加工等环节的质量监控和管理，确保中药材质量的稳定和可控。同时，还需要加强中药材质量标准的研究和制定工作，规范中药材的质量要求和检测方法。

（二）制备工艺复杂多变

中药制剂的制备工艺复杂多变是影响标准化的另一个重要因素。为了解决这一问题，需要加强制备工艺的研究和优化工作，提高制备工艺的规范性和可控性。同时还需要推广先进的制备技术和设备，提高制备效率和质量水平，降低制备成本和风险。

（三）缺乏统一的质量评价体系和方法

目前缺乏统一的质量评价体系和方法也是制约中药制剂标准化的重要因素之一。为了解决这一问题需要建立完善的质量评价体系和方法包括质量标准的制定、质量检测方法的研究和开发以及质量认证体系的建立等。同时还需要加强与国际标准和国外先进评价体系的对接和互认工作，提高中药制剂在国际市场上的竞争力和认可度。

第三节　推动中药制剂国际化与标准化的策略和路径

一、加强国际合作与交流

（一）参与国际标准制定与修订

通过积极参与国际医药标准的制定与修订，可以推动中药制剂的国际化进程。我国应加强与世界卫生组织、国际标准化组织等国际机构的合作，争取在中药制剂相关标准的制定中发挥更大的作用。

首先，我国可以积极参与国际标准制定的过程，提供中药制剂领域的专业知识和经验。通过参与标准制定工作组和专家咨询委员会等机构，我国代表可以就中药制剂的质量控制、疗效评价等方面提供专业建议和意见。

其次，我国可以提出中药制剂相关标准修订的建议和需求。根据我国中药制剂的实际情况和发展需要，我国代表可以积极提出修订现有标准或制定新标准的建议，并与其他国家和地区进行充分讨论和协商，以达成共识。

最后，我国还可以组织专家团队参与国际标准的翻译和宣传工作。将国际标准翻译成中文，并向国内相关行业和企业进行推广，使其了解并适应国际标准的要求，提高中药制剂的质量水平和竞争力。

通过积极参与国际标准制定与修订工作，我国可以在中药制剂领域发挥更大的影响力和话语权，推动中药制剂的国际化进程，提高中药制剂的质量和疗效，促进中医药传统文化的传承与发展。

（二）开展国际科研合作项目

通过与国际同行开展科研合作项目，可以共同研究中药制剂的安全性和有效性，推动中药制剂的国际化发展。我国应积极争取国际科研合作项目，引进国外先进的技术和设备，提高中药制剂的研发水平。

首先，我国可以与国际知名医学研究机构或大学建立合作关系。通过与国际同行的合作，可以共享研究资源和经验，开展联合研究项目。通过合作研究，可以加强对中药制剂的临床疗效、药理机制等方面的探索，为中药制剂的国际化提供科学依据。

其次，我国可以积极争取国际合作项目的资金支持。通过向国际组织、基金会等申请合作项目的资助，可以获得更多的研究经费，支持中药制剂的科研工作和研发项目。同时，资金的引入还可以促进国际间的资源共享和技术交流，提高中药制剂的研发水平和创新能力。

最后，我国还可以借助国际学术期刊和会议平台，发布中药制剂的研究成果，并与国际同行进行学术交流。通过国际学术交流，可以推动中药制剂的相关研究在国际上的传播和认可，为中药制剂的国际化发展赢得更多支持和认可。

通过开展国际科研合作项目，我国可以加强与国际同行的合作与交流，共同研究中药制剂的安全性和有效性，推动中药制剂的国际化发展。这将有助于提高中药制剂的科研水平和创新能力，推动中医药传统文化的国际传播与交流。

（三）举办国际学术会议和研讨会

通过举办国际学术会议和研讨会，可以促进中药制剂领域的国际交流与合作。我国应定期举办以中药制剂为主题的国际学术会议和研讨会，邀请国际同行参加，共同探讨中药制剂的国际化与标准化问题。

首先，国际学术会议和研讨会是学术交流的重要平台。通过举办国际学术会议，可以邀请国际知名学者和专家就中药制剂的研究成果和最新进展进行报告和交流。同时，可以提供展示我国中药制剂研究成果的机会，增强其在国际学术界的影响力和竞争力。

其次，国际学术会议和研讨会可以促进国际间的学科融合与合作。中药制剂不仅涉及药学、中医学等学科，还涉及化学、生物学、医学工程等多个学科领域。通过邀请不同学科的专家和学者参加会议，可以促进学科之间的交流和合作，推动中药制剂的跨学科研究和创新。

最后，国际学术会议还可以提供展示我国中药制剂的发展成果和优势的机会。通过向国际同行介绍我国中药制剂的研究进展、制备技术和质量标准等方面的成果，可以增加其在国际市场的知名度和认可度，促进中药制剂的国际化发展。

通过举办国际学术会议和研讨会，我国可以促进中药制剂领域的国际交流与合作，提高中药制剂的研究水平和竞争力，推动中医药传统文化的国际传播与交流。

（四）加强与国际认证机构的合作

通过与国际认证机构的合作，可以推动中药制剂的国际市场准入。我国应积极与欧洲药品管理局、美国食品药品监督管理局等国际认证机构建立合作关系，推动中药制剂通过国际认证，进入国际市场。

首先，我国可以加强与国际认证机构的交流与沟通，了解其认证标准和要求。通过与国际认证机构保持密切联系，我国可以及时了解国际市场的最新动态和监管要求，为中药制剂的国际认证做好准备。

其次，我国可以积极申请国际认证，推动中药制剂的国际市场准入。根据国际认证机构的要求，我国可以提供中药制剂质量控制和制备工艺等方面的相应文件和数据，以证明其符合国际标准和要求。同时，积极配合国际认证机构的审核和评估工作，提供必要的支持和配合。

最后，我国还可以加强中药制剂相关的国际质量认证和资质认证工作。通过与国际认证机构的合作，建立起国际认可的质量体系和认证标识，在国际市场上提升中药制剂的竞争力和信誉度。

通过加强与国际认证机构的合作，我国可以推动中药制剂在国际市场的认可和接受，进一步促进中药制剂的国际化发展。这将有助于提高中药制剂的国际竞争力和市场份额，为中药产业的全球化做出贡献。

二、提升科研创新能力

（一）加强基础研究和应用研究

中药制剂是中医药领域中重要的研究方向之一，通过加强基础研究和应用研究，可以深入揭示中药制剂的作用机制和安全性，为其临床应用提供科学依据，并开发出更具创新性和实用性的中药制剂。在国内，尽管已经取得了一些研究成果，但与国际先进水平相比，仍存在一定差距，还有许多未解决的科学问题和技术难题。

为了加强中药制剂的基础研究，我国应该加大投入，建立专门的基础研究团队，拥有顶尖的科研人员和先进的实验设备。同时，要鼓励和支持高校、科研院所等机构开展相关研究，提供必要的经费支持。基础研究主要包括中草药资源的鉴定和筛选，药物成分的分离与纯化，药效物质的作用机理研究，以及药物的安全性评价等方面。通过系统的基础研究，可以深入了解中药制剂的药理学和药效学特点，为制剂的设计和开发提供科学依据。

应用研究是将基础研究成果转化为实际应用的关键环节。中药制剂的应用研究包括药物制剂的研发、药效评价、临床疗效观察等。在中药制剂的研发过程中，需要考虑到药物的稳定性、溶解度、吸收性等因素，并选择合适的给药途径以实现药物的最佳疗效。此外，要对药物的药效进行评价，通过动物实验和临床观察，验证中药制剂的疗效与安全性。通过应用研究，可以将中药制剂研发成为真正具有临床应用价值的药物，为临床医生和患者提供有效的治疗选择。

为了提高科研创新能力，除了加强基础研究和应用研究，我国还应注重人才培养和学科交流。培养一支专业的中药制剂研究团队，既需要具备扎实的中医药理论基础，又需要掌握现代分析技术和药物制剂技术。此外，要鼓励国内外学者之间的学术交流和合作，引进国际先进的研究方法和技术，提高中药制剂研究的水平和效益。

（二）建立科研创新平台和技术转移机制

为了促进中药制剂科研成果的转化和应用，我国应建立科研创新平台和技术转移机制。科研创新平台是集中优势资源、整合科研力量的组织形式，可以提高科研成果的产出效率和质量。对于中药制剂领域而言，建立科研创新平台对于推动中药制剂的研发和应用具有重要意义。

建立中药制剂科研创新平台需要从多个方面着手。首先，要加强组织领导和统筹规划，明确平台的定位和目标。其次，要整合科研资源，包括在国内外建立良好的学术合作关系，吸引国内外优秀科研人才。同时，要建立完善的实验设施和技术服务体系，提供先进的仪器设备和技术支持。此外，还要加强平台管理，提高管理水平和效率，确保科研成果的转化和应用。

技术转移是将科研成果转化为实际生产力的重要手段。对于中药制剂领域而言，要将科研成果应用到实际生产中，提高中药制剂的质量和效益，需要建立技术转移机制。

技术转移机制包括技术评估、技术转让和技术服务等环节，通过技术合作、技术引进、专利运用等方式，将科研成果转化为实际应用，并推动中药制剂产业的发展。

为了建立技术转移机制，可以从以下几个方面入手。首先，要加强知识产权保护，鼓励科研人员申请专利，并对专利进行有效运用。此外，要推动企业和科研院所之间的密切合作，建立良好的技术转让和共享机制。同时，要加强技术服务能力的建设，为企业提供专业的技术咨询和培训服务，提高企业的技术水平和竞争力。

（三）加强产学研合作和协同创新

产学研合作和协同创新是推动中药制剂技术的研发和应用的重要手段。产学研合作可以将企业的市场需求与科研院所的科研能力有效结合起来，实现科研成果的产业化。协同创新则是通过不同主体之间的合作与互动，提高创新效率和质量。

在中药制剂领域，产学研合作和协同创新的方式多样，可以从以下几个方面入手。首先，要鼓励企业和高校、科研院所之间的合作，建立长期稳定的合作关系。通过共同开展研究项目，共享资源和成果，提高科研成果的转化效率。其次，要借助政府的支持和引导，推动企业与科研机构的合作，建立产学研合作的平台和机制。同时，要加强知识产权的保护和运用，为产学研合作提供法律保障。

协同创新需要不同主体之间的紧密合作和有效沟通。在中药制剂领域，可以通过多种方式实现协同创新。例如，建立联合研究中心，促进不同学科之间的交流与合作；组织专家论坛和学术研讨会，推动理论和实践的结合；开展产学研联合培训，培养跨学科的人才队伍等。通过产学研合作和协同创新，可以促进中药制剂技术的研发和应用，为中药制剂产业的发展提供有力支撑。

三、加强法规监管与政策支持

（一）完善中药制剂的法规体系，提高监管效能

为了保障中药制剂的质量和安全，需要完善中药制剂的法规体系，并提高监管效能。当前，我国已经建立了一系列相关的法律法规和标准，如《中华人民共和国药品管理法》《中药饮片质量控制标准》等，但在中药制剂领域仍存在一些不足之处。

首先，应进一步完善相关法律法规，明确中药制剂的生产、销售和使用规范。加强对中药制剂的质量控制和生产环节的监管，确保中药制剂从原材料采购、生产加工到成品出厂全过程的可追溯性和质量可控性。同时，也需要加大对假冒伪劣中药制剂的打击力度，严厉惩罚违法违规行为，保护消费者的合法权益。

其次，应加强执法力度，提高监管效能。建立健全的中药制剂监管机构，加强人员

培训和资源投入，提高监管人员的专业素养和执行力。加强对中药制剂生产企业的监督检查，加强对市场上中药制剂产品的抽样检测和质量评估，及时发现和处理存在的问题。同时，加强与其他相关监管部门的协同合作，形成合力，共同推动中药制剂的规范化和标准化发展。

最后，要加强对中药制剂从业人员的培训和教育。提高中药制剂生产企业和相关从业人员的专业素养和技能水平，增强他们的质量意识和安全意识。通过开展培训课程、举办技术交流会议等方式，加强行业内外的交流与合作，共同探索中药制剂的质量控制和标准化发展路径。

（二）制定支持中药制剂国际化与标准化的政策措施

为了推动中药制剂的国际化与标准化发展，需要制定一系列支持政策措施，包括财政资金支持、税收优惠政策、金融扶持等。

首先，可以通过财政资金支持，鼓励中药制剂相关科研机构和企业进行技术研发和创新。设立专项资金，支持中药制剂的研究与开发，提高中药制剂的质量水平、安全性和疗效。同时，在财政支持方面，可以适当提高中药制剂的研发投入比例，促进中药制剂的创新与标准化。

其次，可以推出税收优惠政策，降低中药制剂生产和销售环节的税负。针对符合标准化生产要求的中药制剂企业，可以减免一定比例的企业所得税或增值税等税项，鼓励企业加大投入，提高产品质量，降低生产成本，提升竞争力。

再次，还可以提供金融扶持，为中药制剂企业提供低息贷款、担保等金融服务。通过金融扶持，帮助企业解决资金周转问题，提高研发和生产设备的更新换代速度，推动中药制剂生产的现代化和标准化。

最后，需要加强与相关国家的政策沟通和协调。积极参与国际标准制定，推动中药制剂的国际标准化进程。加强与国际组织和其他国家的交流合作，共同研究中药制剂的质量控制和标准制定方法，提高中药制剂在国际市场上的认可度和竞争力。

四、培养国际化人才

（一）建立国际化人才培养机制

中药制剂的国际化发展离不开高端人才的支持。为了培养具备国际视野和跨文化沟通能力的高端人才，我国必须建立国际化人才培养机制。这种机制的建立不仅可以为中药制剂的国际化发展提供人才保障，还可以推动中医药文化的国际传播和交流。

首先，我国可以选派优秀人才到国外学习深造。这些人才可以在国外的知名大学、研究机构或企业中学习先进的技术和管理经验，了解国际市场和行业动态，提高自己的综合素质和能力水平。学成归来后，他们可以将所学到的知识和技能运用到中药制剂的研发、生产、销售和管理中，推动中药制剂的国际化发展。

其次，我国可以引进国外先进的人才培养模式。国外在人才培养方面有着先进的理念和方法，我们可以借鉴和吸收其中的优点，为我所用。例如，可以引入项目式学习、案例分析、团队合作等教学方法，培养学生的实践能力和创新精神；可以建立实验室、实践基地等实践教学平台，让学生参与实际的项目和案例，提高他们的实践能力和解决问题的能力。

最后，我国还应加强与国际同行的交流与合作。通过与国际同行建立合作关系，共同开展科研项目、学术交流等活动，可以促进中药制剂的国际化发展。这种交流与合作不仅可以提高我国中药制剂的知名度和影响力，还可以推动国际社会对中医药文化的认知度和认同感。

（二）加强中医药文化教育和传播力度

中医药文化是我国传统文化的重要组成部分，也是中药制剂国际化发展的文化基础。为了提高国际社会对中医药文化的认知度和认同感，我国必须加强中医药文化教育和传播力度。

首先，我国应在国际社会上广泛宣传中医药文化的历史渊源、理论体系和实践经验。通过举办展览、讲座、研讨会等活动，向国际社会介绍中医药文化的历史和发展脉络，展示中医药在医疗保健、康复养生等方面的独特优势和实践成果。这种宣传不仅可以提高中医药文化的知名度和影响力，还可以增进国际社会对中医药的理解和认同。

其次，我国应积极推动中医药文化纳入国际教育体系和文化交流机制中。通过与国外教育机构合作，将中医药文化纳入国际课程体系中，让更多的国际学生了解和学习中医药文化；同时加强与国外文化交流机构的合作，共同举办文化交流活动，推动中医药文化的国际传播和交流。这种合作不仅可以提高中医药文化的国际影响力，还可以促进不同文化之间的相互理解和交流。

最后，我国还可以通过多种渠道和形式加强中医药文化的传播力度。例如，可以通过影视作品、文学作品、音乐舞蹈等艺术形式展现中医药文化的魅力和特色；可以通过互联网、社交媒体等新媒体平台推广中医药文化和健康理念；可以通过建立海外中医诊所、中药店等机构，为国际患者提供中医药服务和体验。这些措施不仅可以提高中医药文化的知名度和影响力，还可以推动中药制剂的国际化发展。

第十五章　中药制剂的配伍禁忌与不良反应

第一节　中药制剂的配伍禁忌

在中药制剂的制备与应用过程中，配伍禁忌是一个至关重要的议题。它关系到药物的安全有效使用，直接影响到患者的治疗效果与身体健康。以下将从传统中药配伍禁忌理论、现代研究对配伍禁忌的解读以及制剂中药物相互作用与配伍禁忌3个方面，详细探讨中药制剂的配伍禁忌问题。

一、传统中药配伍禁忌理论

（一）配伍禁忌的基本概念与原则

传统中药配伍禁忌理论，是指在中药的组方过程中，根据药物的性味、归经、功效等特点，避免某些药物组合使用，以免产生不良反应或降低药效。这一理论是中医药学在长期医疗实践中逐步形成的，对于保障中药方剂的安全有效具有重要意义。

配伍禁忌的基本原则包括：避免相反、相恶的药物同用，注意药物的性味、归经与功效的协调，以及根据病情与体质合理组方。这些原则体现了中医药学整体观念和辨证论治的思想，是中药制剂配伍的基本准则。

（二）常见的传统配伍禁忌

在传统中药理论中，常见的配伍禁忌包括“十八反”“十九畏”等。这些禁忌是古人在长期医疗实践中总结出来的经验性规律，至今仍在中药学领域发挥着重要的指导作用。

“十八反”是指某些药物之间存在相互对抗、限制或抵消彼此作用的关系，因此在组方时应避免同时使用。具体药物包括甘草反甘遂、大戟、海藻、芫花等。这些药物组合在一起使用，可能会导致药效降低或产生不良反应。

“十九畏”则是指某些药物在配伍时虽然不会产生直接的毒性反应，但可能因相互制约而降低药效，或者因作用过猛而损伤正气。这些需要畏惧的药物组合包括硫黄畏朴硝、水银畏砒霜等。这些畏惧的药物组合在特定情况下可能需要使用，但必须谨慎评估其风险和效益。

（三）配伍禁忌的临床意义与应用

传统中药配伍禁忌理论的临床意义在于，通过避免或减少不良药物组合的使用，提高中药方剂的安全性和有效性。在实际应用中，医者需要根据患者的病情和体质，结合药物的性味、归经和功效等特点，合理组方用药。

同时，随着现代科学技术的发展和对中药研究的深入，传统配伍禁忌理论也在不断更新和完善。一些原本被认为是配伍禁忌的药物组合，在经过科学研究和临床验证后，可能被证实具有特定的治疗效果和应用价值。因此，在应用传统配伍禁忌理论时，应保持开放和科学的态度，结合现代研究成果进行综合评价和应用。

二、现代研究对配伍禁忌的解读

（一）药物相互作用的研究进展

随着现代科学技术的飞速发展，药物相互作用研究已经取得了长足的进步，为中药配伍禁忌的解读提供了新的视角。药物相互作用，简单来说，就是两种或多种药物同时使用时，由于它们之间的相互影响，可能导致药效或毒性的改变。这种相互作用可能发生在药物在体内的吸收、分布、代谢和排泄等各个环节，从而影响药物的治疗效果和安全性。

在中药制剂中，药物相互作用的表现尤为复杂。由于中药成分多样，且多种成分可能同时发挥作用，因此药物之间的相互作用可能导致药效的增强或减弱、毒性的增加或减少等不同的结果。例如，某些中药成分可能通过影响其他成分的代谢途径或酶活性，从而改变其他成分在体内的浓度和效应。这种相互作用可能导致治疗效果的改变，甚至可能引发不良反应。

为了深入理解中药配伍禁忌的机制，现代研究采用了多种手段和方法。包括化学分析、药理实验、临床试验等，以揭示药物之间的相互作用及其对药效和安全性的影响。通过这些研究，我们可以更加准确地理解传统配伍禁忌的科学依据，为临床用药提供指导。

（二）配伍禁忌的现代科学依据

现代研究通过对中药成分的化学分析、药理作用和临床试验等手段，为传统配伍禁忌提供了科学依据。这些研究揭示了药物之间的相互作用及其对药效和安全性的影响，为理解和应用配伍禁忌提供了重要的理论基础。

在化学分析方面，现代研究利用先进的技术手段对中药成分进行了深入的分析和鉴定。这些研究揭示了中药中多种成分的化学结构和性质，为理解药物之间的相互作用提供了基础。例如，某些药物成分之间可能发生化学反应，生成新的化合物或改变原有成分的药理作用，从而影响药效或产生不良反应。这些化学反应可能是药物配伍禁忌的重要原因之一。

在药理作用方面，现代研究通过动物实验和体外实验等手段，深入探讨了中药成分的药理作用和机制。这些研究揭示了中药成分在体内的吸收、分布、代谢和排泄等过程，以及它们对靶器官和靶细胞的作用方式和效果。通过这些研究，我们可以更加准确地理解药物之间的相互作用及其对药效和安全性的影响。

此外，现代研究还关注到个体差异对药物相互作用和配伍禁忌的影响。不同个体在遗传背景、生理状态、疾病情况等方面存在差异，这些因素都可能影响药物在体内的代谢和反应过程，从而导致不同的配伍禁忌表现。因此，在理解和应用配伍禁忌时，需要充分考虑患者的具体情况和个体差异。

（三）新的配伍禁忌发现与验证

随着现代科学技术的不断进步和中药研究的深入，一些新的配伍禁忌被不断发现和验证。这些新的配伍禁忌可能涉及新的药物组合、新的不良反应或新的作用机制等方面，为中药的安全使用提供了新的警示和指导。

新的药物组合是新的配伍禁忌的重要来源之一。随着中药研究的深入和新药的开发，越来越多的新药物组合被应用到临床实践中。然而，这些新药物组合可能存在未知的相互作用和风险，需要通过科学研究和临床试验进行验证和评估。例如，某些传统上被认为是安全的药物组合，在实际应用中可能存在潜在的风险。这些风险可能来自于药物之间的相互作用、药物对机体的影响或药物与环境因素的相互作用等方面。

新的不良反应也是新的配伍禁忌的重要表现之一。随着中药的广泛应用和监测体系的不断完善，一些新的不良反应被不断发现和报告。这些不良反应可能与药物之间的相互作用有关，也可能与患者的个体差异和用药方式等因素有关。因此，在临床应用中药制剂时，需要密切观察患者的用药反应和病情变化，及时发现并处理潜在的不良反应。

新的作用机制也是新的配伍禁忌的重要研究方向之一。随着中药研究的深入和分子生物学等技术的发展，越来越多的中药成分的作用机制被揭示。这些新的作用机制可能为我们理解和预测药物之间的相互作用提供新的思路和方法。例如，通过研究药物在分子水平上的相互作用和影响，我们可以更加准确地预测药物组合的可能效果和风险，为临床用药提供更加科学的指导。

三、制剂中药物相互作用与配伍禁忌

（一）制剂工艺对药物相互作用的影响

制剂工艺是影响药物相互作用的重要因素之一。在中药制剂的制备过程中，药物的提取、浓缩、干燥、成型等工艺步骤都可能对药物成分产生影响，从而改变药物之间的相互作用和配伍关系。这些工艺因素的变化不仅可能影响制剂的药效和安全性，还可能引发新的配伍禁忌。

提取工艺是影响药物相互作用的关键环节之一。不同的提取方法可能导致药物成分的提取率和比例发生变化，从而影响药物之间的相互作用。例如，水提和醇提是中药制剂中常用的提取方法，它们对药物成分的提取效果和选择性存在差异。水提法主要提取水溶性成分，而醇提法主要提取醇溶性成分。因此，在选择提取方法时，需要根据药物成分的性质和制剂的需求进行综合考虑，以确保提取效果的最佳化。

干燥工艺也可能对药物相互作用产生影响。不同的干燥条件可能影响药物成分的稳定性和活性，从而改变药物之间的相互作用。例如，高温干燥可能导致某些药物成分的热解或氧化，从而降低其活性或产生新的化合物。因此，在选择干燥工艺时，需要控制干燥温度和时间等参数，以确保药物成分的稳定性和活性不受影响。

成型工艺也可能改变药物在体内的释放速度和吸收程度等，从而影响药物之间的相互作用。不同的成型工艺可能导致制剂的粒度、形状和表面性质等发生变化，从而影响药物在体内的溶出和吸收过程。例如，微丸和颗粒剂是中药制剂中常用的成型工艺，它们对药物的释放速度和吸收程度存在差异。因此，在选择成型工艺时，需要根据药物的性质和制剂的需求进行综合考虑，以确保制剂的安全性和有效性。

（二）辅料与添加剂的配伍问题

在中药制剂中，辅料和添加剂的使用是不可避免的。这些物质虽然不直接发挥治疗作用，但可能对主药成分产生影响，从而改变制剂的药效和安全性。辅料和添加剂与主药成分之间可能发生相互作用，如吸附、络合、氧化还原等反应，导致主药成分的含量减少、活性降低或产生新的化合物。这些变化都可能影响制剂的药效和安全性，甚至可能引发不良反应。

吸附作用是辅料与添加剂对主药成分产生影响的重要方式之一。某些辅料和添加剂具有较大的比表面积和吸附能力，它们可能吸附主药成分从而降低其溶出度和生物利用度。例如，一些常用的吸附剂如活性炭、硅胶等，它们在与主药成分接触时可能发生吸附作用，从而影响主药成分的释放和吸收。

络合作用也是辅料与添加剂对主药成分产生影响的重要方式之一。某些辅料和添加剂可能与主药成分形成络合物，从而改变主药成分的性质和活性。例如，一些金属离子可能与中药中的某些成分发生络合反应，生成难溶性的络合物，从而降低药效或产生不良反应。

此外，辅料和添加剂还可能通过其他方式如氧化还原等反应对主药成分产生影响。例如，一些还原性物质可能与中药中的氧化性成分发生反应，从而降低药效或产生新的化合物。因此，在制剂的制备过程中，需要合理选择和使用辅料和添加剂，避免其与主药成分发生不利的相互作用。

（三）质量控制与配伍禁忌的关系

质量控制是保证中药制剂安全有效的重要手段之一。在制剂的生产过程中，应严格控制原料药材的质量、生产工艺的稳定性和成品的质量标准等方面，以确保制剂的安全性和有效性。同时，在质量控制过程中，应特别关注与配伍禁忌相关的指标和因素，以确保制剂的配伍合理性和安全性。

原料药材的质量控制是确保制剂安全有效的第一道关口。应对原料药材进行严格的检验和筛选，避免使用质量不合格或存在安全隐患的药材。例如，对于易混淆的中药材或含有毒性成分的药材，应加强鉴别和检测工作，确保其质量和安全性符合要求。

生产工艺的稳定性也是确保制剂安全有效的关键因素之一。应对生产工艺进行验证和优化，确保工艺的稳定性和可控性。例如，在制剂的制备过程中，应控制关键工艺参数如温度、时间、压力等，以确保药物成分的稳定性和活性不受影响。同时，应对生产过程进行监控和记录，确保生产过程的可追溯性和可控制性。

成品的质量评价和监测也是确保制剂安全有效的重要手段之一。应对成品进行全面的质量评价和监测，确保符合相关标准和规定。例如，应对成品的性状、鉴别、检查、含量测定等方面进行检测和评价，以确保其质量和安全性符合要求。同时，应建立完善的成品质量档案和监测制度，为制剂的安全使用提供科学依据和指导。

（四）临床应用中的注意事项与建议

在临床应用中药制剂时，应充分考虑患者的具体情况和用药需求，结合药物的性味、归经和功效等特点进行合理组方用药。同时，应注意避免或减少不良药物组合的使用，以降低不良反应的风险。

首先，在组方用药时，应遵循中医药理论指导，根据患者的病情和体质状况进行个体化的考量。例如，对于体质偏寒的患者，应避免使用过多寒凉性质的药物，以免加重病情；对于体质偏热的患者，则应避免使用过多温热性质的药物，以免引起上火等不良反应。

其次，在用药过程中，应加强对患者的用药指导和监测工作。应向患者详细介绍药物的使用方法、注意事项和可能的不良反应等信息，确保患者能够正确使用药物并了解可能出现的问题。同时，应密切观察患者的用药反应和病情变化，及时调整用药方案和处理不良反应。例如，对于出现不良反应的患者，应及时停药并采取相应的治疗措施进行干预；对于病情好转的患者，则应及时调整剂量或更换药物以巩固疗效。

最后，在用药过程中，还应建立完善的用药记录和监测制度。应对患者的用药情况进行详细的记录和监测，包括药物的名称、剂量、使用频率、使用时间等信息。这些信息不仅可以为临床用药提供科学依据和指导，还可以为患者的后续治疗提供参考和借鉴。同时，通过定期的用药评估和监测，可以及时发现并解决用药过程中出现的问题和困难，确保用药的顺利进行。

第二节　中药制剂的不良反应

一、中药制剂不良反应的类型与特点

（一）类型概述

中药制剂不良反应的类型多种多样，主要包括过敏反应、毒性反应、副作用、后遗效应以及停药反应等。这些反应的发生与中药制剂的成分、药理作用、用药剂量、用药时间以及个体差异等因素密切相关。

（1）过敏反应：由于中药制剂中含有的某些成分可能引发机体的变态反应，导致患者出现皮疹、瘙痒、荨麻疹、哮喘等过敏症状。严重的过敏反应可能导致过敏性休克，甚至危及生命。

（2）毒性反应：部分中药制剂中含有的成分具有一定的毒性，长期或过量使用可能对机体的器官或系统造成损害。例如，一些含有重金属成分的中药制剂长期使用可能导致重金属蓄积中毒；含有马兜铃酸成分的中药制剂可能导致肾损害等。

（3）副作用：中药制剂在治疗疾病的同时，可能会产生一些与治疗目的无关的药理作用，称为副作用。例如，某些中药制剂可能引起口干、头晕、恶心、呕吐等不适症状。

（4）后遗效应：部分中药制剂在停药后，其药理作用仍可能持续存在一段时间，称为后遗效应。例如，一些镇静催眠类中药制剂停药后可能导致患者出现困倦、乏力等症状。

（5）停药反应：长期使用某些中药制剂后突然停药，可能导致机体出现一系列不适症状，称为停药反应。例如，长期使用激素类中药制剂突然停药可能导致病情反跳或加重。

（二）特点分析

中药制剂不良反应的特点主要表现在以下几个方面。

（1）多样性：由于中药制剂的成分复杂，作用机制多样，因此其不良反应也呈现出多样性的特点。同一种中药制剂可能引起多种不同类型的不良反应，而同一种不良反应也可能由多种不同的中药制剂引起。

（2）隐匿性：部分中药制剂的不良反应症状轻微，不易被患者察觉，具有一定的隐匿性。这可能导致患者在长期使用过程中逐渐积累毒性，最终引发严重的不良反应。

（3）长期性：有些中药制剂的不良反应在短期内不易显现，而在长期使用过程中逐渐显现出来。例如，一些含有毒性成分的中药制剂在长期使用过程中可能导致慢性中毒或器官损害。

（4）个体差异：不同个体对中药制剂的反应存在较大的差异。这可能与患者的年龄、性别、体质、遗传因素以及疾病状态等因素有关。因此，在使用中药制剂时，需要根据患者的具体情况进行个体化的用药指导。

（三）影响因素

中药制剂不良反应的发生是一个复杂的过程，受到多种因素的共同影响。这些因素之间相互作用，可能导致药效的增强或减弱，甚至产生有毒物质或加重副作用，进而对患者的健康造成威胁。因此，深入了解这些影响因素，对于预防和治疗中药制剂不良反应具有重要意义。

1. 药物因素

中药制剂的成分复杂多样，其中可能含有多种活性成分和辅助成分。这些成分在药理作用上可能存在协同、拮抗或相加等作用，从而影响药效的发挥。同时，用药剂量和用药时间也是影响不良反应发生的重要因素。剂量过大或用药时间过长都可能导致药物在体内蓄积，引发不良反应。

此外，中药制剂的制备工艺和质量控制也会对不良反应的发生产生影响。制备工艺不当可能导致药物成分的变化或杂质的产生，进而影响药效和安全性。质量控制不严格则可能导致不合格产品的流入市场，增加不良反应的风险。

2. 机体因素

患者的年龄、性别、体质、遗传因素以及疾病状态等都会影响中药制剂不良反应的发生。例如，老年人和儿童由于生理功能的减退或未成熟，对药物的代谢和排泄能力相对较差，容易发生药物蓄积和不良反应。女性在某些特殊生理时期（如妊娠期、哺乳期）对药物的敏感性也会发生变化，需要特别注意用药安全。

患者的体质和遗传因素也会影响对药物的反应。不同体质的人对药物的吸收、分布、代谢和排泄过程存在差异，可能导致药效和不良反应的差异。遗传因素则可能影响药物代谢酶的活性和数量，从而影响药物在体内的代谢过程。

疾病状态也是影响不良反应发生的重要因素。患有肝肾功能不全、心脑血管疾病等基础疾病的患者，在使用中药制剂时需要特别注意药物的选择和剂量调整，以避免加重原有疾病或引发新的不良反应。

3. 环境因素

患者的生活习惯、饮食结构以及环境因素等也会对中药制剂不良反应的发生产生影响。不良的生活习惯（如吸烟、饮酒）可能加重肝脏负担，影响药物的代谢和排泄，从而增加不良反应的风险。不合理的饮食结构（如高脂饮食、高蛋白饮食）可能影响药物的吸收和分布，进而影响药效和安全性。

环境因素中的气候、地域以及社会文化背景等也可能对中药制剂的使用和不良反应的发生产生影响。例如，气候的变化可能影响患者的生理功能和药物代谢过程；地域的差异可能导致不同地区的用药习惯和药物品种存在差异；社会文化背景则可能影响患者对药物的认知和接受程度。

（四）临床表现与诊断

中药制剂不良反应的临床表现多种多样，涉及机体的多个器官和系统。轻者可能仅表现为轻微的不适或皮疹，重者可能导致严重的器官损害甚至危及生命。因此，及时准确地诊断中药制剂不良反应对于保障患者安全至关重要。

1. 临床表现

中药制剂不良反应的临床表现因药物种类、用药剂量、用药时间以及患者个体差异等因素而异。常见的临床表现包括消化系统症状（如恶心、呕吐、腹泻）、皮肤症状（如皮疹、瘙痒）、神经系统症状（如头晕、头痛、失眠）以及心血管系统症状（如心悸、血压波动）等。

严重的不良反应可能导致肝肾功能损害、血液系统异常、呼吸系统抑制等严重后果。此外，一些中药制剂还可能引发过敏反应，轻者表现为皮肤瘙痒、荨麻疹，重者可能导致过敏性休克甚至死亡。

2. 诊断

诊断中药制剂不良反应需要综合考虑患者的病史、用药史以及临床表现。

首先，应详细询问患者的用药情况，包括药物种类、剂量、用药时间以及合并用药等。同时，应了解患者的过敏史和家族遗传史，以排除其他可能导致类似症状的疾病。

其次，应对患者进行全面的体格检查，观察是否有皮疹、黄疸、肝脾肿大等异常表现。根据初步检查结果，可能需要进一步进行实验室检查，如血常规、尿常规、肝肾功能检查等，以明确是否存在器官损害或血液系统异常。在诊断过程中，还需要注意与其他可能导致类似症状的疾病进行鉴别诊断。例如，一些消化系统症状可能与胃肠道疾病相混淆；神经系统症状可能与脑血管疾病或精神疾病相混淆。因此，医生需要具备丰富的临床经验和专业知识，以便准确判断是否为中药制剂引起的不良反应。

最后，对不良反应的严重程度进行评估也是诊断过程中的重要环节。根据不良反应的轻重程度，医生可以采取相应的治疗措施，如停药观察、对症治疗或紧急抢救等。

（五）预防与治疗

预防和治疗中药制剂不良反应是保障患者用药安全的重要环节。针对不良反应发生的原因和机制，采取有效的预防和治疗措施，可以降低不良反应的风险，减轻患者的痛苦和损伤。

1. 预防

预防中药制剂不良反应的发生是关键。

首先，应遵循辨证施治的原则，根据患者的具体情况选择合适的药物和剂量。在用药过程中，应注意观察患者的病情变化和用药反应，及时调整用药方案。

其次，需要注意药物的配伍禁忌和相互作用。中药制剂的成分复杂多样，不同药物之间可能存在相互作用或配伍禁忌。在使用中药制剂时，应避免与其他药物同时使用导致不良反应的发生。如需联合用药，应咨询医生或药师的建议，并注意观察用药后的反应情况。

此外，加强患者教育和用药指导也是预防不良反应的重要措施。应向患者详细介绍药物的使用方法、注意事项和可能的不良反应等信息，提高患者的用药依从性和自我管理能力。同时，应鼓励患者积极参与用药过程的监测和记录，及时发现并报告不良反应的发生。

2. 治疗

对于已经发生的不良反应，应采取相应的治疗措施以减轻患者的痛苦和损伤。

首先，应立即停药并观察患者的病情变化。对于轻度的不良反应，如皮疹、瘙痒等，可以采取对症治疗或局部处理以缓解症状。对于严重的不良反应，如过敏性休克、肝肾功能损害等，应立即采取紧急抢救措施并及时送医治疗。

其次，在治疗过程中，应密切观察患者的病情变化，及时调整用药方案。同时，还需要注意与其他药物的相互作用和配伍禁忌，避免加重不良反应或引发新的药物问题。如需继续使用中药制剂治疗，应在医生或药师的指导下进行，并注意观察用药后的反应情况。

此外，心理干预和康复治疗也是不良反应治疗过程中的重要环节。不良反应的发生可能给患者带来焦虑、恐惧等心理问题，需要进行心理干预以缓解患者的压力和不良情绪。康复治疗则包括物理疗法、营养支持等措施，旨在促进患者的康复和恢复健康。

二、不良反应的发生机制

（一）药物成分与药理作用

中药制剂不良反应的发生与其药物成分和药理作用密切相关。中药制剂通常由多种中草药组成，每种中草药又含有多种化学成分，这些成分在机体内发挥治疗作用的同时，也可能引起不良反应。

首先，中药制剂中的一些成分可能具有潜在的药理作用和毒性。例如，生物碱是一类常见的中药成分，具有广泛的生物活性，包括抗菌、抗炎、抗肿瘤等作用。然而，一些生物碱如乌头碱、马钱子碱等具有较强的毒性，过量或长期使用可能导致中毒反应，如恶心、呕吐、心律失常等。此外，苷类成分也是中药制剂中常见的一类成分，具有多种药理作用，但也可能引起不良反应，如过敏反应、肝毒性等。

其次，中药制剂中的一些成分可能通过药理作用引起不良反应。例如，一些具有镇静、催眠、抗惊厥等药理作用的成分，如黄连素、酸枣仁等，在治疗失眠、焦虑等症状时可能产生副作用，如嗜睡、乏力、头晕等。这些副作用通常与药物的剂量和使用时间有关，过量或长期使用可能加重不良反应的发生。

此外，中药制剂中的一些成分还可能通过影响机体的生理功能而引起不良反应。例如，一些中药制剂中的成分可能影响心血管系统的功能，导致血压波动、心律失常等症状。还有一些成分可能影响消化系统的功能，引起恶心、呕吐、腹泻等胃肠道反应。这些反应的发生与药物的成分、剂量以及患者的个体差异有关。

（二）药物代谢与相互作用

中药制剂在机体内需要经过吸收、分布、代谢和排泄等过程，这些过程受到多种因素的影响，包括药物本身的性质、机体的生理状态以及环境因素等。在这个过程中，药物可能发生代谢转化或与其他物质发生相互作用，从而影响其药效和安全性。

首先，中药制剂中的成分在机体内可能发生代谢转化。药物代谢是指药物在机体内经过酶的催化作用，发生化学结构的变化，生成更易排泄或活性降低的代谢产物。这个过程受到多种酶的影响，包括肝药酶、肠壁酶等。一些中药制剂中的成分可能抑制或诱导这些酶的活性，从而影响其他药物的代谢和排泄。例如，一些含有黄酮类成分的中药制剂可能抑制肝药酶的活性，导致同时使用的其他药物代谢减慢，血药浓度升高，增加不良反应的风险。

其次，中药制剂中的成分可能与其他物质发生相互作用。这些相互作用包括药物与药物之间的相互作用、药物与食物之间的相互作用以及药物与机体内的其他生物活性物质之间的相互作用等。这些相互作用可能影响药物的吸收、分布、代谢和排泄等过程，从而影响其药效和安全性。例如，一些中药制剂中的成分可能与血浆蛋白结合，影响其他药物的分布和药效。还有一些中药制剂可能与同时使用的其他药物发生相互作用，导致药效增强或减弱，甚至产生有毒物质或加重不良反应。

此外，中药制剂在机体内的作用还受到机体的生理状态和环境因素的影响。不同年龄、性别、体质和遗传因素的患者对药物的代谢和排泄能力存在差异，可能影响药物的疗效和安全性。例如，老年人和儿童由于肝肾功能相对较弱，对药物的代谢和排泄能力较差，容易发生药物蓄积和毒性反应。而一些特殊体质的患者可能对某些中药制剂中的成分特别敏感，容易发生过敏反应等。

因此，在使用中药制剂时，需要充分了解其药物代谢和相互作用的特点，注意药物的配伍禁忌和相互作用，避免与其他药物同时使用导致不良反应的发生。同时，还需要根据患者的具体情况调整用药方案，确保药物的安全性和有效性。

（三）机体因素

中药制剂不良反应的发生与机体因素密切相关。不同年龄、性别、体质和遗传因素的患者对中药制剂的反应可能存在差异，这些差异可能导致不良反应的发生和发展。

首先，年龄是影响中药制剂不良反应发生的重要因素之一。老年人和儿童由于生理功能的差异，对药物的代谢和排泄能力相对较弱。老年人的肝肾功能逐渐减退，药物的代谢和排泄速度减慢，容易发生药物蓄积和毒性反应。儿童的肝肾功能尚未发育完全，对药物的代谢和排泄能力也较差，因此在使用中药制剂时需要特别注意剂量的调整。

其次，性别也可能影响中药制剂不良反应的发生。男性和女性在生理结构、激素水平等方面存在差异，这些差异可能导致对药物反应的差异。例如，一些中药制剂中的成分可能影响性激素的水平，从而对不同性别的患者产生不同的药效和不良反应。因此，在使用中药制剂时，需要考虑患者的性别因素，根据具体情况调整用药方案。

此外，体质和遗传因素也是影响中药制剂不良反应发生的重要因素。不同体质的患者对药物的反应可能存在差异，一些特殊体质的患者可能对某些中药制剂中的成分特别敏感，容易发生过敏反应。遗传因素也可能影响患者对药物的代谢和排泄能力，从而影响药物的疗效和安全性。因此，在使用中药制剂前，需要对患者进行体质辨识和遗传咨询，避免不必要的用药风险和健康损害。

（四）环境因素

环境因素在中药制剂不良反应的发生中也起着一定的作用。患者的饮食习惯、生活环境以及同时使用的其他药物等都可能与中药制剂发生相互作用，导致不良反应的发生。

首先，饮食习惯是影响中药制剂不良反应发生的重要因素之一。中药制剂中的一些成分可能与食物中的某些成分发生相互作用，影响药物的吸收和代谢。例如，一些辛辣、油腻的食物可能影响中药制剂的消化吸收，降低药物的疗效。而一些富含维生素 C 的食物可能促进某些中药制剂中成分的代谢，加速药物的排泄。因此，在使用中药制剂时，需要了解患者的饮食习惯，指导患者合理饮食，避免食物与药物之间的相互作用导致不良反应的发生。

其次，生活环境也可能影响中药制剂不良反应的发生。环境中的温度、湿度、光照等因素都可能影响中药制剂的稳定性和疗效。例如，高温高湿的环境可能导致中药制剂中的成分分解变质，降低药物的疗效。而强光照射可能导致某些光敏性中药制剂发生光化学反应，产生有毒物质或加重不良反应。因此，在储存和使用中药制剂时，需要注意环境因素的影响，确保药物的稳定性和安全性。

此外，患者同时使用的其他药物也可能与中药制剂发生相互作用，导致不良反应的发生。一些西药或中成药可能与中药制剂中的成分发生相互作用，影响药物的疗效和安全性。例如，一些抗生素可能与中药制剂中的某些成分发生相互作用，导致药效降低或产生有毒物质。因此，在使用中药制剂时，需要了解患者同时使用的其他药物情况，避免药物之间的相互作用导致不良反应的发生。

三、不良反应的监测与报告

（一）监测系统的建立与完善

中药制剂不良反应的监测是确保用药安全的重要环节。为了及时发现和评估中药制剂的不良反应，必须建立和完善中药制剂不良反应的监测系统。这一系统应当是一个全方位、多层次、立体化的网络体系，涵盖中药制剂的生产、销售、使用等各个环节，确保每一环节都在严格的监控之下。

首先，监测系统应具备全面性和覆盖性。医院、药店、社区等各个层面都应纳入监测范围，确保不同使用场景下的中药制剂安全性能得到有效监控。此外，监测系统还应涵盖各种类型的中药制剂，无论是传统经方还是现代创新药物，都应纳入监测范畴。

其次，监测系统应强调实时性和动态性。不良反应的发生往往具有突发性和不确定性，因此监测系统必须具备实时更新和快速反应的能力。通过运用现代信息技术手段，如大数据分析、云计算等，可以实现不良反应数据的实时采集、处理和分析，为监管部门提供及时、准确的信息支持。

最后，在监测系统的建立和完善过程中，还需要注重标准化和规范化。制定统一的不良反应监测标准和操作规范，明确不良反应的定义、分类、报告程序等要求，确保监测工作的科学性和准确性。同时，加强对监测人员的培训和教育，提高他们的专业素养和监测能力，也是确保监测系统有效运行的关键。

（二）报告流程的规范与落实

中药制剂不良反应的报告流程是监测系统的重要组成部分。规范化和制度化的报告流程可以确保不良反应信息得到及时、准确的传递和处理，为监管部门提供有力的决策支持。

首先，医疗机构和药店应建立不良反应报告制度。这一制度应明确不良反应报告的责任主体、报告程序、报告时限和报告内容等要求。责任主体应包括医务人员、药师等直接接触患者的专业人员，他们应负责收集、整理和分析不良反应信息，并按照规定的程序和时间要求向上级部门报告。

其次，报告流程应注重及时性和准确性。不良反应信息的传递和处理必须迅速、准确，以确保监管部门能够及时采取相应的监管措施。为此，可以建立不良反应快速报告通道，简化报告程序，提高报告效率。同时，加强对报告人员的培训和教育，提高他们的不良反应识别和报告能力，也是确保报告流程有效落实的关键。

此外，还需要加强对不良反应报告的监督和管理。上级卫生行政部门和药品监管部门应定期对医疗机构和药店的不良反应报告工作进行检查和评估，确保其按照规定的要求进行报告。对于未按照规定进行报告或报告不实的行为，应依法追究相关责任人的责任。

（三）数据分析与风险评估

收集到的不良反应报告数据是评估中药制剂安全性的重要依据。通过对数据的统计分析和风险评估，可以了解中药制剂不良反应的类型、发生率、严重程度以及影响因素等信息，为监管决策提供科学依据。

首先，数据分析应注重全面性和深入性。不仅要对单个不良反应事件进行分析，还要对多个事件进行关联分析和趋势分析，以发现潜在的安全问题和风险点。同时，还要对中药制剂的成分、工艺、用法用量等方面进行深入研究，以揭示不良反应的发生机制和影响因素。

其次，风险评估应强调科学性和客观性。在评估中药制剂的安全性时，应充分考虑患者的个体差异、用药环境、用药时间等因素对不良反应的影响。同时，采用科学的风险评估方法和技术手段，如定量风险评估、概率风险评估等，对中药制剂的安全性进行客观、准确的评估。

此外，还需要加强对数据分析和风险评估结果的利用。将评估结果及时反馈给监管部门和医疗机构，为他们提供决策支持和用药指导。同时，将评估结果向社会公众公开，提高公众对中药制剂安全性的认识和用药意识。

（四）信息反馈与公众教育

中药制剂不良反应的监测结果和风险评估结论应及时向公众反馈。通过发布安全性信息通报、开展公众教育和用药指导等活动，可以提高公众对中药制剂安全性的认识和用药意识，引导公众正确使用中药制剂，避免不必要的用药风险和健康损害。

首先，信息反馈应注重及时性和准确性。监测结果和风险评估结论一旦形成，应立即通过官方渠道向社会公众发布。同时，确保发布的信息内容准确、客观、全面，避免引起公众的误解和恐慌。

其次，公众教育应注重针对性和实效性。针对不同人群的特点和需求，开展有针对性的中药制剂安全教育和用药指导。例如，针对老年人、儿童、孕妇等特殊人群，应重点介绍中药制剂的用法用量、注意事项、不良反应等方面的知识；针对医务人员和药师等专业人员，应加强中药制剂的药理作用、配伍禁忌、不良反应处理等方面的培训和教育。

此外，还需要加强与公众的互动和交流。通过开设咨询热线、建立网络平台等方式，为公众提供便捷的中药制剂安全咨询和用药指导服务。同时，积极听取公众的意见和建议，不断改进和完善中药制剂的安全管理工作。

第三节　临床用药指导与安全性评价

一、合理用药指导原则

（一）遵循中医药理论指导用药

中药制剂的使用，首要的原则就是严格遵循中医药理论。中医药理论博大精深，包括了阴阳五行、脏腑经络、病因病机等基本理念。这些理念是中医药学的基石，也是指导中药制剂使用的根本原则。

在药物选择方面，中医药理论强调“辨证论治”，即根据患者的具体病情和体质状况，选择适当的药物进行治疗。例如，对于风寒感冒的患者，应选择具有辛温解表作用的药物，如麻黄、桂枝等；而对于风热感冒的患者，则应选择具有辛凉解表作用的药物，如薄荷、菊花等。此外，还需要考虑药物的四气五味、升降浮沉等性质，以确保药物的选择与患者的病情和体质相符合。

在剂量确定方面，中医药理论同样强调个体化的考量。不同患者的体质状况、病情轻重以及年龄、性别等因素都会影响药物的剂量。因此，在确定剂量时，应根据患者的具体情况进行个体化的调整。例如，对于体质虚弱、病情较重的患者，应适当减少剂量，以免药物过于峻猛而损伤正气；而对于体质强壮、病情较轻的患者，则可适当增加剂量，以增强疗效。

在配伍方法方面，中医药理论注重药物之间的相互作用和协同增效。合理的配伍可以增强疗效、降低毒性，而不合理的配伍则可能导致药效减弱或产生不良反应。因此，在配伍中药制剂时，应遵循“君臣佐使”的原则，确保药物之间的协同作用得到充分发挥。

在用药时机方面，中医药理论也有着独特的要求。根据患者的病情和体质状况，选择合适的用药时机可以提高疗效、减少不良反应。例如，对于急性病症，应及时用药以迅速控制病情；而对于慢性病症，则应注重长期调理和巩固疗效。

（二）注意中药制剂的配伍禁忌

中药制剂在配伍过程中存在诸多禁忌，这些禁忌是中医药学长期实践经验的总结，对于确保用药安全具有重要意义。其中，“十八反”“十九畏”等传统经验总结至今仍被广泛应用。

除了传统的配伍禁忌外，现代研究也发现某些中药成分之间存在相互作用。这些相互作用可能影响药效的发挥或产生不良反应。例如，某些中药成分可能与西药成分发生相互作用，导致药效减弱或增强；某些中药成分本身具有毒性，过量使用或与其他药物配伍不当可能导致中毒等。

因此，在临床用药时，必须仔细审查处方，避免使用存在配伍禁忌的药物组合。同时，还应注意观察患者的用药反应，如出现异常反应应及时采取措施进行处理。

为了确保中药制剂的配伍安全有效，医务人员应熟悉各种中药的性味归经、功效主治以及配伍禁忌等信息。在开具处方时，应充分考虑患者的病情和体质状况，选择合适的药物进行配伍。在用药过程中，还应密切观察患者的病情变化和用药反应，以便及时调整用药方案和处理不良反应。

（三）掌握中药制剂的不良反应

虽然中药制剂相对较为安全，但仍有可能引起不良反应。这些反应可能与药物本身的毒性、患者体质、用药方法等因素有关。因此，医务人员应熟悉常见中药制剂的不良反应表现和处理方法，以便在出现问题时能够及时采取有效措施。

中药制剂的不良反应表现多样，包括消化系统症状（如恶心、呕吐、腹泻等）、皮肤症状（如皮疹、瘙痒等）、神经系统症状（如头晕、头痛等）以及心血管系统症状（如心悸、血压波动等）。此外，还可能出现过敏反应、肝肾功能损害等严重不良反应。

为了预防和处理中药制剂的不良反应，医务人员应注意以下几点：首先，在用药前应详细询问患者的过敏史和用药史，避免使用可能导致过敏的药物；其次，在用药过程中应密切观察患者的病情变化和用药反应，如出现不良反应应及时采取措施进行处理；最后，在用药后应对患者进行定期的随访和监测，以便及时发现并处理潜在的不良反应。

同时，医务人员还应加强对患者的用药教育，告知患者中药制剂的使用方法、注意事项以及可能出现的不良反应等信息。通过医患双方的共同努力，可以最大程度地降低中药制剂不良反应的风险，保障患者的用药安全。

（四）根据患者病情调整用药方案

由于中药制剂的作用机制较为复杂，且患者个体差异较大，因此在用药过程中应密切观察患者病情变化，并根据需要及时调整用药方案。这包括更换药物、调整剂量、改变用药途径等。

在用药过程中，医务人员应定期对患者进行病情评估和体检，了解患者的病情变化和体质状况。根据评估结果，及时调整用药方案以适应患者的病情变化。例如，当患者病情好转时，可以适当减少剂量或更改药物组合；当患者病情恶化时，则需要增加剂量或更换更有效的药物。

同时，还应加强与患者及其家属的沟通，解释用药目的和可能出现的不良反应。通过沟通，可以消除患者的疑虑和恐惧心理，增强其对治疗的信心和配合度。此外，还可以及时发现并解决患者在用药过程中遇到的问题和困难，确保用药的顺利进行。

在调整用药方案时，医务人员应充分考虑患者的意见和需求，尊重患者的知情权和选择权。通过共同协商和制定个性化的用药方案，可以提高患者的满意度和治疗效果。

二、个体化用药与药物基因检测

（一）个体化用药的重要性

随着医学科技的飞速发展，精准医疗的理念已逐渐深入人心。在这一背景下，个体化用药作为精准医疗的重要组成部分，已成为临床治疗的重要趋势。对于中药制剂而言，由于其成分复杂且作用机制多样，个体化用药的需求尤为突出。

中药制剂历来以整体观念和辨证论治为特色，强调因人、因时、因地制宜。然而，在传统用药模式下，患者往往只能接受统一剂量和疗程的药物治疗，忽略了患者个体差异对药物疗效和安全性的影响。随着现代医学对个体差异认识的加深，人们开始意识到不同患者对同一药物的反应可能存在显著差异。因此，针对患者的具体情况制定个性化的用药方案显得尤为重要。

个体化用药能够充分考虑患者的年龄、性别、体质、遗传因素等个体差异，以及病情严重程度和并发症情况等因素，为患者量身定制最适合的用药方案。通过个体化用药，可以大大提高治疗效果，减少药物不良反应的发生，提高患者的生活质量和预后。同时，个体化用药还能够避免不必要的用药浪费，降低医疗成本，实现医疗资源的合理配置。

在中药制剂领域，个体化用药的理念和方法同样具有广阔的应用前景。通过对中药制剂成分的深入研究和分析，结合现代药理学、基因组学等技术手段，我们可以更加准确地了解不同成分对不同患者的疗效和安全性差异。在此基础上，针对患者的具体情况制定个性化的中药制剂用药方案，将有助于提高中药制剂的临床疗效和安全性，推动中医药事业的持续发展。

（二）药物基因检测在个体化用药中的应用

药物基因检测是一种通过检测患者基因变异情况来预测其对特定药物反应的技术。随着基因组学研究的不断深入和生物技术的飞速发展，药物基因检测已成为实现个体化用药的重要手段之一。在中药制剂的个体化用药中，药物基因检测同样具有广泛的应用价值。

中药制剂成分复杂多样，其中许多成分可能受到患者基因变异的影响而导致疗效和安全性差异。通过药物基因检测，我们可以了解患者对某些中药成分的代谢能力、敏感性等关键信息。这些信息对于制定个性化的用药方案具有重要意义。例如，对于某些代谢能力较差的患者，可以适当减少药量或选择其他代谢途径较少的药物成分，以避免药物蓄积和毒性反应的发生。而对于某些对特定成分敏感的患者，可以选择不含该成分或含量较低的药物制剂，以减少过敏反应的风险。

除了对已知药物成分的检测外，药物基因检测还可以用于发现新的药物作用靶点和研发新的药物。通过对患者基因变异的深入研究和分析，我们可以发现一些与疾病发生发展密切相关的关键基因和信号通路。这些基因和信号通路可能成为新的药物作用靶点，为研发更加精准有效的中药制剂提供思路。

需要注意的是，药物基因检测并非万能的神器，其结果仅供参考而非绝对真理。在实际应用中，我们需要结合患者的具体情况和其他检查结果进行综合判断和分析。同时，随着技术的不断进步和数据的不断积累，我们也需要不断完善和优化药物基因检测的方法和流程，以提高其准确性和可靠性。

（三）个体化用药的挑战与对策

尽管个体化用药具有诸多优势，但在实际操作中也面临着诸多挑战。这些挑战主要来自于技术、经济、伦理等方面。为了克服这些挑战，我们需要采取一系列对策措施。

首先，技术方面的挑战主要表现在检测成本高、技术难度大、数据解读复杂等方面。针对这些问题，我们需要加强技术研发和人才培养，推动药物基因检测技术的不断创新和升级。同时，建立完善的技术标准和质量控制体系，确保检测结果的准确性和可靠性。此外，加强数据共享和合作研究也是降低检测成本、提高数据解读能力的重要途径。

其次，经济方面的挑战主要来自于医疗资源的有限性和患者经济承受能力的差异。为了解决这些问题，我们可以考虑建立多元化的医疗服务体系，为不同经济条件的患者提供差异化的个体化用药服务。同时，加强政府引导和社会支持，推动个体化用药服务的普及和发展。

最后，伦理方面的挑战主要涉及患者隐私保护、知情同意等问题。在个体化用药过程中，我们需要充分尊重患者的知情权和隐私权，确保患者的合法权益得到保障。建立完善的伦理审查机制和监管体系，对违反伦理规范的行为进行严厉打击和惩处。

除了以上对策外，我们还需要建立完善的个体化用药指导体系和规范操作流程。通过制定明确的用药指南和操作规范，为医务人员提供科学的决策支持和操作指导。同时，加强医务人员的培训和教育，提高其个体化用药的意识和能力。

（四）未来发展方向

随着生物技术的不断进步和大数据时代的到来，个体化用药将迎来更加广阔的发展前景。未来，我们可以期待以下几个方面的发展。

一是更加精准、便捷的药物基因检测技术的出现。随着基因组学研究的不断深入和生物技术的飞速发展，药物基因检测将变得更加精准、便捷和高效。新型检测技术将能够同时检测多个基因变异位点，提高检测的准确性和通量。同时，检测成本也将不断降低，使得更多的患者能够享受到个体化用药的服务。

二是基于大数据和人工智能技术的个体化用药决策支持系统的建立。随着医疗信息化建设的不断推进和大数据技术的广泛应用，个体化用药决策支持系统将能够实现对海量数据的深度挖掘和分析处理。通过构建患者个体特征数据库和药物知识库等基础设施，结合人工智能算法和模型进行数据挖掘和模式识别等操作，为医务人员提供更加精准、科学的用药建议。

三是跨学科合作与交叉融合将成为推动个体化用药发展的重要动力。个体化用药涉及医学、药学、生物学、计算机科学等多个学科领域的知识和技术。未来，跨学科合作与交叉融合将成为推动个体化用药发展的重要动力。通过整合不同学科领域的优势资源和创新成果，共同攻克个体化用药面临的技术难题和挑战问题，推动个体化用药服务的创新发展和普及应用。

三、中药制剂的安全性评价方法与体系

（一）传统安全性评价方法

中药制剂的传统安全性评价方法主要依赖于经验总结和动物实验。这些方法在长期的临床实践中积累了丰富的经验，为中药制剂的安全性评价提供了重要的参考。

经验总结是中药制剂安全性评价的重要组成部分。通过长期的临床实践，中医药学家总结出了一系列配伍禁忌规则，如“十八反”“十九畏”等。这些规则在中药制剂的配伍过程中起到了重要的指导作用，避免了因药物相互作用而产生的不良反应。然而，经验总结的方法存在主观性强、缺乏科学依据等局限性。因此，在中药制剂的安全性评价中，需要更加注重科学性和客观性，结合现代科学技术手段进行综合评价。

动物实验是中药制剂安全性评价的另一种传统方法。通过动物模型进行毒性试验和药效学研究，可以初步了解中药制剂的潜在毒性和药效作用。动物实验可以在实验室条件下模拟人体的生理和病理状态，对中药制剂的安全性进行初步评估。然而，动物实验的结果不能直接应用于人体，因为动物和人体在生理结构、代谢过程等方面存在较大的差异。此外，动物实验还存在伦理和成本等问题，需要在实际应用中加以考虑。

尽管传统安全性评价方法具有一定的参考价值，但随着科学技术的不断发展，这些方法已经不能满足现代中药制剂安全性评价的需求。因此，需要不断探索和应用新的安全性评价技术，以提高中药制剂的安全性评价水平。

（二）现代安全性评价技术

随着科学技术的不断发展，现代安全性评价技术日益成为中药制剂安全性评价的重

要手段。这些技术可以在实验室条件下对中药制剂的潜在毒性进行更为深入和系统的研究，为中药制剂的安全性评价提供更为科学和客观的依据。

细胞毒性试验是现代安全性评价技术的重要组成部分。通过体外培养细胞，观察中药制剂对细胞生长、代谢和功能的影响，可以初步了解中药制剂的潜在毒性作用。细胞毒性试验具有操作简便、重复性好等优点，可以在较短时间内对大量中药制剂进行初步筛选和评价。然而，细胞毒性试验的结果不能直接应用于人体，因为体外细胞与体内细胞在生理环境、代谢过程等方面存在较大的差异。

遗传毒性试验是另一种重要的现代安全性评价技术。通过检测中药制剂对遗传物质的损伤作用，可以初步了解中药制剂的潜在遗传毒性。遗传毒性试验包括基因突变试验、染色体畸变试验等，可以在实验室条件下模拟人体的遗传过程，对中药制剂的安全性进行初步评估。然而，遗传毒性试验的结果也受到多种因素的影响，如实验条件、药物浓度等，需要在实际应用中加以考虑。

生殖毒性试验是评价中药制剂对生殖系统影响的重要手段。通过观察中药制剂对实验动物生殖器官、生殖细胞和胚胎发育的影响，可以初步了解中药制剂的潜在生殖毒性。生殖毒性试验对于评价中药制剂的长期安全性具有重要意义，因为生殖系统是人类繁衍后代的重要器官系统，对药物的反应也最为敏感。

除了上述几种现代安全性评价技术外，基于代谢组学、蛋白质组学等技术的药物代谢和药效学研究也为中药制剂的安全性评价提供了新的思路和方法。这些技术可以从分子水平上揭示中药制剂的作用机制和潜在毒性，为中药制剂的安全性评价提供更为深入和系统的科学依据。

（三）安全性评价体系的建立与完善

为了确保中药制剂的安全性，必须建立完善的安全性评价体系。这一体系应包括制定统一的安全性评价标准和规范操作流程、加强质量控制和监管力度以及建立信息共享和风险评估机制等方面。

首先，制定统一的安全性评价标准和规范操作流程是确保中药制剂安全性的基础。通过制定明确的安全性评价标准，可以规范中药制剂的研究和开发过程，确保中药制剂的质量和安全性符合要求。同时，规范操作流程可以确保实验结果的可靠性和准确性，为中药制剂的安全性评价提供科学依据。

其次，加强质量控制和监管力度是确保中药制剂安全性的重要手段。通过对中药制剂的生产、销售和使用环节进行严格的质量控制和监管，可以确保中药制剂的质量和安全性得到保障。此外，加强对中药制剂不良反应的监测和报告工作，可以及时发现和处理潜在的安全问题，保障公众用药安全。

最后，建立信息共享和风险评估机制是完善中药制剂安全性评价体系的重要措施。通过建立信息共享平台，可以实现中药制剂安全性评价数据的共享和交流，提高评价效率和准确性。同时，建立风险评估机制可以对中药制剂的潜在风险进行科学评估和管理，为监管决策提供科学依据。

（四）面临的挑战与展望

尽管中药制剂的安全性评价工作已经取得了一定的进展，但仍面临着诸多挑战。

首先，中药成分的复杂性使其毒性机制和药效机制难以完全阐明。中药制剂往往包含多种活性成分和辅助成分，这些成分之间可能存在相互作用和影响，导致中药制剂的毒性机制和药效机制变得复杂而难以预测。因此，在中药制剂的安全性评价中，需要更加注重对中药成分的研究和分析，揭示其毒性机制和药效机制。

其次，不同患者群体对中药制剂的反应差异较大，给安全性评价带来了一定的困难。由于患者的年龄、性别、体质等因素的差异，以及疾病类型和病情严重程度的不同，患者对中药制剂的反应也会有所不同。因此，在中药制剂的安全性评价中，需要更加注重患者群体的差异性和个性化用药的需求，制定更加精准和个性化的用药方案。

未来，随着科学技术的不断发展和进步，中药制剂的安全性评价工作将迎来新的机遇和挑战。一方面，新的安全性评价技术和方法将不断涌现和应用，为中药制剂的安全性评价提供更为科学和客观的依据；另一方面，随着中药制剂的广泛应用和国际化进程的加快，对中药制剂的安全性要求也将越来越高。因此，我们需要进一步加强基础研究和临床应用研究，不断完善中药制剂的安全性评价体系和方法，以确保中药制剂的安全、有效和可持续发展。同时，还需要加强国际合作与交流，借鉴国际先进的安全性评价理念和技术方法，不断提升我国中药制剂的安全性评价水平。

第十六章　中药制剂的储存与养护

第一节　中药制剂的储存要求与方法

一、储存环境的基本要求

中药制剂的储存环境，无疑是确保其品质稳定、延长保存期限的关键。在储存过程中，必须严格控制各种环境因素，以避免制剂受潮、变质、光解或其他不良反应。以下是中药制剂储存环境的一些基本要求。

（一）温度与湿度控制

中药制剂对温度和湿度的变化极为敏感。过高或过低的温度都可能导致制剂中的化学成分发生变化，从而影响其疗效。例如，高温可能加速制剂的氧化、水解等反应，而低温则可能导致某些成分结晶析出。同样，湿度过高会使制剂受潮，引发霉变或结块等问题；而湿度过低则可能导致制剂干裂。

为了维持中药制剂的稳定性和有效性，必须严格控制储存环境的温度和湿度。一般来说，常温下储存的中药制剂应保持在10℃～30℃之间，相对湿度控制在45%～75%之间。这样的环境既不会过于干燥导致制剂干裂，也不会过于潮湿引发霉变。对于需要冷藏的中药制剂，如某些生物制剂或含有易变质成分的制剂，应将其放置在2℃～8℃的冷藏环境中，以确保其长期保存的稳定性。

（二）光照与避光措施

光照是影响中药制剂稳定性的另一重要因素。长时间的光照会使制剂中的某些化学成分发生光解反应，导致其结构改变、疗效降低甚至产生有害物质。因此，在储存中药制剂时，应采取有效的避光措施。

避光措施主要包括使用避光包装材料和将制剂放置在避光处。避光包装材料如棕色玻璃瓶、铝箔袋等可以有效地阻挡光线的照射。同时，储存室或药柜的设计也应考虑避光因素，如设置遮光窗帘、使用不透明的材料等。

（三）空气洁净度与通风条件

空气中的灰尘、微生物等污染物可能对中药制剂造成不良影响。灰尘不仅可能污染制剂表面，还可能通过呼吸作用吸收制剂中的水分和养分，导致制剂变质。而微生物则可能在制剂中繁殖，引发霉变或产生有害毒素。

为了确保中药制剂的洁净度和安全性，储存环境应保持空气洁净，并具备良好的通风条件。洁净的空气可以减少灰尘和微生物对制剂的污染机会，而良好的通风条件则有助于排除室内的湿气和异味，保持空气清新。

（四）防止昆虫、鼠类等动物污染

昆虫、鼠类等动物可能侵入储存环境，对中药制剂造成污染。这些动物不仅可能直接啃食制剂，还可能携带病原体或排泄物污染制剂。为了防止这种情况发生，应采取有效的防虫、防鼠措施。例如，在储存室或药柜的入口处设置防虫网、捕鼠器等工具，定期检查并清理可能存在的动物粪便或痕迹。

二、中药制剂的分类储存

由于不同类型的中药制剂具有不同的物理和化学性质，因此在储存过程中需要采取不同的方法和措施。以下是各类中药制剂的储存要点。

（一）固体制剂的储存

固体制剂包括丸剂、片剂、散剂、颗粒剂等。这类制剂在储存过程中应注意防潮、防霉和防虫。具体来说，应将固体制剂放置在干燥、阴凉、通风良好的地方，避免阳光直射和高温。同时，应注意制剂包装是否严密，以防止水分和空气接触导致受潮和霉变。对于易吸湿的制剂，如某些含有糖分或淀粉的制剂，还应采取额外的防潮措施，如使用干燥剂或密封包装。

此外，固体制剂在储存过程中还应避免相互摩擦和碰撞。摩擦和碰撞可能导致制剂表面破损、变形或产生粉末，从而影响其外观和疗效。因此，在储存固体制剂时，应将其放置在稳定的货架上，并确保制剂之间留有适当的间隔。

（二）液体制剂的储存

液体制剂包括汤剂、合剂、酊剂、注射剂等。这类制剂在储存过程中应注意密封、防挥发和防渗漏。具体来说，应将液体制剂放置在阴凉、干燥、通风良好的地方，避免阳光直射和高温。同时，应确保制剂的包装容器完好无损，以防止挥发和渗漏导致的污染和损失。

对于易挥发的液体制剂，如含有酒精或香精的制剂，还应采取特殊的密封措施。例如，可以使用密封瓶或密封袋等包装材料，以减少挥发和外界空气的接触。此外，对于需要长期保存的液体制剂，还应定期检查其性状和质量变化，如发现沉淀、变色或异味

等情况应及时处理。

（三）半固体制剂的储存

半固体制剂包括膏剂、凝胶剂、乳膏剂等。这类制剂在储存过程中应注意保湿、防干和防霉。具体来说，应将半固体制剂放置在阴凉、干燥、通风良好的地方，避免阳光直射和高温。同时，应注意保持制剂的湿度适中，以防止干燥和开裂。对于易干燥的制剂，如某些含有水分较少的制剂，可以采取适当的保湿措施，如使用保湿剂或密封包装。

此外，半固体制剂在储存过程中还应注意防止微生物污染。微生物可能在制剂中繁殖并产生有害物质，导致其变质或失效。因此，在储存半固体制剂时，应采取有效的防腐措施，如添加防腐剂或使用无菌包装等。同时，还应定期检查制剂的性状和质量变化，如发现霉变、异味或分离等情况应及时处理。

（四）气体制剂的储存

气体制剂包括气雾剂、喷雾剂等。这类制剂在储存过程中应注意防火、防爆和防泄漏。具体来说，应将气体制剂放置在阴凉、干燥、通风良好的地方，远离火源和热源。同时，应确保制剂的包装容器完好无损，以防止泄漏导致的安全事故。

对于易燃易爆的气体制剂，还应采取特殊的防火防爆措施。例如，可以在储存室内设置防爆设备或消防器材以备不时之需。此外，对于需要长期保存的气体制剂还应定期检查其压力和质量变化，如发现异常情况应及时处理。

三、特殊中药制剂的储存方法

在中药制剂的储存领域，特殊制剂的储存显得尤为关键。这些制剂由于其独特的性质，往往需要更加精细的管理和储存条件。以下是几类特殊中药制剂的储存要点及其相关考虑因素的详细探讨。

（一）含挥发性成分制剂的储存

含挥发性成分的中药制剂，例如酊剂、芳香水剂等，具有易挥发的特性，因此储存时需要特别注意防止成分的散失。密封储存是这类制剂的基本要求，通过使用气密性良好的容器，可以有效地减少挥发性成分的逸出。此外，将这些制剂放置在阴凉处也是至关重要的，因为高温和阳光直射都会加速成分的挥发。对于易挥发的制剂，还应建立定期检查制度，通过定期检测其挥发性成分的含量变化，可以及时发现储存中的问题并采取相应的措施。

在实际操作中，为了确保含挥发性成分制剂的储存效果，可以采取一些具体的措施。例如，可以使用密封性能好的玻璃瓶或塑料瓶作为储存容器，并在瓶口处加上密封垫或密封膜以增强密封效果。此外，还可以在储存环境中设置温度控制设备，以保持适宜的温度范围，从而减缓挥发性成分的散失速度。

（二）含毒性成分制剂的储存

含毒性成分的中药制剂，如毒药、剧毒药等，具有极高的危险性，因此其储存和管理需要严格遵守国家有关法律法规。这类制剂应储存在专柜中，并上锁管理，以确保其安全。专柜应设置在安全的地方，远离火源、热源和潮湿环境，同时应具有良好的防盗性能。为了防止误用和中毒事故的发生，还应在专柜上设置明显的警示标识和安全提示，以提醒人们注意危险。

除了专柜储存外，对于含毒性成分制剂的管理还需要建立严格的使用和领取制度。每次使用和领取都应进行详细记录，包括使用人、领取量、用途等信息。同时，还应定期对专柜进行检查和维护，确保其完好无损，防止发生泄漏等安全事故。

（三）生物制品和生化药品的储存

生物制品和生化药品是中药制剂中的重要类别，它们对温度和光照等条件要求较高。一般来说，这类制剂应储存在2℃～8℃的冷藏环境中，以保持其活性和稳定性。为了实现这一要求，可以使用冷藏柜或冰箱等设备进行储存，并设置温度控制装置以确保温度恒定。同时，应避免阳光直射，因为阳光中的紫外线会对生物制品和生化药品造成损害。为了防止冻结和融化等质量变化，还应注意不要将这类制剂放置在冷藏设备的门口或风扇附近等温度波动较大的地方。

在生物制品和生化药品的储存过程中，还需要特别注意其包装和标识。包装应完整无损，能够有效地保护制剂免受外界环境的影响。标识应清晰明了，包括制剂的名称、规格、生产日期、有效期等信息，以便于管理和使用。

（四）其他特殊要求的中药制剂储存

除了上述几类特殊中药制剂外，还有一些具有特殊要求的中药制剂需要采取特殊的储存方法。例如，某些中药制剂需要避光储存，以防止光线对其成分的影响；某些中药制剂需要防潮储存，以防止潮湿环境引起的变质和霉变等问题。对于这些具有特殊要求的中药制剂，应根据其性质和特点采取相应的储存措施。例如，可以使用避光袋或避光盒进行避光储存；可以使用干燥剂或防潮袋进行防潮储存等。

四、储存中的安全与管理

中药制剂的储存不仅涉及其质量和稳定性问题，还涉及安全和管理问题。以下是关于中药制剂储存中的安全与管理要点的详细探讨。

（一）防火、防盗等安全措施

中药制剂的储存环境应采取有效的防火措施。首先，储存场所应远离火源和易燃物品，以降低火灾风险。其次，应配备灭火器等消防设备，并定期进行检查和维护，确保其处于良好状态。此外，设置防火墙或防火分隔设施也是有效的防火措施之一。这些设施可以将储存场所分隔成多个独立区域，从而在火灾发生时限制火势的蔓延。

防盗措施同样重要。中药制剂具有一定的经济价值，因此可能会成为盗窃的目标。为了加强防盗措施，可以安装监控摄像头对储存场所进行实时监控，并保留监控录像以备查证。同时，加强门禁管理也是必要的，应限制无关人员的进入，并对进出人员进行登记和检查。

（二）定期盘点与记录管理

为了确保中药制剂的数量和种类准确无误，应定期进行盘点和记录。盘点工作应由专人负责，按照规定的程序和方法进行。在盘点过程中，应仔细核对每种制剂的数量和规格等信息，并记录盘点结果。通过定期盘点，可以及时发现制剂的丢失、损坏或过期等问题，并采取相应的措施进行处理。

记录管理是中药制剂储存中的重要环节。应建立完善的记录管理制度，对每种制剂的入库、出库、库存等信息进行详细记录。记录内容应包括制剂的名称、规格、数量、生产日期、有效期等信息。通过完善的记录管理，可以追溯制剂的来源和去向，确保制剂的可追溯性和可追责性。同时，记录还可以为制剂的库存管理提供依据，帮助管理人员了解库存情况并制订合理的采购和储存计划。

（三）储存设备的维护与使用管理

中药制剂的储存设备如冷藏柜、避光柜等是确保制剂质量和稳定性的重要工具。因此，应定期对这些设备进行维护和保养。维护工作应包括清洁设备内外表面、检查设备密封性能、调整设备温度控制装置等。通过定期维护，可以确保设备的正常运转和使用效果。

使用管理也是储存设备的重要环节。应制定操作规程并加强人员培训，确保操作人员了解设备的性能和使用方法。在使用过程中，应注意观察设备的运转情况并及时处理异常情况。同时，还应建立设备使用档案，记录设备的使用情况和维修历史等信息。通过加强使用管理，可以延长设备的使用寿命并提高储存效果。

第二节 制剂储存中的变化与养护措施

一、中药制剂的物理变化及应对措施

中药制剂在储存期间，可能会遭遇多种物理变化，这些变化不仅影响药品的外观，还可能影响其疗效。以下是对这些变化的详细分析及相应的预防措施。

（一）吸湿、潮解与风化现象的防止

吸湿和潮解是中药制剂常见的物理变化。当制剂中的某些成分吸收空气中的水分时，可能会导致其结块、变软或液化，这不仅改变了药品的原有形态，还可能影响其稳定性和疗效。为了防止这些现象，选择气密性好的包装材料是关键，如玻璃瓶、铝塑包装等。此外，在包装内加入适量的干燥剂，如硅胶、蒙脱石等，也能有效吸收包装内的水分，保持药品的干燥状态。

风化则是指含有结晶水的中药制剂在干燥环境中逐渐失去结晶水的过程。为了防止风化，除了选择适当的包装材料和加入干燥剂外，还需要控制储存环境的湿度。一般来说，相对湿度应控制在45%～75%之间，以避免药品因过度干燥而发生风化。

（二）熔化、凝固与沉淀现象的监控

对于一些易熔化的中药制剂，如某些含有糖分或脂肪的油膏、栓剂等，在温度较高的环境中容易发生熔化现象。为了防止这种变化，需要将这些药品存放在温度较低的环境中，并定期检查其状态。对于易凝固的制剂，如某些含有胶质的液体制剂，在温度较低时可能发生凝固现象。为了恢复其流动性，可以采取适当的加热措施。

沉淀现象则是指中药制剂在储存过程中，由于某些成分的溶解度降低或溶剂蒸发等原因，导致溶质析出沉淀。为了监控沉淀现象，需要定期对药品进行观察和检查。对于已经产生沉淀的药品，可以通过搅拌、加热或过滤等方法进行处理，以保持药品的均匀性和稳定性。

（三）挥发与升华现象的控制

一些中药制剂中含有易挥发的成分，如某些含有香精或酒精的制剂。在储存过程中，这些成分可能会逐渐挥发，导致药品的气味、颜色或浓度发生改变。为了控制挥发现象，需要采取密封储存的方法，并使用气密性好的包装材料。同时，将药品存放在温度较低的环境中也可以降低挥发性成分的挥发速度。

升华则是指固体药品在不经过液态的情况下直接变为气态的现象。这种变化通常发生在某些含有易升华成分的制剂中，如某些含有樟脑或冰片的制剂。为了控制升华现象，可以采取与防止挥发相似的措施，如密封储存和低温储存等。

二、中药制剂的化学变化及应对措施

中药制剂在储存期间还可能发生多种化学变化，这些变化可能会导致药品的药效降低或产生有害物质。以下是对这些变化的详细分析及相应的预防措施。

（一）水解与氧化反应的预防

水解反应是指中药制剂中的某些成分与水分发生反应，导致药品的分解或变质。这种反应通常发生在含有酯类、酰胺类或苷类等成分的制剂中。为了防止水解反应，需要选择适当的包装材料以隔绝水分与药品的直接接触，并在包装内加入干燥剂以吸收包装内的水分。此外，还可以将药品存放在相对湿度较低的干燥环境中。

氧化反应则是指中药制剂中的某些成分与空气中的氧气发生反应，导致药品的氧化变质。这种反应通常发生在含有酚类、醛类或酮类等成分的制剂中。为了防止氧化反应，需要采取密封储存的方法以隔绝空气与药品的直接接触，并在包装内充入惰性气体（如氮气）以排除包装内的氧气。同时，将药品存放在温度较低的环境中也可以降低氧化反应的发生速度。

（二）异构化与聚合反应的避免

异构化反应是指中药制剂中的某些成分在储存过程中发生结构改变，形成同分异构体的现象。这种变化可能会影响药品的药效和安全性。为了避免异构化反应，需要采取低温储存的方法以降低分子的运动速度和反应活性。同时，避免光照也可以减少异构化反应的发生。

聚合反应则是指中药制剂中的某些成分在储存过程中发生聚合反应，形成高分子化合物的现象。这种变化可能会导致药品的黏度增加、颜色变深或产生沉淀等。为了避免聚合反应，可以采取与避免异构化相似的措施，如低温储存和避免光照等。此外，还可以在包装内加入抗氧化剂或自由基清除剂以抑制聚合反应的发生。

（三）分解与变质反应的抑制

分解反应是指中药制剂中的某些成分在储存过程中发生分解反应，导致药品的分解变质。这种反应可能会降低药品的药效或产生有害物质。为了抑制分解反应，需要选择适当的包装材料以隔绝不利因素的影响，并在包装内加入稳定剂以提高药品的稳定性。同时，将药品存放在温度较低的环境中也可以降低分解反应的发生速度。

变质反应则是指中药制剂在储存过程中由于微生物污染或其他原因导致的质量变化。这种变化可能会影响药品的安全性和有效性。为了抑制变质反应，需要采取与抑制分解相似的措施，并加强微生物污染的预防和控制工作。例如，可以在生产过程中严格控制卫生条件、对原料和辅料进行严格的微生物检查、在包装前进行灭菌处理等。在储存过程中，还需要定期检查药品的微生物污染情况，及时发现并处理污染问题。

三、中药制剂的微生物变化及应对措施

中药制剂在储存过程中还可能受到微生物的污染，导致霉变、腐败等微生物变化。这些变化不仅会影响药品的质量和疗效，还可能对人体健康造成危害。因此，采取有效的应对措施防止微生物污染至关重要。

（一）微生物污染的预防与控制

在中药制剂的储存过程中，微生物污染是一项严重的威胁。这些微生物，包括细菌、霉菌、酵母菌等，可能通过多种途径进入制剂，如空气、水、原料、设备、人员等。一旦微生物在制剂中繁殖，就可能导致制剂的变质、腐败，甚至产生有害物质，严重影响药品的质量和安全性。因此，预防和控制微生物污染是中药制剂储存过程中的重要任务。

为了有效预防和控制微生物污染，可以从以下几个方面着手。

首先，加强药品生产过程中的卫生管理。保持生产环境的清洁和卫生是防止微生物污染的基础。应定期对生产车间、设备、容器、工具等进行彻底清洁和消毒，确保无死角、无残留。同时，还应制定严格的卫生管理制度和操作规程，规范人员的卫生行为，如穿戴清洁的工作服、帽子、口罩和手套，定期洗手、消毒等。

其次，对原料和辅料进行严格的微生物检查。原料和辅料是微生物污染的重要途径之一。因此，在采购、验收、储存和使用过程中，应对原料和辅料进行严格的微生物检查，确保其符合卫生标准和质量要求。对于不合格的原料和辅料，应及时退货或销毁，防止其进入生产环节。

此外，在药品包装前进行灭菌处理。灭菌处理是杀灭微生物的有效手段之一。在药品包装前，应对包装材料、容器、工具等进行灭菌处理，以杀灭可能存在的微生物。常用的灭菌方法包括高温高压灭菌、干热灭菌、辐射灭菌等，应根据实际情况选择合适的灭菌方法。

最后，在储存过程中定期检查药品的微生物污染情况。即使采取了上述措施，也不能完全保证药品在储存过程中不受微生物污染。因此，应定期检查药品的微生物污染情况，及时发现并处理污染问题。常用的检查方法包括微生物限度检查、无菌检查等。对

于检查不合格的药品，应及时隔离、销毁或重新加工处理，防止其流入市场。

除了以上措施外，还应加强人员的培训和管理。人员是药品生产过程中的关键因素之一。应定期对人员进行微生物知识、卫生知识和操作规程等方面的培训，提高人员的卫生意识和操作技能。同时，还应建立严格的人员健康管理制度，对患有传染病或皮肤病等可能影响药品质量的人员进行及时调整或治疗。

（二）霉变与腐败现象的防治

霉变和腐败是中药制剂在储存过程中常见的质量问题之一。霉变是指中药制剂在储存过程中由于霉菌的生长繁殖而导致的质量变化；而腐败则是指中药制剂在储存过程中由于细菌等微生物的作用而产生的有害变化。这些变化不仅会影响药品的外观、气味和口感等感官指标，还可能产生有害物质对人体健康造成危害。因此，防治霉变和腐败现象是中药制剂储存过程中的重要任务之一。

为了有效防治霉变和腐败现象，可以从以下几个方面着手。

首先，控制储存环境的湿度和温度。湿度和温度是影响霉菌和细菌生长繁殖的重要因素之一。一般来说，霉菌和细菌在湿度较高、温度适宜的环境中容易生长繁殖。因此，在储存中药制剂时，应控制好环境的湿度和温度，创造不利于霉菌和细菌生长的环境条件。常用的方法包括使用干燥剂、通风换气、调节温度等。

其次，在包装内放置防霉剂或防腐剂。防霉剂和防腐剂是抑制霉菌和细菌生长繁殖的有效手段之一。在中药制剂的包装内放置适量的防霉剂或防腐剂，可以延长药品的保质期和防止霉变和腐败现象的发生。常用的防霉剂包括苯甲酸钠、山梨酸钾等；常用的防腐剂包括尼泊金酯类、苯甲酸及其盐类等。需要注意的是，防霉剂和防腐剂的使用应符合国家相关标准和规定，避免过量使用或滥用。

此外，定期检查药品的霉变和腐败情况。即使采取了上述措施，也不能完全保证药品在储存过程中不发生霉变和腐败现象。因此，应定期检查药品的霉变和腐败情况，及时发现并处理问题。常用的检查方法包括感官检查、微生物检查等。对于检查不合格的药品，应及时剔除并进行无害化处理或销毁。

最后，加强药品的密封性和隔氧性。霉菌和细菌的生长繁殖需要氧气和营养物质的支持。因此，在中药制剂的包装过程中，应加强药品的密封性和隔氧性，减少氧气和营养物质的进入，从而抑制霉菌和细菌的生长繁殖。常用的方法包括采用真空包装、充氮包装等。

除了以上措施外，还应加强药品的运输和储存管理。在运输过程中，应避免药品受潮、受热、受压等不利因素的影响；在储存过程中，应遵循“先进先出”的原则，避免药品长期积压导致质量变化。同时，还应建立严格的药品质量管理制度和记录制度，对药品的生产、运输、储存和使用等全过程进行监控和记录，确保药品质量的可追溯性和可控性。

（三）无菌与灭菌操作的严格执行

无菌操作是指在无菌条件下进行的操作以防止微生物进入人体或污染供试品。对于中药制剂而言，无菌操作至关重要，因为它直接关系到药品的质量和安全性。在中药制剂的生产过程中，许多步骤都需要在无菌条件下进行，如原料的处理、药液的配制、灌装、封口等。如果这些步骤不能严格执行无菌操作，就可能导致微生物的污染和繁殖，从而影响药品的质量和安全性。

为了确保中药制剂的无菌状态并防止微生物污染，必须采取一系列措施来严格执行无菌操作。首先，要对操作环境进行严格的消毒和清洁，确保空气、设备、工具等都处于无菌状态。其次，操作人员必须穿戴专门的无菌工作服、手套、口罩等防护用品，并定期进行手部和身体的消毒。此外，在操作过程中应避免与非无菌物品的接触，防止交叉污染。

灭菌操作是指采用物理或化学方法杀死物品上的微生物的过程。在中药制剂的生产过程中，灭菌操作也是必不可少的环节。通过对原料、辅料、包装材料以及生产环境等进行严格的灭菌处理，可以有效地杀灭微生物并防止其繁殖。

常用的灭菌方法包括高温高压灭菌、干热灭菌、辐射灭菌等。高温高压灭菌是利用高温和高压的条件下使微生物体内的蛋白质变性而死亡的方法；干热灭菌则是利用高温使微生物体内的水分蒸发并破坏其生理结构的方法；辐射灭菌则是利用紫外线、电离辐射等物理因素破坏微生物的DNA结构并使其失去繁殖能力的方法。这些方法都可以通过合理的配置和使用来达到良好的灭菌效果。

需要注意的是，无论采用何种灭菌方法，都需要对灭菌效果进行验证。常用的验证方法包括生物指示剂法、化学指示剂法等。生物指示剂法是利用对特定微生物敏感的生物指示剂来检验灭菌效果的方法；化学指示剂法则是利用化学反应的原理来检验灭菌效果的方法。这些方法可以有效地验证灭菌效果并确保药品的无菌状态。

四、中药制剂的养护措施与技术

（一）定期检查与翻动通风

定期检查是中药制剂储存过程中的一项重要任务，它涉及对药品质量和安全性的全面监控。在储存期间，由于各种内外因素的影响，中药制剂可能会发生外观、性状和含量的变化，这些变化有时可能是药品质量降低或失效的预兆。因此，通过定期检查，可以及时发现这些潜在的问题，并采取相应的处理措施，以确保药品的质量和安全性得到保障。

定期检查的具体内容包括观察中药制剂的外观是否发生变化，如颜色、形状、气味等；检查其性状是否稳定，如有无结块、潮解、霉变等现象；测定其含量是否在规定范围内，以确保药品的有效成分没有损失。这些检查工作需要由专业人员按照规定的程序和方法进行，以保证检查结果的准确性和可靠性。

除了定期检查外，翻动通风也是中药制剂储存过程中的一项重要措施。由于中药制剂在储存过程中可能会受到潮湿、霉变等因素的影响，导致其质量降低或失效。因此，通过定期翻动储存中的中药制剂，可以促进其通风换气，防止潮湿、霉变等现象的发生。翻动通风的具体方法包括将药品从底部翻到上部，使不同部位的药品都能得到充分的通风换气；同时，还可以利用通风设备如风扇、空调等，增加储存环境的空气流动，进一步促进药品的通风换气效果。

在实施定期检查与翻动通风的过程中，还需要注意以下几点：首先，要确保检查工作的全面性和细致性，不留死角；其次，要注意翻动通风的频率和力度，避免对药品造成不必要的损伤；最后，要及时记录检查结果和处理情况，为后续的储存和管理工作提供依据。

（二）温控与湿控技术的运用

温控技术和湿控技术是中药制剂储存过程中的两项重要技术手段，它们对于保持药品的稳定性和延长其保质期具有至关重要的作用。

温控技术是指通过控制储存环境的温度来保持中药制剂的稳定性和延长其保质期。由于中药制剂中的化学成分和生物活性物质对温度较为敏感，过高或过低的温度都可能导致其质量变化或失效。因此，在储存过程中需要根据中药制剂的性质和储存要求选择合适的温控设备和方法。例如，对于需要低温储存的药品可以使用冷藏库或冰箱等设备；对于需要常温储存的药品则可以通过空调等设备控制室内温度在适宜范围内。

湿控技术是指通过控制储存环境的湿度来防止中药制剂的吸湿、潮解和霉变等现象的发生。湿度过高会导致药品受潮、发霉等问题；湿度过低则可能使药品过于干燥而失去原有的性状和功效。因此，在储存过程中需要采取适当的措施来控制湿度。例如，可以使用通风设备增加室内空气流动降低湿度；也可以使用干燥剂来吸收多余的水分保持环境干燥；对于特别潮湿的环境还可以使用除湿机等设备来降低湿度。

在实际应用中，温控技术和湿控技术往往需要结合使用以达到最佳的储存效果。例如，在冷藏库中储存药品时不仅需要控制温度还需要注意湿度的变化防止药品受潮；在使用干燥剂时也需要注意不要使环境温度过高以免对药品造成不良影响。

（三）避光与遮光技术的实施

避光和遮光技术是保护中药制剂质量和稳定性的重要手段之一。由于一些中药制剂中的成分对光敏感，容易受到光照的影响而发生质量变化，因此在储存过程中需要采取避光和遮光措施来保护药品的质量和稳定性。

避光措施主要是指将药品存放在无光照或光照较弱的地方以避免直接阳光照射。例如可以将药品存放在暗室、橱柜内或者使用不透明的容器进行包装等方式来实现避光储存。同时还需要注意避免人工光源如灯光等对药品的影响，尽量选择光线柔和的灯具并控制照明时间和强度。

遮光措施则是指使用适当的包装材料和容器来隔绝光线以达到保护药品的目的。常用的遮光材料包括黑色塑料袋、铝箔袋等，它们可以有效地阻挡外界光线的进入，从而保护药品的质量和稳定性。此外还可以使用遮光布、窗帘等来遮挡阳光进一步增强遮光效果。

在实施避光和遮光技术的过程中还需要注意以下几点：首先要确保避光和遮光措施的全面性和有效性不留死角；其次要注意选择合适的包装材料和容器避免对药品造成不必要的污染或损伤；最后要及时检查并更换损坏或老化的包装材料和容器确保其良好的遮光效果。

（四）防虫、防鼠等技术的采用

在中药制剂的储存过程中，防虫、防鼠等技术的采用也是非常重要的。由于中药制剂的成分复杂，其中一些成分可能具有特殊的香味或甜味，容易吸引昆虫、老鼠等害虫。这些害虫不仅会污染药品，还可能传播疾病，对人类的健康造成威胁。因此，采取有效的防虫、防鼠措施对于保障中药制剂的质量和安全性具有至关重要的意义。

为了防止昆虫、老鼠等害虫的侵害，可以采取多种措施。首先，要加强储存环境的卫生管理，保持清洁和整洁。定期清理储存场所的垃圾和杂物，消除害虫的栖息地和食物来源。同时，还要对储存场所进行定期的消毒处理，以杀灭可能存在的害虫和病原微生物。

其次，在储存场所设置防虫、防鼠设施也是有效的措施之一。例如，可以安装灭虫灯来诱杀飞虫；设置捕鼠器或粘鼠板来捕捉老鼠；在门窗等通道口处设置纱窗或铁丝网等障碍物来防止害虫的进入。这些设施可以有效地减少害虫的数量和密度，从而降低其对中药制剂的危害。

此外，还可以使用防虫剂、防鼠剂等化学药剂来杀灭害虫。这些药剂具有较强的毒性和杀虫效果，可以迅速杀灭害虫并控制其数量。但需要注意的是，使用化学药剂时应确保其对药品和人体无害，并遵循相关的安全操作规程。避免药剂残留对中药制剂造成污染或对人体健康产生不良影响。

综上所述，防虫、防鼠等技术在中药制剂储存过程中具有重要的作用。通过加强卫生管理、设置防虫防鼠设施以及使用化学药剂等多种措施的综合应用，可以有效地防止害虫的侵害，保障中药制剂的质量和安全性。

第三节　案例分析与实际操作指导

一、关于中药制剂储存不当的案例分析

中药制剂作为传统医药的重要组成部分，其储存环境对于保持其质量和疗效具有至关重要的影响。然而，在实际储存过程中，由于种种原因，中药制剂可能会出现受潮、光解、污染等问题，导致其质量受损甚至失效。以下将通过几个典型案例对这些问题进行深入分析。

（一）储存环境湿度过高导致制剂受潮变质

某医院药房存放的一批中药丸剂，在一段时间内出现了受潮、变软、粘连等现象。这些变化不仅影响了丸剂的外观和使用效果，还可能导致其有效成分损失，从而影响疗效。经过调查分析，发现导致这一问题的主要原因是药房的通风设施不完善，加上梅雨季节的影响，使得室内湿度持续偏高。

为避免类似问题的再次发生，药房采取了以下改进措施：首先，加强通风设施建设，确保室内空气流通；其次，在湿度较高的季节使用除湿机或干燥剂，降低室内湿度；最后，定期对制剂进行检查，一旦发现受潮现象立即处理。这些措施的实施有效地改善了储存环境，避免了中药丸剂的受潮变质问题。

（二）未严格避光导致制剂光解变质

某药品生产企业在生产一批中药片剂时，未将产品严格避光存放。一段时间后，发现片剂表面出现了斑点、变色等现象，严重影响了其外观和质量。经过检测分析，发现片剂中的有效成分已发生光解反应，导致药效大大降低。

光解反应是指某些化合物在光照条件下发生分解或结构变化的现象。对于中药制剂

来说，一些含有光敏性成分的制剂在光照下容易发生光解反应，导致其药效降低或产生有害物质。为避免此类问题的发生，企业应加强生产过程中的光照控制，采用避光包装材料，并在储存过程中确保制剂处于避光环境。此外，还应定期对制剂进行质量检查，一旦发现光解现象立即处理。

（三）储存容器不当导致制剂受污染

某药店在销售一批中药散剂时，发现部分散剂出现了异味、变色等现象。经过调查分析，发现是由于储存容器不洁净导致的微生物污染问题。微生物污染不仅会影响中药散剂的质量和疗效，还可能对人体健康造成危害。

为避免此类问题的发生，药店应加强储存容器的清洁和消毒工作。具体来说，应定期对储存容器进行清洗和消毒处理，确保容器内无残留物、无异味；在使用前应对容器进行必要的检查，确保其符合储存要求；不同种类的中药散剂应避免混放，以免发生交叉污染。此外，还应加强对储存环境的监控和管理，确保其符合卫生标准。

二、中药制剂的储存与养护操作指导

针对以上案例中出现的问题，以下提供一些实际操作指导建议，以帮助相关人员更好地进行中药制剂的储存与养护工作。

（一）合理选择与使用储存容器

中药制剂的储存容器应选用无毒、无味、耐腐蚀、密封性好的材料。常用的储存容器包括玻璃瓶、塑料瓶、铝箔袋等。对于易受潮的制剂，如中药丸剂、散剂等，可采用密封性能更好的铝箔袋进行包装；对于液体制剂如药液等，则应选用玻璃瓶或塑料瓶进行包装。

在选择储存容器时，还应注意其与中药制剂的相容性。一些制剂可能会与某些材料发生化学反应，导致制剂质量受损或容器损坏。因此，在选择储存容器时，应对其进行必要的相容性测试，确保其与制剂具有良好的相容性。

此外，不同种类的中药制剂应避免混放。由于不同制剂的成分和性质可能存在差异，混放可能会导致化学反应或交叉污染的发生。因此，在储存中药制剂时，应将其分类存放，并在容器上标明制剂的名称、规格、生产日期等信息，以便于管理和使用。

（二）掌握不同制剂的储存条件与要求

不同种类的中药制剂对储存条件的要求各不相同。因此，在储存中药制剂时，应充分了解其储存条件与要求，并根据实际情况进行调整。以下是一些常见中药制剂的储存条件与要求。

（1）液体制剂：液体制剂应存放在阴凉干燥处，避免阳光直射和高温环境。一些易挥发的液体制剂还应密封保存，以防止有效成分挥发。

（2）固体制剂：固体制剂如丸剂、散剂、片剂等应存放在通风干燥处，避免受潮和高温环境。一些易吸湿的制剂还应采用密封包装，以防止吸湿变质。

（3）挥发性制剂：挥发性制剂如酊剂、芳香水剂等应密封保存，并放置在阴凉处，以防止有效成分挥发和光照变质。

（4）含毒性成分的制剂：含毒性成分的制剂应单独存放，并加强安全管理，防止误用或交叉污染。

在储存中药制剂时，还应注意其有效期和储存期限。一些制剂在储存过程中可能会逐渐失去药效或产生有害物质，因此应定期检查其质量和有效期，并及时处理过期或变质的制剂。

（三）运用现代技术手段进行储存环境的监控与调节

随着科技的发展，越来越多的现代技术手段被应用于中药制剂的储存与养护过程中。以下是一些常见的现代技术手段及其应用。

（1）温湿度自动监控系统：温湿度自动监控系统可以实时监测储存环境的温湿度变化，并自动进行调节。通过将温湿度控制在适宜范围内，可以有效地保持中药制剂的质量和稳定性。

（2）气体分析仪：气体分析仪可以检测储存环境中的氧气、二氧化碳等气体浓度。一些中药制剂在储存过程中可能需要特定的气体环境以保持其稳定性和药效。通过气体分析仪的监测和调节，可以为制剂提供更为精确的气体环境支持。

（3）光照度计：光照度计可以监测储存环境的光照强度。对于一些光敏性中药制剂来说，控制光照强度是保持其质量和稳定性的重要手段。通过光照度计的监测和调节，可以为制剂提供适宜的光照环境。

这些现代技术手段的运用可以大大提高中药制剂的储存质量和养护水平。在实际应用中，应根据制剂的种类和储存要求选择合适的技术手段进行监控和调节。

（四）严格执行定期检查与养护制度

为确保中药制剂的储存质量，应严格执行定期检查与养护制度。具体来说，应做好以下几个方面的工作。

（1）定期对储存环境进行检查：包括对温湿度、光照、通风等方面的检查。一旦发现异常情况，应立即采取措施进行处理。

（2）定期对制剂进行外观检查：包括对颜色、气味、形状等方面的检查。通过观察制剂的外观变化，可以初步判断其质量状况。

（3）定期对制剂进行性能检测：包括对有效成分含量、微生物限度等方面的检测。通过性能检测可以准确地了解制剂的质量状况和药效变化情况。

在执行定期检查与养护制度时，还应做好记录工作。记录的内容应包括检查日期、检查项目、检查结果及处理措施等信息。通过记录可以方便地追溯制剂的质量状况和养护历史，为制剂的质量管理提供有力的支持。

三、关于中药制剂养护不当的案例分析

中药制剂作为传统医学的瑰宝，在现代医疗体系中仍然占据着重要的地位。然而，由于中药制剂的复杂性以及储存条件的特殊性，其养护不当往往会导致一系列严重问题。以下将通过两个典型案例，详细剖析中药制剂养护不当所带来的后果，并探讨相应的预防措施。

（一）案例一：缺乏定期检查导致制剂过期失效

在某药品批发企业，曾经发生了一起因缺乏定期检查制度而导致的中药胶囊剂过期失效事件。该企业购进了一批中药胶囊剂后，未能严格执行定期检查制度，导致部分胶囊剂在不知不觉中过期。这些过期胶囊剂不仅失去了原有的药效，而且在过期过程中可能产生了有害物质。当这些过期胶囊剂被销售给消费者后，不仅无法发挥治疗作用，还可能对消费者的健康造成潜在威胁。

为避免此类问题的再次发生，药品批发企业必须高度重视中药制剂的定期检查工作。首先，应建立并执行严格的定期检查制度，确保每批购进的中药制剂都能在有效期内得到及时检查。其次，对于检查过程中发现的过期或质量不合格的制剂，应立即进行隔离处理，防止其流入市场。此外，企业还应加强对员工的质量意识教育，提高员工对中药制剂养护工作的重视程度。

（二）案例二：养护措施不当导致制剂性能改变

在某医院，曾经发生了一起因养护措施不当而导致的中药注射液性能改变事件。该医院在储存一批中药注射液时，未能采取适当的养护措施，如避光、低温储存等。长时间暴露在不适宜的环境中，这批注射液逐渐出现了浑浊、沉淀等现象。经检测发现，注射液中的有效成分已发生聚合反应，性能发生了严重改变。这种性能改变的注射液一旦用于临床，很可能会引发严重的医疗事故，危及患者的生命安全。

为避免此类问题的再次发生，医院必须加强对中药制剂储存过程中的养护措施。首先，应根据不同制剂的特性选择合适的储存环境，如避光、低温等。其次，在储存过程

中应定期检查制剂的外观、颜色、澄明度等指标，及时发现并处理异常情况。此外，医院还应建立严格的药品入库、出库管理制度，确保每批药品都能得到及时、准确的记录和管理。

四、中药制剂的养护操作指导

针对以上案例中出现的问题，以下提供一些关于中药制剂养护技术与操作规范的实际操作指导建议。

（一）技术一：掌握各类制剂的养护要点与方法

不同类型的中药制剂具有不同的特点和性质，因此在养护过程中需要掌握各自的要点和方法。例如：对于易受潮的制剂（如丸剂、散剂等），应存放在干燥通风处，并定期检查其受潮情况；对于易挥发的制剂（如酊剂、酒剂等），应密封保存，并避免长时间暴露于空气中；对于易氧化的制剂（如含有挥发油的制剂），应存放在低氧环境中，并采用抗氧化剂进行保护。此外，对于特殊类型的制剂（如胶囊剂、注射液等），还需要根据其特性采取相应的养护措施。

为确保各类制剂的养护效果，相关人员应充分了解并掌握各类制剂的养护要点和方法。在实际操作过程中，应根据制剂的类型和特性选择合适的储存环境和方法，并遵循相应的操作规范进行操作。同时，还应定期对储存环境进行检查和调整，确保环境条件的稳定性和适宜性。

（二）技术二：运用科学手段进行制剂性能的检测与评估

为确保中药制剂的性能稳定并符合质量要求，应运用科学手段对其进行定期的检测与评估。常用的检测方法包括高效液相色谱法（HPLC）、紫外-可见分光光度法（UV-Vis）、气相色谱法（GC）等。这些方法可以对制剂中的有效成分、杂质、微生物等进行准确测定和分析，为制剂的养护提供数据支持。

在实际操作过程中，相关人员应熟悉并掌握各种检测方法的原理和操作要点。在检测过程中应严格遵守相应的操作规范和技术要求，确保检测结果的准确性和可靠性。同时还应根据检测结果对制剂的性能进行评估和分析，及时发现并处理潜在问题。

（三）技术三：建立与执行制剂养护的标准化操作流程

为提高中药制剂的养护水平并确保其质量稳定，应建立并执行标准化的操作流程。首先，应根据制剂的类型和特性制订详细的养护计划，包括养护时间、养护方法、检测项目等方面。其次，应对养护人员进行专业培训，确保其掌握相关知识和技能，熟悉并遵循相应的操作规范和技术要求。此外，还应建立养护记录档案，记录每次养护的情况与结果，包括养护时间、方法、检测结果等信息。最后还应定期对养护流程进行评估与优化确保其适应实际需要并不断提高养护水平。

在实际操作过程中，相关人员应严格按照标准化的操作流程进行操作，并随时注意观察和记录制剂的变化情况。如发现异常情况应及时采取措施进行处理并向上级报告。同时还应定期对养护流程进行回顾和总结，不断总结经验教训并持续改进和优化养护工作。

五、提高中药制剂储存与养护水平的途径

（一）加强人员培训与技能提升

在中药制剂的储存与养护工作中，人员是最为核心和关键的因素。他们的知识水平、专业技能和工作态度直接决定了制剂的质量和稳定性。因此，加强相关人员的培训与技能提升工作显得尤为重要。

首先，应定期组织针对中药制剂储存与养护的培训班或研讨会。这些活动可以邀请行业内的专家学者进行授课，分享他们的研究成果和实践经验。同时，也可以邀请制药企业、医院药房等单位的实际工作者进行交流，分享他们在工作中遇到的问题和解决方案。通过这样的培训和学习，相关人员可以不断更新自己的知识储备，掌握最新的储存与养护技术和方法。

其次，鼓励人员参加行业内的技能竞赛或认证考试。技能竞赛可以激发人员的学习热情和竞争意识，促使他们在日常工作中更加注重技能的提升和创新。而认证考试则可以检验人员的专业水平，为他们提供一个证明自己能力的平台。通过参加这些活动，相关人员不仅可以提升自己的专业技能，还可以增强自己的职业竞争力。

此外，建立激励机制也是加强人员培训与技能提升的重要手段。对于在储存与养护工作中表现突出的人员，应给予适当的奖励或晋升。这些奖励可以是物质上的，如奖金、奖品等；也可以是精神上的，如荣誉称号、表彰大会等。通过激励机制的建立和实施，可以激发人员的工作积极性和创新精神，推动他们在储存与养护工作中不断追求卓越。

（二）引进先进技术与设备投入

随着科技的不断发展，越来越多的先进技术与设备被应用于中药制剂的储存与养护过程中。这些技术与设备的引进不仅可以提高制剂的储存质量和养护效率，还可以降低工作强度和成本。

首先，智能化的温湿度控制系统是实现储存环境自动调节的关键技术。这种系统可以根据制剂的储存要求和环境条件，自动调节储存空间的温度和湿度。通过实时监测和调节，可以确保制剂始终处于适宜的储存环境中，避免因温湿度变化而导致的质量问题。

其次，无损检测技术是在不破坏制剂的前提下对其性能进行检测的重要手段。这种技术可以利用光学、声学、电磁学等原理，对制剂的外观、内部结构、成分含量等进行非接触式的检测。通过无损检测技术的应用，可以及时发现制剂的潜在问题，如裂纹、杂质等，为制剂的质量控制提供有力支持。

此外，远程监控系统也是提高储存与养护效率的重要工具。这种系统可以利用互联网和物联网技术，实现对储存环境的实时监控和数据传输。通过远程监控系统的应用，相关人员可以随时了解制剂的储存状况和环境参数，及时发现并处理异常情况，确保制剂的安全和稳定。

在引进先进技术与设备的同时，还应注重技术的更新和升级。随着科技的进步和市场需求的变化，一些新的技术和设备可能会不断涌现。因此，相关人员应保持敏锐的市场洞察力和技术创新能力，及时引进和应用新技术和新设备，推动中药制剂储存与养护工作的不断发展和进步。

（三）完善管理制度与监管机制

完善的管理制度与监管机制是确保中药制剂储存与养护工作顺利进行的重要保障。只有建立了科学、规范、严谨的管理制度和监管机制，才能确保各项工作有章可循、有据可查、有人负责。

首先，应建立详细的储存与养护管理制度。这项制度应明确各部门和人员的职责与权限，规范工作流程和操作标准。同时，还应建立相应的考核机制和奖惩措施，确保各项制度得到有效执行。

其次，加强对储存与养护工作的日常监管与定期检查。日常监管应注重对制剂储存环境的实时监控和对人员工作状态的监督检查。定期检查则应对制剂的质量状况、养护效果等进行全面评估和分析。通过日常监管和定期检查的结合实施，可以及时发现并处理潜在问题，确保制剂的安全和稳定。

此外，建立应急处理机制也是完善管理制度与监管机制的重要内容。应急处理机制应包括应急预案的制定、应急队伍的建设、应急物资的储备等方面。一旦发生突发事件，如自然灾害、设备故障等，应立即启动应急处理机制，迅速响应并处理异常情况，确保制剂的安全和稳定。

在完善管理制度与监管机制的过程中，还应注重信息化技术的应用。信息化技术可以实现各项工作的数字化、网络化和智能化管理，提高工作效率和管理水平。因此，相关人员应积极学习和应用信息化技术，推动中药制剂储存与养护工作的信息化进程。

（四）探索智能化储存与养护系统的发展与应用

随着人工智能、物联网等技术的快速发展，智能化储存与养护系统正成为中药制剂储存与养护领域的新趋势。这种系统可以实现储存环境的智能感知与调节、制剂性能的实时监测与评估、异常情况的自动预警与处理等功能。通过探索智能化储存与养护系统的发展与应用，可以进一步提高中药制剂的储存质量与养护水平。

首先，智能化储存与养护系统可以实现储存环境的智能感知与调节。通过传感器和监测设备的应用，系统可以实时感知储存环境的温湿度、光照、氧气浓度等参数，并根据制剂的储存要求自动调节环境条件。这种智能化的调节方式不仅可以提高储存环境的稳定性和一致性，还可以降低能耗和成本。

其次，该系统还可以实现对制剂性能的实时监测与评估。通过无损检测技术和在线分析技术的应用，系统可以对制剂的外观、内部结构、成分含量等进行实时监测和评估。一旦发现异常情况，如杂质、裂纹等，系统可以立即发出预警并提示相关人员进行处理。这种实时监测与评估的方式可以及时发现并处理潜在问题，确保制剂的质量和稳定性。

此外，智能化储存与养护系统还可以实现异常情况的自动预警与处理。通过数据分析和模式识别技术的应用，系统可以对储存环境和制剂性能的变化趋势进行预测和分析。一旦发现异常情况或潜在风险，系统可以立即发出预警并提示相关人员进行处理。同时，系统还可以根据预设的处理方案自动进行异常情况的处理和修复，确保制剂的安全和稳定。

总之，探索智能化储存与养护系统的发展与应用是中药制剂储存与养护领域的重要发展方向。通过引进和应用智能化技术，可以实现储存环境的自动调节、制剂性能的实时监测与评估、异常情况的自动预警与处理等功能，进一步提高中药制剂的储存质量与养护水平。同时，智能化技术的应用还可以降低工作强度和成本，提高工作效率和管理水平，为中药制剂的现代化发展提供有力支持。

第十七章　中药制剂在临床的应用与研究

第一节　中药制剂在临床的应用现状

随着现代医学的不断发展，中药制剂在临床治疗中的应用逐渐受到广泛关注。中药制剂凭借其独特的疗效和较小的副作用，在许多疾病的治疗中发挥了重要作用。以下将详细介绍中药制剂在临床的应用现状。

一、各类型中药制剂的临床应用情况

（一）丸剂、散剂与颗粒剂的应用

丸剂、散剂和颗粒剂作为中药制剂的传统剂型，历来受到医生和患者的青睐。这些制剂多以天然草本植物为原料，经过精细加工而成，不仅易于制备和携带，而且剂量准确，服用方便。

丸剂是将药物细粉与适宜的黏合剂或其他辅料制成的球形或类球形固体剂型。它因体积小、易于吞服、剂量准确、稳定性好等特点，在中药制剂中占有重要地位。例如，六味地黄丸作为一种经典的补肾药物，其丸剂形式在临床上广泛应用于治疗肾阴虚引起的头晕、耳鸣、腰膝酸软等症状。

散剂是将药物粉碎成细粉并混合均匀后制成的干燥粉末状制剂。它因制备工艺简单、成本低廉、易于分散和吸收等特点，在中药制剂中也有着广泛的应用。例如，感冒清热颗粒就是一种以散剂形式存在的中药制剂，它对于治疗感冒初期症状如发热、头痛、鼻塞等具有良好的疗效。

颗粒剂则是将药物与适宜的辅料混合后制成的颗粒状制剂。它既保持了散剂的优点，又克服了其易吸湿、结块等缺点，具有更好的稳定性和口感。例如，小儿感冒颗粒就是一种专为儿童设计的中药颗粒剂，其甜味的口感和易于冲泡的特性使得它在临床上广泛应用于治疗儿童感冒。

随着科技的进步和制备工艺的发展，现代中药制剂的丸剂、散剂和颗粒剂在质量和疗效上都有了很大的提升。它们不仅外观整洁、易于保存和携带，而且剂量更加准确、

稳定性更好。这些优点使得这些传统剂型在现代中药制剂中仍然占据着重要的地位。

（二）胶囊剂与片剂的应用

胶囊剂和片剂是中药制剂中较为现代化的剂型，它们的出现极大地丰富了中药制剂的给药途径和用药选择。

胶囊剂是将药物装入胶囊壳中制成的制剂。胶囊壳由明胶或其他适宜材料制成，能够保护药物免受光线、空气和湿度等因素的影响，从而提高药物的稳定性和生物利用度。例如，复方丹参滴丸就是一种典型的中药胶囊剂，它主要用于治疗心脑血管疾病，具有活血化瘀、理气止痛的功效。由于其剂量准确、服用方便、外观整洁等特点，复方丹参滴丸在临床上得到了广泛的应用。

片剂则是将药物与适宜的辅料混合后压制而成的片状制剂。片剂具有剂量准确、易于携带和服用等优点，因此在中药制剂中也得到了广泛的应用。例如，消渴丸就是一种治疗糖尿病的中药片剂，它能够有效地控制血糖水平，改善糖尿病患者的症状和生活质量。

随着制备工艺的不断改进和新辅料的开发应用，现代中药胶囊剂和片剂在质量和疗效上都有了很大的提升。它们不仅外观更加美观、剂量更加准确，而且生物利用度更高、稳定性更好。这些优点使得胶囊剂和片剂成为现代中药制剂中的重要组成部分。

（三）注射液与口服液的应用

注射液和口服液是中药制剂中较为特殊的类型，它们具有作用迅速、疗效确切等优点，在临床上主要用于治疗急重症和需要快速起效的疾病。

注射液是将药物制成的供注入体内的无菌溶液或乳状液，以及供临用前配成溶液或乳状液的无菌粉末或浓溶液。注射液能够直接进入血液循环系统，从而快速发挥药效。例如，参麦注射液就是一种具有益气固脱、养阴生津功效的中药注射液，它主要用于治疗气阴两虚型休克、冠心病等急重症。由于其疗效确切、作用迅速，参麦注射液在临床上得到了广泛的应用。

口服液则是将药物溶解或分散在适宜的溶剂中制成的口服液体制剂。口服液具有剂量准确、易于服用和吸收等优点，尤其适用于儿科和老年患者。例如，小儿止咳糖浆就是一种专为儿童设计的中药口服液，它对于治疗儿童咳嗽、痰多等症状具有良好的疗效。由于其口感好、易于服用，小儿止咳糖浆在临床上深受儿童和家长的欢迎。

然而，需要注意的是，注射液和口服液在生产和使用过程中需要严格控制其质量和安全性。因为它们直接进入人体内部或与人体内部组织直接接触，如果存在质量问题或使用不当，可能会给患者带来严重的后果。因此，在生产和使用过程中需要加强质量控制和监管，确保患者的用药安全。

二、中药制剂在重大疾病治疗中的应用

（一）在肿瘤治疗中的应用

中药制剂在肿瘤治疗中发挥了重要作用。许多中药制剂具有抗肿瘤、提高免疫力、减轻化疗副作用等功效，能够有效地改善肿瘤患者的生存质量和预后。

康莱特注射液是一种具有广谱抗肿瘤作用的中药制剂。它能够抑制肿瘤细胞的生长和扩散，诱导肿瘤细胞凋亡，同时还能够提高患者的免疫力，减轻化疗引起的恶心、呕吐等副作用。康莱特注射液已广泛应用于肺癌、肝癌、胃癌等多种肿瘤的治疗，取得了显著的临床效果。

艾迪注射液则是一种具有清热解毒、活血化瘀、扶正祛邪功效的中药制剂。它能够改善肿瘤患者的微循环障碍，提高机体的免疫功能，从而达到抑制肿瘤生长和扩散的目的。艾迪注射液在治疗恶性肿瘤方面也取得了良好的疗效，尤其适用于中晚期肿瘤患者。

此外，还有许多其他中药制剂，如华蟾素注射液、复方斑蝥胶囊等，也在肿瘤治疗中得到了广泛的应用。这些制剂通过不同的机制发挥抗肿瘤作用，为肿瘤患者提供了新的治疗选择。

（二）在心脑血管疾病治疗中的应用

心脑血管疾病是当前威胁人类健康的主要疾病之一。中药制剂在治疗心脑血管疾病方面具有独特优势，能够改善心脑血管功能、降低血液黏稠度、减少血栓形成等。

复方丹参滴丸是一种具有活血化瘀、理气止痛功效的中药制剂。它能够扩张冠状动脉、增加冠脉血流量、改善心肌缺血缺氧状态，从而有效缓解心绞痛症状。复方丹参滴丸在治疗冠心病方面取得了显著的疗效，已成为临床治疗冠心病的常用药物之一。

脑心通胶囊则是一种具有益气活血、化瘀通络功效的中药制剂。它能够改善脑血液循环、促进脑细胞代谢、保护脑细胞功能，从而有效治疗脑梗死等脑血管疾病。脑心通胶囊在治疗脑血管疾病方面也取得了良好的疗效，尤其适用于中老年患者。

此外，还有许多其他中药制剂如血栓通注射液、银杏叶提取物注射液等也在心脑血管疾病治疗中得到了广泛的应用。这些制剂通过不同的机制发挥治疗作用，为心脑血管疾病患者提供了新的治疗选择。

（三）在糖尿病治疗中的应用

糖尿病是一种常见的慢性代谢性疾病，主要表现为血糖升高和胰岛素抵抗。中药制剂在糖尿病治疗中发挥了重要作用，能够有效地控制血糖水平、改善胰岛素抵抗、减少并发症的发生。

消渴丸是一种具有滋阴降火、益气生津功效的中药制剂。它能够降低血糖、改善胰岛素抵抗、调节脂质代谢，从而有效治疗糖尿病及其并发症。消渴丸在治疗糖尿病方面取得了显著的疗效，已成为临床治疗糖尿病的常用药物之一。

玉泉丸则是一种具有养阴生津、止渴除烦、益气中和功效的中药制剂。它能够改善糖尿病患者的症状和生活质量，减少并发症的发生。玉泉丸在治疗糖尿病方面也取得了良好的疗效，尤其适用于轻中度糖尿病患者。

此外，还有许多其他中药制剂，如参芪降糖颗粒、金芪降糖片等，也在糖尿病治疗中得到了广泛的应用。这些制剂通过不同的机制发挥治疗作用，为糖尿病患者提供了新的治疗选择。

（四）在肝病治疗中的应用

肝病是一种常见的消化系统疾病，包括肝炎、肝硬化等多种类型。中药制剂在治疗肝病方面具有悠久历史和丰富经验，能够保护肝细胞、促进肝细胞再生、改善肝功能等。

肝复春胶囊是一种具有健脾益气、活血解毒、疏肝理气功效的中药制剂。它能够保护肝细胞、促进肝细胞再生、改善肝功能，从而有效治疗肝炎、肝硬化等肝脏疾病。肝复春胶囊在治疗肝病方面取得了显著的疗效，已成为临床治疗肝病的常用药物之一。

乙肝宁颗粒则是一种具有补气健脾、活血化瘀、清热解毒功效的中药制剂。它能够抑制乙肝病毒复制、减轻肝脏炎症、保护肝细胞功能，从而有效治疗乙型肝炎等肝脏疾病。乙肝宁颗粒在治疗肝病方面也取得了良好的疗效，尤其适用于乙型肝炎患者。

此外，还有许多其他中药制剂如茵栀黄注射液、苦参素注射液等也在肝病治疗中得到了广泛的应用。这些制剂通过不同的机制发挥治疗作用，为肝病患者提供了新的治疗选择。同时，随着现代科技的不断进步和制备工艺的不断改进，中药制剂在肝病治疗中的应用前景将更加广阔。

三、中西医结合治疗模式中的中药制剂应用

（一）在外科手术后的康复治疗中应用

外科手术作为现代医学的重要手段，对于治疗多种疾病具有显著效果。然而，手术后的康复治疗同样至关重要，它关系到患者能否迅速恢复健康，减少并发症，提高生活质量。在这一环节中，中药制剂以其独特的疗效和安全性，正逐渐受到广泛关注和应用。

中药制剂在外科手术后的康复治疗中，主要发挥了促进伤口愈合、提高免疫力、缓解疼痛、加速患者康复进程等作用。例如，生血宝合剂作为一种常见的中药制剂，富含多种具有生血、活血、养血功效的中草药成分。它能够有效改善手术后患者的血液循环，

促进伤口愈合，缩短愈合时间。同时，生血宝合剂还能够提高患者的机体免疫力，降低感染风险，为患者的康复创造良好条件。

除了生血宝合剂外，康复新液也是外科手术后康复治疗中常用的一种中药制剂。它含有多种具有抗炎、消肿、止痛、促进组织修复等功效的中草药成分。康复新液能够有效缓解手术后患者的疼痛和肿胀症状，促进受损组织的修复和再生，加速患者的康复进程。

值得一提的是，中药制剂在外科手术后的康复治疗中还具有调节患者内环境、改善机体功能状态的作用。通过服用中药制剂，患者可以更好地应对手术带来的身体创伤和心理压力，提高康复效果和生活质量。

（二）在慢性疾病的长期管理中应用

慢性疾病如高血压、糖尿病等已成为全球性的健康问题。这些疾病需要长期管理，以稳定病情、减少并发症、提高患者生活质量。在这一领域，中药制剂以其多靶点、多途径的治疗作用和较小的副作用，逐渐显示出其独特优势。

对于高血压患者而言，长期服用降压类的中药制剂如罗布麻降压片、珍菊降压片等，能够有效控制血压，减少心脑血管事件的风险。这些中药制剂通过扩张血管、降低血液黏稠度、改善微循环等多种途径发挥降压作用，且总体副作用较小，适合长期服用。

在糖尿病的长期管理中，中药制剂同样发挥了重要作用。一些具有降糖作用的中药制剂如消渴丸、参芪降糖颗粒等，能够通过改善胰岛素抵抗、促进胰岛素分泌、降低血糖波动等途径，有效控制糖尿病患者的血糖水平。同时，这些中药制剂还能够改善糖尿病患者的微血管病变、神经病变等并发症，提高患者的生活质量。

此外，中药制剂在慢性疾病的长期管理中还具有调节机体免疫功能、抗氧化应激、延缓疾病进展等作用。通过综合调理患者的身体机能，中药制剂能够从根本上改善慢性疾病患者的健康状况，降低医疗成本，提高患者的生存质量。

（三）在急性感染性疾病的辅助治疗中应用

急性感染性疾病如感冒、肺炎等是临床常见的疾病类型。这些疾病起病急骤、症状明显，需要及时治疗以防止病情恶化。在这一领域，中药制剂以其清热解毒、抗菌消炎、缓解症状等作用，逐渐成为辅助治疗急性感染性疾病的重要手段。

感冒清热颗粒、莲花清瘟胶囊等中药制剂在辅助治疗感冒等急性上呼吸道感染中发挥了重要作用。它们含有多种具有抗病毒、抗菌、解热镇痛功效的中草药成分，能够有效缓解患者的发热、咳嗽、鼻塞等症状，缩短病程，促进康复。同时，这些中药制剂还能够增强患者的免疫力，提高抵抗力，防止病情反复发作。

对于肺炎等急性下呼吸道感染性疾病，中药制剂同样具有一定的辅助治疗作用。一些具有清热化痰、止咳平喘功效的中药制剂如肺力咳合剂、蛇胆川贝液等，能够有效缓解患者的咳嗽、咳痰、喘息等症状，改善肺部功能。同时，这些中药制剂还能够协同抗生素治疗，提高治疗效果，减少抗生素的用量和疗程。

此外，中药制剂在辅助治疗急性感染性疾病时还具有调节机体炎症反应、抗氧化应激、保护器官功能等作用。通过综合调理患者的身体机能，中药制剂能够从根本上改善急性感染性疾病患者的健康状况，提高治疗效果和患者满意度。

（四）在精神心理疾病的调治中应用

随着现代社会生活节奏的加快和竞争压力的增大，精神心理疾病的发病率逐年上升。这些疾病包括焦虑症、抑郁症、失眠症等，严重影响患者的生活质量和社会功能。在这一领域，中药制剂以其独特的疗效和安全性，正逐渐成为调治精神心理疾病的重要手段。

安神补脑液、解郁丸等中药制剂在调治精神心理疾病中发挥了重要作用。它们含有多种具有镇静安神、抗抑郁、抗焦虑功效的中草药成分，能够有效改善患者的睡眠质量、缓解焦虑抑郁情绪、提高认知能力。同时，这些中药制剂还能够调节患者的神经系统功能、改善内分泌水平、增强机体免疫力等，从根本上改善精神心理疾病患者的健康状况。

值得一提的是，中药制剂在调治精神心理疾病时还具有副作用小、依赖性低、无成瘾性等优点。相比于西药治疗，中药治疗更加温和、安全，适合长期服用。同时，中药治疗还强调个体化原则，根据患者的具体病情和体质特点进行辨证施治，提高治疗效果和患者的依从性。

除了药物治疗外，中药制剂还可以与心理治疗、物理治疗等相结合，形成综合治疗方案。通过多种治疗手段的协同作用，能够更好地改善精神心理疾病患者的症状、提高生活质量、促进社会功能的恢复。

总之，中药制剂在精神心理疾病的调治中具有独特优势。它们以镇静安神、抗抑郁、抗焦虑等作用为主要特点，为精神心理疾病患者提供了一种新的治疗选择。未来随着研究的深入和临床的广泛应用，中药制剂在精神心理疾病的调治中的地位将更加凸显。

第二节　中药制剂的临床疗效评价

一、疗效评价标准与方法

（一）疗效评价标准

中药制剂的疗效评价是临床研究的核心环节，它直接关系到药物的应用价值和患者的切身利益。为了确保疗效评价的准确性和公正性，必须明确具体的疗效评价标准。这些标准不仅为研究者提供了统一的评价尺度，也为患者和医生提供了明确的参考依据。

在制定疗效评价标准时，需要综合考虑多个方面的因素。首先，临床症状的改善程度是最直观的疗效体现，如疼痛减轻、症状缓解等。其次，生化指标的改变也是评价疗效的重要依据，如血糖、血脂等指标的改善可以反映药物对机体内部环境的调节作用。此外，影像学检查结果的变化可以提供更为客观的疗效证据，如肿瘤缩小、炎症消退等。最后，患者总体生活质量的提高是评价疗效的终极目标，它体现了药物对患者整体健康状况的改善作用。

针对不同的疾病类型和严重程度，疗效评价标准也会有所差异。例如，对于慢性疾病如高血压、糖尿病等，疗效评价可能更加注重患者长期病情的稳定性和复发率的降低。而对于急性疾病如感冒、急性胃肠炎等，则更注重短期内症状的缓解和病情的控制。因此，在制定疗效评价标准时，需要根据具体疾病的特点和患者的实际需求进行个性化设计。

（二）疗效评价方法

明确了疗效评价标准后，选择合适的疗效评价方法成为关键。随机对照试验作为评价药物疗效的金标准，具有科学、严谨的特点。通过将患者随机分为试验组和对照组，并分别给予不同的治疗措施，可以比较两组患者在接受不同治疗后的疗效差异，从而得出药物的真实疗效。随机对照试验的优点在于能够最大程度地减少干扰因素的影响，提高结果的可靠性和准确性。

然而，由于中药制剂的复杂性和个体差异较大，随机对照试验在实施过程中可能面临诸多挑战。例如，中药制剂的成分多样且相互作用复杂，使得试验的设计和实施难度增加。此外，患者的个体差异如年龄、性别、体质等因素也可能对疗效产生影响，从而增加了结果的变异性。因此，在实际应用中，还需要结合其他评价方法进行综合评估。

除了随机对照试验外，队列研究和病例对照研究也是常用的疗效评价方法。队列研究通过对暴露于某种因素的人群和未暴露于该因素的人群进行比较，来探讨暴露因素与疾病之间的关系。病例对照研究则是选择患有某种疾病的患者作为病例组，选择未患有该疾病的健康人作为对照组，通过比较两组人群在暴露因素上的差异来探讨疾病的病因。这些方法在中药制剂的疗效评价中也具有一定的应用价值，可以帮助研究者从不同的角度了解药物的疗效和安全性。

（三）疗效评价的时效性

疗效评价的时效性对于中药制剂来说至关重要。由于中药制剂起效较慢且作用持久，因此在评价其疗效时不能仅关注短期内的效果，还需要关注长期疗效的维持情况。这就要求研究者在进行疗效评价时采取长期追踪的方式，对患者进行定期的随访和评估，以便及时了解病情的变化和药物疗效的持久性。

此外，对于一些慢性疾病或需要长期治疗的疾病如高血压、糖尿病等，更需要定期进行疗效评价。因为这些疾病的治疗过程往往较长且病情容易反复，只有通过定期的疗效评价才能及时发现病情的变化和调整治疗方案。同时，定期的疗效评价也有助于医生了解患者的用药情况和药物不良反应的发生情况，从而及时调整药物剂量或更换药物种类以确保治疗的安全性和有效性。

二、疗效评价中的难点与问题

（一）疗效评价的主观性

在中药制剂的疗效评价中，主观性是一个难以避免的问题。由于中药制剂的成分复杂、作用机制多样，且患者的个体差异较大，因此在实际应用中很难找到一个统一且客观的疗效评价标准。这使得疗效评价的结果往往受到研究者、患者和医生的主观因素的影响。

首先，研究者在进行疗效评价时可能存在一定的主观倾向。例如，对于某些具有争议性的中药制剂或治疗方法，研究者可能根据自己的经验进行选择性的评价和解读。这种主观倾向可能导致评价结果的偏差和不公正。

其次，患者的主观感受也是影响疗效评价的重要因素。由于中药制剂的作用机制复杂且起效较慢，患者在接受治疗过程中可能出现各种不适和反应。这些不适和反应可能导致患者对药物的疗效产生怀疑或不满，从而影响对疗效的准确评价。

为了解决疗效评价中的主观性问题，需要采用更加客观、量化的评价指标和方法。例如，可以引入生化指标、影像学检查结果等客观指标来评估药物的疗效。这些指标具有客观性强、可重复性好的特点，可以减少主观因素对疗效评价的影响。同时，还可以采用盲法试验、随机对照试验等科学严谨的研究方法来提高疗效评价的准确性和可靠性。

（二）疗效评价的复杂性

中药制剂的疗效评价还面临着复杂性的挑战。由于中药制剂的成分多样且相互作用复杂，其疗效往往不是单一的而是多靶点、多途径的。这使得在评价中药制剂的疗效时需要考虑更多的因素和变量从而增加了评价的复杂性和难度。

首先，中药制剂的成分复杂多样，每种成分都可能具有不同的药理作用和疗效。这些成分在制剂过程中可能发生相互作用，产生协同或拮抗效应，从而影响整体的疗效。因此，在评价中药制剂的疗效时需要对每种成分的作用进行深入研究和分析，以了解其对整体疗效的贡献。

其次，中药制剂的作用机制复杂且尚未完全明确。与化学药物相比，中药制剂的作用往往是通过多靶点、多途径的方式实现的。这使得在评价其疗效时需要考虑更多的生理、病理过程和分子机制，从而增加了评价的复杂性和难度。为了应对这一挑战，需要采用更加系统、综合的评价方法和技术手段来全面评估中药制剂的疗效。例如，可以采用基因组学、蛋白质组学等高通量技术来揭示中药制剂的作用机制和靶点；同时还可以结合临床数据进行分析和挖掘，以发现与疗效相关的关键因素和变量。

（三）疗效评价中的伦理问题

在中药制剂的疗效评价过程中还需要注意伦理问题。由于中药制剂的成分和作用机制尚未完全明确因此在一些情况下可能存在潜在的安全风险。这就要求在进行疗效评价时必须确保患者的安全和权益得到充分保障。

首先，在进行临床试验前必须对中药制剂进行充分的安全性评估。这包括对制剂中的每种成分进行毒性试验、药理试验等以确定其安全性和有效性。同时还需要对制剂的整体安全性进行评价，以确保其在临床试验中不会对患者造成严重的伤害或不良反应。

其次，在临床试验过程中必须遵循医学伦理原则和规范进行试验设计和实施。这包括确保患者的知情同意权、隐私权等得到尊重；同时还需要对试验过程进行严格的监督和管理以确保试验的安全性和数据的真实性。此外还需要建立有效的不良反应监测和报告制度，以便及时发现和处理可能存在的安全问题。

最后，在临床试验结束后还需要对患者的后续治疗和康复进行关注和照顾。这包括提供必要的医疗支持和心理辅导，以帮助患者恢复健康并减少试验可能带来的负面影响。同时还需要对试验数据进行保密处理，以避免泄露患者的隐私信息。

（四）疗效评价中的经济问题

疗效评价中的经济问题也是需要考虑的重要因素之一。由于中药制剂的研发和生产成本较高且市场需求有限，因此在进行疗效评价时需要考虑经济效益和成本效益比。在保证疗效和安全性的前提下，尽可能地降低研发成本和提高生产效率是推动中药制剂发展的关键之一。

首先，降低研发成本是提高经济效益的重要途径。在中药制剂的研发过程中，可以采用高通量筛选、计算机辅助设计等技术手段来提高研发效率和降低成本。同时还可以加强与国际合作和交流，共享资源和经验，避免重复投入和浪费。

其次，提高生产效率也是降低成本的有效手段。通过优化生产工艺、改进设备和技术等手段可以提高生产效率并降低生产成本。同时还可以加强质量管理和控制，确保产品的质量和稳定性，提高市场竞争力。

最后，加强市场推广和拓展也是提高经济效益的重要途径。通过加强品牌建设和营销推广可以提高中药制剂的知名度和美誉度，从而增加市场份额和销售收入。同时还可以拓展国际市场，推动中药制剂的国际化进程，为全球患者提供更多更好的治疗选择。

三、提高疗效评价准确性的策略

（一）加强基础研究

在中药制剂的疗效评价中，基础研究的加强显得尤为关键。中药制剂由于其复杂的成分和多样的作用机制，一直以来在疗效评价方面存在着一定的难度。为了提高疗效评价的准确性，我们必须从基础研究入手，深入探究中药制剂的成分、作用机制以及药效学等方面的知识。

首先，对中药制剂的成分进行深入研究是必不可少的。中药制剂通常由多种中药材组成，每种中药材都含有多种活性成分。这些活性成分在制剂中可能产生协同或拮抗作用，从而影响制剂的整体疗效。因此，我们需要对每种中药材的活性成分进行分离、鉴定和定量分析，明确其在制剂中的作用和贡献。

其次，对中药制剂的作用机制进行深入研究也是非常重要的。中药制剂的作用机制通常比较复杂，涉及多个靶点和信号通路。我们需要通过体内外实验等方法，探究中药制剂对生物体的影响和作用方式，明确其治疗作用和可能的副作用。这不仅可以为疗效评价提供科学依据，还可以为中药制剂的创新和发展提供新的思路和方法。

此外，基础研究还可以为中药制剂的质量控制提供有力支持。通过对中药制剂的成分和作用机制进行深入研究，我们可以建立更加准确、科学的质量控制标准和方法，确保中药制剂的质量和稳定性。这对于保障患者的用药安全和疗效至关重要。

（二）完善评价体系

完善评价体系对于提高中药制剂疗效评价的准确性具有至关重要的意义。中药制剂因其独特的药物特性和复杂的成分组合，使得其疗效评价成为一个复杂而多维的问题。为了更准确地评估中药制剂的疗效，必须建立一套全面、客观、科学的评价体系。

首先，要建立健全的疗效评价标准。这一标准应该基于中药制剂的特性和临床实践的需求，结合现代医学的理论和技术，制定出具有可操作性和指导性的评价标准。这些标准应该包括临床疗效、安全性、质量可控性等多个方面，以确保评价的全面性和准确性。

其次，要采用多种评价方法和手段进行综合评估。由于中药制剂的复杂性，单一的评价方法往往难以全面反映其疗效。因此，我们需要综合运用临床观察、实验研究、患者反馈等多种评价方法和手段，对中药制剂的疗效进行全面、客观、准确的评估。这不仅可以提高评价的准确性和可靠性，还可以为中药制剂的研发和应用提供更有价值的参考。

此外，要加强疗效评价的规范化和标准化建设。通过建立统一的疗效评价标准和技术规范，可以规范疗效评价的过程和方法，减少主观因素和复杂性对评价结果的影响。这不仅可以提高评价的准确性和可靠性，还可以促进中药制剂的国际化发展和推广应用。

最后，要注重评价体系的动态更新和完善。随着科技的不断进步和临床实践的不断深入，中药制剂的疗效评价体系也需要不断更新和完善。我们需要根据最新的研究成果和临床实践需求，及时调整和完善评价体系，以确保其始终与中药制剂的发展和应用需求保持同步。

（三）加强临床试验管理

临床试验是评价中药制剂疗效和安全性的重要环节，加强临床试验管理对于提高疗效评价的准确性具有至关重要的意义。为了确保临床试验的质量和可靠性，需要从多个方面入手，加强临床试验的全过程管理。

首先，要严格把控临床试验的质量和过程。这包括制定科学合理的试验方案、明确试验目的和评价指标、选择合适的受试者和对照组、规范试验操作和数据采集等。同时，还需要建立完善的试验质量管理体系，对试验过程进行全面监督和管理，确保试验数据的真实性和可靠性。

其次，要加强对临床试验的伦理审查和监督。临床试验涉及人体试验和受试者权益保护等敏感问题，必须严格遵守伦理规范和法律法规。在试验前，需要对试验方案进行严格的伦理审查，确保试验符合伦理要求和受试者权益保护原则。在试验过程中，还需要加强对受试者的保护和关爱，确保受试者的安全和健康。

此外，要注重临床试验的规范化和标准化建设。通过建立统一的临床试验规范和技术标准，可以规范临床试验的过程和方法，提高试验的质量和可比性。这不仅可以提高疗效评价的准确性和可靠性，还可以促进中药制剂的国际化发展和推广应用。

最后，要加强临床试验数据的分析和利用。临床试验产生的数据是评价中药制剂疗效和安全性的重要依据，需要对其进行科学、客观、准确的分析和利用。通过采用先进的统计学方法和数据挖掘技术，可以对试验数据进行深入挖掘和分析，为疗效评价提供更加准确、客观的数据支持。

（四）推广应用先进技术

随着科技的迅猛发展和医学领域的不断创新，越来越多的先进技术被应用于中药制剂的疗效评价中。这些新技术和方法具有更高的灵敏度和特异性，可以为疗效评价提供更加准确、客观的数据支持。因此，在实际应用中积极推广和应用这些先进技术，对于提高疗效评价的准确性和可靠性具有重要意义。

首先，要关注并引进国际先进的疗效评价技术。国际医学界在疗效评价方面积累了丰富的经验和先进的技术手段，通过引进这些技术，可以快速提升我国中药制剂疗效评价的水平。例如，生物标志物检测、影像学技术、基因组学等高新技术在疗效评价中具有广泛的应用前景，可以帮助我们更深入地了解中药制剂的作用机制和疗效特点。

其次，要加强自主创新和技术研发。在引进先进技术的同时，我们也要注重自主创新和技术研发，探索适合中药制剂特点的新技术和方法。例如，针对中药制剂多成分、多靶点的作用特点，可以研发高通量筛选技术、网络药理学等新技术手段，以更全面地评估中药制剂的疗效和安全性。

此外，要注重技术成果的转化和应用。科技创新的最终目的是服务于社会和人民健康，因此我们要注重将科研成果转化为实际应用。通过建立产学研一体化的合作模式，加强科研机构、医疗机构和企业之间的合作与交流，可以推动先进技术在中药制剂疗效评价中的广泛应用和普及。

最后，要加强技术培训和人才培养。先进技术的应用需要专业的技术人才来支撑和推动。因此，我们要加强技术培训和人才培养工作，提高医务人员和科研人员的专业水平和技术能力。通过开展培训班、研讨会等形式多样的交流活动，可以促进技术成果的共享和传播，提升整个行业的技术水平。

总之，推广应用先进技术是提高中药制剂疗效评价准确性的有效途径之一。通过关注并引进国际先进技术、加强自主创新和技术研发、注重技术成果的转化和应用以及加强技术培训和人才培养等措施的实施，可以推动中药制剂疗效评价水平的不断提升和发展。

第三节　中药制剂的临床研究进展

一、临床研究的设计与实施

（一）明确研究目的和问题

在进行中药制剂的临床研究之前，明确研究目的和要解决的科学问题是至关重要的。这不仅是研究工作的起点，也是整个研究过程的指导方向。

首先，我们需要对目标疾病有深入的了解，包括其发病原因、病理机制、临床表现、病程演变等方面。这有助于确定中药制剂在治疗该疾病中的潜在优势和可能面临的挑战。

其次，需要对中药制剂的特点进行全面分析，包括其组成成分、药效物质基础、药理作用机制等方面。这有助于明确中药制剂在治疗疾病中的作用方式和可能产生的疗效。

最后，需要根据对疾病和中药制剂的了解，提出明确的研究目的和要解决的科学问题。例如，我们可以探讨中药制剂对某种疾病的疗效和安全性，或者研究其特定的药理作用机制。只有明确了研究目的和问题，才能有针对性地设计研究方案，选择合适的研究对象和评价指标，从而确保研究的科学性和有效性。

（二）制订详细的研究计划和方案

在明确了研究目的和问题后，制订详细的研究计划和方案是临床研究的关键步骤。这不仅有助于确保研究的顺利进行，还可以提高研究的质量和效率。

首先，需要确定合适的研究对象。这包括选择合适的疾病类型、严重程度和病程的患者，以及考虑患者的年龄、性别、体质等特征。选择合适的研究对象可以确保研究结果的可靠性和适用性。

其次，需要选择合适的研究方法。根据研究目的和问题，可以选择随机对照试验、队列研究、病例报告等不同的研究方法。随机对照试验是评价药物疗效和安全性的金标准，可以提供高质量的证据；队列研究可以探讨暴露因素与疾病之间的关联；病例报告则可以提供详细的个案信息。选择合适的研究方法可以确保研究结果的准确性和可信度。

此外，还需要制订详细的研究流程和数据收集与分析方法。研究流程应包括患者的筛选、入组、治疗、随访等各个环节，确保研究的规范性和可操作性。数据收集与分析方法应科学严谨，包括选择合适的评价指标、统计方法和数据分析软件等，以确保数据的真实性和可靠性。

（三）获得伦理审查和监管部门的批准

在进行中药制剂的临床研究之前，获得伦理审查和监管部门的批准是必不可少的环节。这不仅是保护研究对象权益和安全的重要保障，也是确保研究合法性和合规性的重要前提。

伦理审查是为了确保研究符合伦理原则和规范，保护研究对象的权益和安全。在申请伦理审查时，研究者需要提交详细的研究计划和方案，包括研究目的、研究方法、研究对象、数据收集和分析方法等方面的内容。同时，还需要说明研究可能存在的风险和如何保障研究对象的权益和安全。只有经过严格的伦理审查并获得批准后，研究者才能开始进行临床研究。

监管部门的批准则是为了确保研究符合法律法规的要求，保障研究的合法性和合规性。在申请监管部门批准时，研究者需要提交详细的研究计划和方案，以及相关的研究资料和数据。只有经过监管部门的审核并获得批准后，研究者才能正式开展临床研究。

（四）实施临床研究并监控过程

在获得伦理审查和监管部门批准后，研究者可以开始实施临床研究。在实施过程中，研究者需要严格按照研究计划和方案进行操作，确保数据的真实性和可靠性。同时，还需要对研究过程进行密切的监控和管理，及时发现和解决可能存在的问题。

例如，在随机对照试验中，研究者需要按照随机方法将患者分为实验组和对照组，并严格按照治疗方案给予患者相应的治疗。在治疗过程中，研究者需要密切观察患者的病情变化和不良反应发生情况，并及时记录相关数据。同时，研究者还需要定期对研究对象进行随访和评估，以了解治疗效果和安全性等方面的长期情况。

在数据收集和分析方面，研究者需要采用科学严谨的方法进行处理。例如，在数据收集时可以采用标准化问卷、实验室检查等方式获取相关数据；在数据分析时可以采用统计学方法进行比较和推断；在结果解读时需要考虑样本量、效应大小等因素对结果的影响。

二、临床研究结果的解读与意义

（一）客观评价疗效和安全性

中药制剂的临床研究结果首先需要客观评价其疗效和安全性。这是衡量中药制剂是否具有临床应用价值的重要标准，也是医生和患者最为关注的问题。

通过对比实验组和对照组的数据，可以分析中药制剂对患者病情改善的程度、速度以及可能存在的副作用。例如，在疗效评价方面，可以采用国际通用的疗效评价标准，如有效率、显效率等指标来评估中药制剂对患者病情的改善情况；在安全性评价方面，可以关注不良反应发生率、严重程度等指标来评估中药制剂的安全性。

这些数据为医生和患者提供了重要的参考信息，有助于判断中药制剂在治疗特定疾病中的价值。同时，这些数据也可以为其他研究者提供借鉴和参考，推动中药制剂在临床上的广泛应用。

（二）揭示作用机制和靶点

临床研究还可以进一步揭示中药制剂的作用机制和靶点。这不仅是理解中药制剂疗效和安全性的基础，也是推动中药制剂优化和改良的关键。

通过对患者生理、生化指标的监测以及分子生物学技术的应用，研究者可以深入了解中药制剂在人体内的作用过程，包括其如何调节机体功能、改善病理状态等。例如，在药效物质基础研究方面，可以采用现代分离纯化技术从中药制剂中分离出有效成分，并通过药理学实验验证其药效；在作用机制研究方面，可以采用细胞实验、动物实验等手段探讨中药制剂对细胞增殖、凋亡、迁移等生物学过程的影响以及相关的信号通路变化。

这些研究为中药制剂的优化和改良提供了理论依据。例如，在明确有效成分和作用机制的基础上，可以对中药制剂进行剂型改革、提取工艺优化等改良措施，以提高其疗效和安全性；同时，还可以针对特定靶点开发新的中药制剂或联合用药方案，以满足不同患者的治疗需求。

（三）为新药研发和注册提供依据

中药制剂的临床研究结果对于新药研发和注册具有重要意义。在药物研发过程中，临床研究是验证药物有效性和安全性的关键环节。只有通过严格的临床研究验证，中药制剂才能获得监管部门的批准，进而应用于更广泛的患者群体。

在临床研究过程中，需要遵循国际通行的药物研发规范和标准，如药品非临床研究质量管理规范（GLP）、药品临床试验管理规范（GCP）等。这些规范和标准确保了临床研究的科学性和可靠性，为新药研发和注册提供了有力支持。

同时，还需要关注国际药品注册的相关法规和要求，如美国食品药品监督管理局（FDA）的药品注册要求、欧洲药品管理局（EMA）的药品审评标准等。通过与国际标准接轨的临床研究，我们可以为中药制剂在国际市场上的注册和推广奠定坚实基础。

（四）推动中医药国际化进程

随着全球对中医药的关注度不断提高，中药制剂的临床研究成果对于推动中医药国际化进程具有重要意义。通过与国际标准接轨的临床研究，可以展示中医药的独特优势和治疗效果，提升中医药在国际上的认可度和影响力。

首先，在临床研究过程中，需要注重与国际同行的交流与合作。通过参加国际会议、发表高水平论文等方式，可以与国际同行分享中药制剂的临床研究成果和经验，推动中医药在国际上的传播和应用。

其次，在临床研究结果的解读与意义方面，需要注重与国际标准的对接。例如，在疗效和安全性评价方面，可以采用国际通用的评价标准和方法进行客观评估；在作用机制和靶点揭示方面，可以利用国际先进的实验技术和方法进行深入研究；在新药研发和注册方面，可以遵循国际通行的药物研发规范和标准进行严谨验证。

最后，在推动中医药国际化进程方面，还需要注重中医药文化的传播与交流。通过加强中医药文化的国际交流与合作，可以增进国际社会对中医药文化的理解和认同，为中药制剂在国际市场上的推广和应用创造良好环境。

三、未来临床研究的方向与挑战

（一）加强个体化治疗研究

在医学领域，每个患者都是独一无二的，他们的基因、生活方式、环境等因素都会影响他们对药物的反应。随着精准医疗理念的深入人心，中药制剂的临床研究正逐渐转向更加注重个体化治疗的方向。这种趋势不仅体现了对患者个体差异的尊重，也为提高治疗效果和减少副作用提供了可能。

要加强个体化治疗研究，首先需要深入了解患者的基因型、表型以及环境因素对药物反应的影响。基因型决定了患者对某些药物的代谢速度和效果，而表型则反映了患者的生理和病理状态。环境因素，包括饮食、生活习惯等，也可能影响药物的疗效。因此，在制订治疗方案时，必须综合考虑这些因素，为每位患者提供针对性的治疗。

然而，个体化治疗研究并非易事。它需要大量的数据支持和技术手段，包括基因组学、蛋白质组学、代谢组学等高通量技术，以及数据挖掘、机器学习等分析方法。这些技术可以帮助研究者从海量的生物信息中提取有用的信息，预测患者对药物的反应，从而制定个性化的治疗方案。但如何实现这些数据的有效整合和利用，确保研究结果的准确性和可靠性，是未来个体化治疗研究面临的挑战之一。

为了应对这些挑战，研究者需要加强与各领域专家的合作，共同开发新的技术和方法。同时，还需要建立完善的数据库和信息系统，实现数据的共享和标准化。此外，还需要加强对研究人员的培训和教育，提高他们的专业素养和研究能力。只有这样，才能推动个体化治疗研究的发展，为患者提供更加精准、有效的治疗。

（二）拓展多领域交叉合作

中药制剂的临床研究是一项复杂的系统工程，涉及多个学科领域的知识和技术。中医学提供了独特的理论体系和治疗方法，药学提供了药物研发和生产的技术支持，生物学提供了对生命现象和疾病本质的认识，统计学提供了数据分析和处理的方法。这些学科在中药制剂的临床研究中发挥着各自的作用，但又相互依存、相互影响。

未来临床研究需要拓展多领域交叉合作，充分利用各学科的优势资源和技术手段。例如，可以将中医学的整体观念和辨证论治思想与西医学的精准医疗理念相结合，开发具有中医特色的个体化治疗方案；可以利用药学和生物学的技术手段对中药制剂的成分和作用机制进行深入研究，为其临床应用提供科学依据；可以利用统计学的方法对临床试验的数据进行分析和挖掘，发现隐藏在数据中的规律和趋势。

然而，实现跨学科的有效沟通和协作并非易事。不同学科有着不同的研究范式和话语体系，这可能导致理解和交流的障碍。为了克服这些障碍，需要建立跨学科的研究团队和平台，促进各领域专家之间的交流和合作。同时还需要培养具有跨学科背景和研究能力的人才队伍，为中药制剂的临床研究提供智力支持。此外还需要加强国际合作和交流，借鉴其他国家在相关领域的研究成果和经验，推动中药制剂的国际化进程。

（三）提高研究质量和效率

随着临床研究需求的不断增加和竞争日益激烈，提高研究质量和效率成为未来面临的挑战之一。高质量的研究不仅能够为患者提供更加安全、有效的治疗选择，还能够推动学科的发展和进步；而高效率的研究则能够缩短研发周期、降低成本、提高竞争力。

为了提高研究质量和效率，研究者需要采用更加科学严谨的研究方法和技术手段。例如可以采用随机对照试验、双盲试验等设计方法来减少干扰因素的影响；可以利用生物标志物、替代终点等指标来评估药物的疗效和安全性；可以采用数据挖掘、机器学习等分析方法来处理大量的临床数据。这些方法和技术可以帮助研究者提高研究的准确性和可靠性，为决策提供更加科学、客观的依据。

同时，优化研究流程和管理制度也是提高研究质量和效率的重要手段。研究者需要建立完善的项目管理体系和质量控制体系，确保研究过程的规范化和标准化；需要采用信息化技术和智能化设备来提高工作效率和资源利用率；还需要加强对研究人员的培训和教育，提高他们的专业素养和研究能力。这些措施可以帮助研究者提高工作效率和成果质量，为中药制剂的临床研究提供有力保障。

（四）应对伦理和监管挑战

随着科技的不断进步和法律法规的完善，中药制剂的临床研究面临着更加严格的伦理和监管要求。伦理要求体现了对研究对象的尊重和保护，要求研究者在研究过程中遵循伦理原则和规范，确保研究对象的权益和安全；监管要求则体现了对研究过程和结果的监督和管理，要求研究者在研究过程中符合法律法规的要求，确保研究结果的合法性和有效性。

为了应对伦理和监管挑战，未来临床研究需要更加注重保护研究对象的权益和安全。例如，在研究开始前需要获得研究对象的知情同意，并告知他们可能存在的风险和后果；在研究过程中需要加强对研究对象的保护和照顾，确保他们的身体健康和心理健康；在研究结束后需要对研究对象进行长期的随访和关怀，确保他们的权益得到充分的保障。同时，研究者还需要加强与监管部门的沟通和协作，了解最新的政策法规和监管要求，确保研究符合法律法规的要求。例如，在申请临床试验时需要提交详细的研究计划和伦理审查报告；在试验过程中需要接受监管部门的检查和监督；在试验结束后需要提交完整的研究报告和数据分析结果。

然而，伦理和监管环境是不断变化的。随着科技的不断进步和社会的不断发展，新的伦理问题和监管挑战将不断涌现。因此，研究者需要保持敏锐的洞察力和应变能力，及时了解和应对新的伦理和监管要求。同时还需要加强对研究人员的伦理教育和法律培训，提高他们的伦理意识和法律意识。只有这样，才能确保中药制剂的临床研究在符合伦理和监管要求的前提下顺利进行，为患者提供更加安全、有效的治疗选择。

第十八章　中药制剂的剂型改革与创新

第一节　中药制剂剂型改革的意义与趋势

中药制剂作为传统医药的重要组成部分，在长期的医疗实践中积累了丰富的经验和独特的优势。然而，随着现代科技的发展和医疗需求的变化，传统中药制剂剂型已经不能完全满足现代临床的需求。因此，对中药制剂剂型进行改革和创新，成为推动中药现代化、提高中药疗效和安全性的重要途径。

一、传统剂型与现代剂型的比较

（一）传统剂型的特点与局限性

传统中药制剂剂型，如丸、散、膏、丹等，承载着中医药数千年的历史与文化，是中华民族在长期医疗实践中逐步形成的宝贵遗产。这些剂型以其独特的制备工艺和治疗效果，在历史上为无数患者带去了健康与希望。

然而，随着时代的进步和科技的发展，传统剂型在某些方面已经不能完全满足现代医疗的需求。首先，传统剂型的服用方式往往较为不便。例如，丸剂需要用水送服，对于一些吞咽困难的患者来说，可能会带来不便；散剂则需要煎煮后服用，过程烦琐且不易掌握火候。其次，传统剂型的剂量不够准确。由于制备工艺的限制，传统剂型的药物含量往往存在一定的波动范围，导致患者每次服用的剂量可能并不完全一致，从而影响治疗效果。此外，传统剂型的稳定性也较差。由于缺乏有效的保存手段，传统剂型在储存过程中容易发生霉变、虫蛀等问题，导致药物失效甚至产生有害物质。

这些问题在一定程度上影响了中药制剂的疗效和安全性，也限制了中医药在现代社会的推广和应用。因此，对传统剂型进行改革和创新，成为推动中医药事业发展的必然选择。

（二）现代剂型的发展优势

现代中药制剂剂型在保留传统剂型优点的基础上，通过引进现代科技手段和创新思维，形成了许多新型的剂型，如颗粒剂、片剂、胶囊剂、注射剂等。这些现代剂型不仅具有剂量准确、服用方便、稳定性好等优势，还能够更好地满足现代临床的需求。

首先，现代剂型的剂量更加准确。通过先进的制备工艺和质量控制手段，现代剂型可以实现药物含量的精确控制，确保患者每次服用的剂量完全一致。这对于需要严格控制药物用量的患者来说尤为重要，如儿童、老年人以及肝肾功能不全的患者。

其次，现代剂型的服用方式更加便捷。例如，颗粒剂可以直接冲服，无须煎煮；片剂和胶囊剂则可以随身携带，方便患者随时服用。这些便捷的服用方式不仅提高了患者的用药依从性，也减少了因烦琐的煎煮过程而导致的药物损失和药效降低。

此外，现代剂型的稳定性也更好。通过采用先进的保存技术和包装材料，现代剂型可以在常温下长时间保存而不易变质。这不仅可以保证药物的有效性和安全性，还可以减少因储存不当而导致的药物浪费。

除了以上优势外，现代剂型还注重药物的缓释、控释和靶向作用。通过特殊的制备工艺和药物载体设计，现代剂型可以实现药物在体内的缓慢释放和定向传递，从而提高药物的生物利用度和治疗效果。这对于治疗慢性疾病和特殊疾病具有重要意义。

（三）传统剂型与现代剂型的互补性

尽管现代剂型在中药制剂的应用中取得了显著的成效，但传统剂型仍然具有一定的临床价值和应用前景。传统剂型中的一些特殊制法和工艺，如蜜丸、水泛丸等，具有独特的疗效和优势。例如，蜜丸以蜂蜜为黏合剂制成的丸剂，具有柔软、滋润、作用缓和、药力持久等特点；水泛丸则是以水为黏合剂泛制而成的丸剂，具有体积小、便于吞服等优点。这些传统剂型在满足一些特殊患者的需求方面仍具有不可替代的作用。

因此，在中药制剂的剂型改革中，应充分发挥传统剂型和现代剂型的互补性。一方面，要继承和发扬传统剂型的独特优势，挖掘其潜在的临床价值；另一方面，要积极引进现代科技手段和创新思维，对传统剂型进行改造和升级，形成多样化的剂型体系。通过传统剂型与现代剂型的有机结合，可以更好地满足不同患者的需求，推动中医药事业的持续发展。

（四）剂型选择的原则与依据

在中药制剂的剂型选择中，应遵循安全、有效、稳定、方便等原则。安全是首要考虑的因素，必须确保所选剂型对患者无毒无害，不会引起过敏反应或其他不良反应。有效性则是指所选剂型能够充分发挥药物的治疗作用，达到预期的治疗效果。稳定性则要求所选剂型在储存和使用过程中能够保持药物的性质不变，确保药物的有效性和安全性。方便性则是指所选剂型应便于患者携带和服用，提高患者的用药依从性。

除了以上原则外，还应根据药物的性质、功效、适用人群以及临床需求等因素进行综合考虑。例如，对于一些需要长期服药的慢性疾病患者，可以选择服用方便、剂量准确的现代剂型，如片剂、胶囊剂等；而对于一些特殊疾病或特殊患者，如儿童、老年人或吞咽困难的患者，可以选择具有独特疗效和优势的传统剂型，如丸剂、散剂等。此外，还应根据药物的性质选择适宜的剂型。例如，对于易挥发或刺激性的药物，可以选择制成胶囊剂或包衣片以掩盖其不良气味；对于需要快速起效的药物，则可以选择制成注射剂或舌下片等。

二、剂型改革在中药现代化中的作用

（一）提高中药制剂的疗效和安全性

随着现代医药科技的快速发展，人们对中药制剂的疗效和安全性提出了更高的要求。传统的中药制剂往往存在着剂型单一、药效不稳定、副作用较大等问题，难以满足现代临床和患者的需求。因此，剂型改革成为提高中药制剂疗效和安全性的重要途径。

剂型改革可以通过优化药物的剂型设计和制备工艺，提高药物的溶解性、稳定性和生物利用度。例如，将传统的中药汤剂改革为颗粒剂、胶囊剂或片剂等现代剂型，可以更好地控制药物的剂量和用药方式，提高药物的吸收率和利用率。同时，现代剂型还可以实现药物的缓释、控释和靶向作用，使药物在体内更加精确地发挥作用，减少药物的副作用和不良反应。

此外，剂型改革还有助于提高患者的用药依从性。传统的中药制剂往往需要患者自行煎煮、调配，用药过程烦琐且不易控制。而现代剂型则可以提供更加便捷、准确的用药方式，如口服片剂、外用贴剂等，使患者在用药过程中更加轻松、舒适，从而提高患者的用药依从性和治疗效果。

（二）推动中药制剂的标准化和规范化

中药制剂的标准化和规范化是中药产业发展的重要保障。传统的中药制剂由于制备工艺和质量控制手段相对落后，存在着质量不稳定、疗效差异大等问题。而剂型改革可以通过对剂型的统一规定和管理，推动中药制剂的标准化和规范化进程。

首先，剂型改革可以明确中药制剂的制备工艺和质量标准。通过对剂型的深入研究和分析，可以确定最佳的制备工艺和质量控制方法，确保中药制剂的质量和稳定性。同时，制定统一的剂型标准和规范，可以使中药制剂的生产和流通更加有序、规范，提高中药制剂的整体质量水平。

其次，剂型改革有助于中药制剂的生产效率和经济效益的提高。标准化的生产流程和规范的质量管理可以降低生产成本、提高生产效率，同时还可以减少浪费和损耗，提高经济效益。这对于中药产业的可持续发展具有重要意义。

此外，标准化和规范化还有助于中药制剂的国际化发展和推广应用。符合国际标准的现代剂型可以更容易地通过国际市场的认证和注册，为中药制剂在国际市场上的销售和推广提供有力支持。同时，标准化和规范化还可以提高中药制剂的国际认可度和市场竞争力，推动中药产业走向世界。

（三）促进中药制剂的现代化和科技创新

中药制剂的现代化和科技创新是推动中药产业发展的关键因素。传统的中药制剂虽然具有悠久的历史和独特的疗效，但在现代医药科技面前显得相对落后。因此，剂型改革成为促进中药制剂现代化和科技创新的重要手段。

剂型改革可以引进现代科技手段和创新思维，对传统中药制剂进行剂型创新和技术升级。例如，利用纳米技术、微囊化技术等现代科技手段，可以制备出具有高效、低毒、缓释等特点的现代中药制剂。这些制剂不仅具有更好的疗效和安全性，还可以满足现代临床和患者的多样化需求。

同时，剂型改革还可以推动中药制剂的自主研发和创新。通过对剂型的深入研究和探索，可以发现新的药物作用机制和疗效靶点，为中药制剂的创新提供有力支持。这不仅可以提高中药制剂的竞争力和市场占有率，还可以为中药产业的可持续发展提供源源不断的动力。

（四）满足现代临床和患者的多样化需求

随着医疗技术的进步和人们健康观念的变化，现代临床和患者对中药制剂的需求也呈现出多样化的趋势。传统的中药制剂往往难以满足患者的个性化需求和临床特点。因此，剂型改革成为满足现代临床和患者多样化需求的重要途径。

剂型改革可以根据不同患者的需求和临床特点，设计出具有针对性的剂型和给药方案。例如，对于需要长期用药的慢性疾病患者，可以设计出具有缓释作用的口服片剂或胶囊剂；对于需要快速缓解疼痛的急性病患者，可以设计出具有快速起效的外用贴剂或喷雾剂等。这些个性化的剂型和给药方案可以更好地满足患者的需求，提高患者的用药体验和治疗效果。

同时，剂型改革还可以满足现代临床对中药制剂的高效、便捷、安全等方面的需求。现代临床往往需要中药制剂具有快速、准确、方便的特点，以适应快节奏的现代医疗环境。而剂型改革可以通过优化药物的剂型设计和制备工艺，实现中药制剂的高效、便捷、安全等方面的需求，为现代临床提供更好的治疗选择。

（五）推动中药制剂的国际化发展

中药制剂的国际化发展是中药产业走向世界的重要标志。然而，传统的中药制剂往往难以符合国际市场的标准和规范，限制了中药制剂的国际化进程。因此，剂型改革成为推动中药制剂国际化发展的重要手段。

剂型改革可以与国际接轨的剂型设计和制备技术相结合，提高中药制剂的国际认可度和市场竞争力。符合国际标准的现代剂型可以更容易地通过国际市场的认证和注册，为中药制剂在国际市场上的销售和推广提供有力支持。同时，这些现代剂型还可以提高中药制剂的品牌形象和市场价值，增强中药制剂在国际市场上的竞争力。

此外，剂型改革还可以促进中药制剂与其他国家医药行业的交流与合作。通过与其他国家医药行业的共同研究和开发，可以推动中药制剂的技术创新和产品升级，进一步提高中药制剂的国际地位和影响力。这对于中药产业的全球化发展和人类健康事业的进步具有重要意义。

三、剂型改革的发展趋势与方向

（一）向高效、长效、低毒方向发展

在医药领域，对于药物效果的追求从未停歇。随着医疗技术的不断进步和人们健康需求的日益提高，中药制剂剂型的改革也势在必行。其中，向高效、长效、低毒方向发展，将成为未来中药制剂剂型改革的重要趋势。

高效性是指药物在有效剂量下能够快速发挥治疗作用，减轻患者的病痛。为了实现中药制剂的高效性，研究者需要对药物成分进行深入分析，明确有效成分和作用机制，优化药物配方和制备工艺。同时，还需要借助现代科技手段，如微粉化、纳米化等技术，提高药物的溶出度和生物利用度，确保药物在体内能够迅速达到有效浓度。

长效性则是指药物在体内能够持续发挥治疗作用，减少服药次数和剂量，提高患者的用药依从性。为了实现中药制剂的长效性，研究者可以通过改变药物的剂型或添加缓释材料等方法，延长药物在体内的滞留时间和释放时间。例如，将传统的中药汤剂改为缓释胶囊或贴片，使药物能够缓慢释放并持续发挥作用。

低毒性是药物安全性的重要体现，也是患者最为关心的问题之一。为了实现中药制剂的低毒性，研究者需要对药物成分进行全面评估，确保药物中不含有毒性成分或杂质。同时，还需要对药物的剂量和使用方法进行严格控制，避免药物过量或不当使用导致的毒副作用。此外，研究者还可以通过配伍禁忌的研究和药物相互作用的分析，进一步优化药物配方，降低药物的毒性风险。

（二）向智能化、精准化给药方向发展

随着智能科技和精准医疗的快速发展，中药制剂剂型的改革也迎来了新的机遇。向智能化、精准化给药方向发展，将成为未来中药制剂剂型改革的重要方向之一。

智能化给药是指利用智能药物传递系统和相关技术，实现药物的定时、定量、定位释放。这种给药方式可以根据患者的具体病情和个体差异，精确控制药物的剂量和释放速度，提高药物的疗效和安全性。例如，利用微芯片技术制成的智能药片，可以在体内实时监测患者的生理指标并调整药物的释放速度和剂量，确保药物在最佳时机发挥最大作用。

精准化给药则是根据患者的基因型、表型、生理状态等个体差异，设计出具有个性化的给药方案。这种给药方式可以最大程度地发挥药物的治疗作用，减少不良反应和副作用的发生。为了实现精准化给药，研究者需要对患者的个体差异进行深入分析，明确不同患者对药物的代谢、排泄和药效等方面的差异。同时，还需要建立完善的患者信息管理系统和药物数据库，为精准化给药提供数据支持和技术保障。

向智能化、精准化给药方向发展，不仅可以提高中药制剂的疗效和安全性，还可以推动中药制剂产业的创新升级和国际化发展。通过引进国际先进的智能药物传递系统和精准给药技术，结合中药制剂的特点和优势，我们可以开发出具有自主知识产权的现代中药制剂，提高中药制剂的国际认可度和市场竞争力。

为了实现智能化、精准化给药，我们需要加强跨学科的合作与交流，整合医学、药学、工程学等多个领域的研究力量和资源。同时，还需要加强对相关技术的研发和推广，提高中药制剂的智能化和精准化水平。此外，还需要加强对医护人员的培训和教育，提高他们的专业素养和综合能力，为患者提供更加优质、高效的医疗服务。

（三）向绿色环保、可持续发展方向发展

随着环保意识的日益提高和可持续发展的要求，中药制剂剂型的改革也面临着新的挑战和机遇。向绿色环保、可持续发展方向发展，将成为未来中药制剂剂型改革的重要方向之一。

绿色环保是指在中药制剂的生产和使用过程中，注重环境保护和资源节约，减少环境污染和废弃物排放。为了实现中药制剂的绿色环保，我们需要采用环保型的原料和溶剂，优化生产工艺和设备，提高资源利用率和能源利用效率。同时，还需要加强对废弃物的处理和回收利用，实现中药制剂产业的绿色发展和循环经济。

可持续发展则是指在满足当前需求的前提下，不损害未来世代的需求。为了实现中药制剂的可持续发展，我们需要注重中药资源的保护和合理利用，避免过度开采和浪费。同时，还需要加强对中药制剂产业的规划和管理，推动产业的转型升级和创新发展。此

外，还需要加强与国际先进技术的交流与合作，引进国际先进的绿色制备工艺和环保材料，提高中药制剂的环保性和可持续性。

向绿色环保、可持续发展方向发展，不仅可以保护环境、节约资源，还可以提高中药制剂的社会效益和经济效益。通过采用环保材料和绿色制备工艺，降低药物生产和使用过程中的环境污染和资源浪费，我们可以为中药制剂产业的可持续发展奠定坚实基础。同时，还可以提高中药制剂的品牌形象和市场竞争力，推动中药制剂产业的健康、稳定、可持续发展。

（四）加强与国际先进技术的交流与合作

在全球化背景下，加强与国际先进技术的交流与合作是推动中药制剂剂型改革不断发展的重要途径之一。通过引进国际先进的剂型设计理念和制备技术，结合中药制剂的特点和优势，我们可以形成具有自主知识产权的现代中药制剂，提高中药制剂的国际认可度和市场竞争力。

为了加强与国际先进技术的交流与合作，我们需要积极参与国际医药领域的学术交流和合作研究。通过参加国际会议、访问学者、合作研究等方式，了解国际最新的医药科技动态和前沿技术，引进国际先进的剂型设计理念和制备技术。同时，还需要加强与跨国医药企业的合作与交流，共同开发具有国际竞争力的现代中药制剂。

在引进国际先进技术的同时，我们还需要注重自主创新能力的培养和提升。通过对引进技术的消化吸收和再创新，形成具有自主知识产权的核心技术和产品。同时，还需要加强对中药制剂相关基础理论和应用技术的研究，为中药制剂产业的创新发展提供有力支撑。

此外，还需要积极参与国际标准和规范的制定与修订工作，提高中药制剂的国际认可度和市场竞争力。通过参与国际标准化组织的活动，了解国际标准和规范的要求和趋势，推动中药制剂产业的标准化和规范化发展。同时，还可以借助国际标准和规范的影响力，提升中药制剂的品牌形象和市场地位。

第二节　新型中药制剂的研发与应用

随着科技的进步和中医药现代化的发展，新型中药制剂的研发与应用逐渐成为行业的研究热点。新型给药系统、纳米技术的应用以及智能化制剂的研究，都为中药制剂的创新发展提供了新的思路和方向。

一、新型给药系统的研究与开发

（一）缓控释给药系统

缓控释给药系统，作为一种先进的药物传递技术，在现代医药领域中拥有重要地位。它能够通过特定的制剂设计和制备工艺，实现药物在体内的缓慢且控制性的释放，从而达到延长药物作用时间、减少服药次数、提高患者依从性等目的。在中药制剂中，缓控释给药系统的应用也逐渐受到广泛关注。

传统的中药制剂往往存在药物释放快、作用时间短等问题，导致患者需要频繁服药，不仅影响了患者的依从性，还可能引起血药浓度的波动，增加不良反应的风险。而缓控释给药系统则能够有效地解决这些问题。它通过将药物包裹在微囊、微球等载体中，或者利用特殊的药物控释技术，使药物在体内缓慢释放，从而维持稳定的血药浓度，延长药物作用时间。

在中药制剂中，缓控释给药系统的实现方式多种多样。例如，微囊化技术是一种常用的缓控释手段，它可以将中药活性成分包裹在微小的胶囊中，通过控制胶囊的壁材和制备工艺，实现药物的缓慢释放。另外，微球化技术也是一种有效的缓控释方法，它利用高分子材料将药物包裹在微球内部，通过微球的降解或溶蚀来控制药物的释放速率。

缓控释给药系统的应用为中药制剂的发展带来了新的机遇。它不仅可以提高中药制剂的疗效和安全性，还可以改善患者的用药体验，提高生活质量。例如，对于一些需要长期服药的慢性疾病患者来说，缓控释给药系统可以减少他们的服药次数和剂量，从而降低药物对胃肠道的刺激和不良反应的风险。同时，由于药物在体内的释放速率得到控制，可以避免血药浓度的剧烈波动，提高治疗效果的稳定性。

然而，缓控释给药系统在中药制剂中的应用仍面临一些挑战。首先，中药成分的复杂性和多样性给制剂设计带来了困难，需要针对不同成分的特性进行个性化的设计和优化。其次，缓控释给药系统的制备工艺相对复杂，需要高精度的设备和技术支持。此外，对于缓控释给药系统的质量控制和评价标准也需要进一步完善和规范。

尽管面临诸多挑战，但随着科技的不断进步和制剂技术的不断创新，缓控释给药系统在中药制剂中的应用前景仍然广阔。相信在不久的将来，我们将会看到更多的中药缓控释制剂问世，为人类的健康事业贡献更大的力量。

（二）靶向给药系统

靶向给药系统是一种能够将药物准确地输送到病变部位，提高药物疗效，降低毒副作用的制剂技术。在医药领域中，靶向给药系统的出现被誉为“药物传输的革命”，因为它能够解决传统药物输送方式中存在的许多问题，如药物在体内的非特异性分布、对正常组织的损伤以及药物剂量的限制等。

在中药制剂中，靶向给药系统的应用同样具有重要意义。中药作为我国传统医学的瑰宝，具有悠久的历史和丰富的临床经验。然而，传统的中药制剂往往存在药物成分复杂、作用机制不明确等问题，导致其在现代医疗体系中的应用受到一定限制。而靶向给药系统的引入，为中药制剂的现代化和国际化提供了新的契机。

靶向给药系统通过改变药物的剂型、粒径、表面性质等手段，实现药物在体内的定向输送。这些手段可以有效地提高药物在病变部位的浓度，从而降低对正常组织的损伤，提高治疗效果。例如，利用脂质体、纳米粒等载体，可以将中药活性成分准确地输送到肿瘤细胞内部，实现对肿瘤的精准打击，提高抗肿瘤药物的疗效。

在中药制剂中，靶向给药系统的实现方式多种多样。脂质体是一种常用的靶向给药载体，它可以将药物包裹在双层磷脂膜内部，通过控制磷脂的种类和比例，实现对药物释放速率和靶向性的调控。纳米粒则是一种具有纳米尺度的药物载体，它可以利用 EPR 效应（增强渗透与滞留效应）实现对肿瘤组织的被动靶向。此外，还有一些主动靶向技术，如抗体介导的靶向、受体介导的靶向等，它们可以利用特定的配体与病变部位的受体结合，实现药物的精准输送。

靶向给药系统的应用在中药制剂中展现出了广阔的前景。它不仅可以提高中药制剂的疗效和安全性，还可以推动中药制剂的现代化和国际化进程。然而，目前靶向给药系统在中药制剂中的应用仍面临一些挑战，如中药成分的复杂性、载体的选择和设计、制备工艺的优化等。因此，需要进一步加强研究和开发，推动靶向给药系统在中药制剂中的广泛应用和深入发展。

（三）透皮给药系统

透皮给药系统是一种能够通过皮肤吸收药物，达到治疗目的的制剂技术。这种给药方式不仅可以避免口服药物的首过效应和胃肠道破坏，还可以提高药物的生物利用度，减少用药剂量和频率，从而提高患者的用药依从性。在中药制剂中，透皮给药系统的应用具有悠久的历史和独特的优势。

传统的中药外用制剂，如膏药、搽剂等，虽然能够在一定程度上实现透皮给药，但由于其制备工艺简单、药物释放不稳定等缺点，往往难以达到理想的治疗效果。而现代透皮给药系统则通过采用先进的制剂技术和材料，实现了对药物释放速率、作用深度和持续时间的精确控制。

在中药制剂中，透皮给药系统的实现方式主要包括巴布剂、贴剂等外用制剂。巴布剂是一种将中药提取物与适宜的亲水性基质混合后制成的外用贴剂，具有良好的透皮吸收性能和皮肤相容性。贴剂则是一种将药物与黏性材料结合后制成的薄片状制剂，可以长时间黏附在皮肤上，实现药物的持续释放和透皮吸收。

透皮给药系统在中药制剂中的应用范围广泛，可以用于治疗风湿性关节炎、跌打损伤、皮肤病等多种疾病。例如，利用透皮给药系统制备的中药巴布剂或贴剂，可以直接作用于患处，通过皮肤的吸收和渗透作用，将药物有效成分输送到病变部位，发挥抗炎、镇痛、活血化瘀等作用。

透皮给药系统的优势在于其非侵入性、便捷性和安全性。相比于口服药物和注射药物，透皮给药系统无须经过胃肠道和肝脏的首过代谢，可以减少药物的降解和失活，提高生物利用度。同时，透皮给药系统还可以避免口服药物可能引起的胃肠道刺激和注射药物可能带来的疼痛和感染风险。

然而，透皮给药系统在中药制剂中的应用仍面临一些挑战。首先，中药成分的复杂性和多样性给透皮给药系统的设计带来了困难，需要针对不同成分的特性进行个性化的优化。其次，透皮给药系统的制备工艺和材料选择也需要进一步研究和改进，以提高药物的稳定性和透皮效率。此外，对于透皮给药系统的质量控制和评价标准也需要进一步完善和规范。

尽管如此，随着科技的不断进步和制剂技术的不断创新，透皮给药系统在中药制剂中的应用前景仍然广阔。相信在不久的将来，我们将会看到更多的中药透皮给药制剂问世，为人类的健康事业贡献更大的力量。

（四）黏膜给药系统

黏膜给药系统是一种能够通过黏膜吸收药物，达到治疗目的的制剂技术。在中药制剂中，黏膜给药系统具有独特的优势和广阔的应用前景。黏膜给药不仅可以避免肝脏的首过效应，减少药物在胃肠道的降解，还可以提高药物的生物利用度和治疗效果。

黏膜给药系统的实现方式多种多样，包括鼻腔给药、口腔给药、眼黏膜给药等。这些给药方式都可以将药物直接输送到病变部位或吸收部位，实现快速起效和局部治疗作用。例如，利用微乳、纳米粒等载体，可以将中药活性成分输送到鼻腔黏膜，治疗鼻炎、鼻窦炎等疾病。口腔给药则可以通过口腔黏膜的吸收作用，将药物直接输送到血液循环中，避免肝脏的首过效应。

在中药制剂中，黏膜给药系统的应用具有悠久的历史和丰富的临床经验。传统的中药制剂中就有许多采用黏膜给药的方式，如鼻黏膜给药、口腔黏膜给药等。这些传统的给药方式虽然在一定程度上能够实现黏膜吸收，但由于其制备工艺简单、药物释放不稳定等缺点，往往难以达到理想的治疗效果。而现代黏膜给药系统则通过采用先进的制剂技术和材料，实现了对药物释放速率、作用深度和持续时间的精确控制。

黏膜给药系统的优势在于其快速起效、局部作用强、生物利用度高等特点。相比于口服药物和注射药物，黏膜给药系统无须经过胃肠道和肝脏的首过代谢，可以减少药物的降解和失活，提高生物利用度。同时，黏膜给药系统还可以将药物直接输送到病变部位或吸收部位，实现快速起效和局部治疗作用。这对于一些需要快速缓解症状或局部治疗的疾病具有重要意义。

然而，黏膜给药系统在中药制剂中的应用仍面临一些挑战。首先，中药成分的复杂性和多样性给黏膜给药系统的设计带来了困难，需要针对不同成分的特性进行个性化的优化。其次，黏膜给药系统的制备工艺和材料选择也需要进一步研究和改进，以提高药物的稳定性和黏膜穿透性。此外，对于黏膜给药系统的质量控制和评价标准也需要进一步完善和规范。

尽管如此，随着科技的不断进步和制剂技术的不断创新，黏膜给药系统在中药制剂中的应用前景仍然广阔。相信在不久的将来，我们将会看到更多的中药黏膜给药制剂问世，为人类的健康事业贡献更大的力量。同时，随着对中药成分和作用机制的深入研究，黏膜给药系统有望为中药制剂的现代化和国际化提供新的契机和思路。

二、纳米技术在中药制剂中的应用

（一）提高药物的溶解度和生物利用度

纳米技术在医药领域的应用，为中药制剂的改良和优化提供了新的思路。传统的中药制剂中，往往存在着一些难溶性的成分，这些成分在体内难以被有效吸收，从而影响了药物的疗效。而纳米技术则可以通过减小药物粒径、增大比表面积等手段，显著提高这些难溶性中药的溶解度和生物利用度。

具体来说，纳米技术可以通过纳米沉淀法、溶剂蒸发法等制备技术，将中药活性成分制备成纳米粒或纳米乳。这些纳米粒或纳米乳具有粒径小、比表面积大的特点，因此在水中的分散性和溶解性都得到了显著提高。当这些纳米粒或纳米乳进入体内后，可以更快地溶解并释放出药物活性成分，从而提高药物的吸收率和生物利用度。

此外，纳米技术还可以通过改变药物在体内的分布和代谢过程，进一步提高药物的疗效。例如，一些纳米粒可以通过 EPR 效应（增强渗透与滞留效应）被动靶向到肿瘤组织内部，从而实现药物在肿瘤组织的高效聚集和释放。这不仅可以提高抗肿瘤药物的疗效，还可以降低药物对正常组织的毒副作用。

（二）实现药物的靶向输送

传统的中药制剂往往存在着药物分布不均、疗效不稳定等问题。而纳米技术则可以通过改变药物的粒径、表面性质等手段，实现药物在体内的定向输送，从而提高药物的疗效和降低毒副作用。

一方面，纳米技术可以利用纳米粒的 EPR 效应（增强渗透与滞留效应），将中药活性成分准确地输送到肿瘤组织内部。由于肿瘤组织内部的血管丰富且血管壁间隙较大，纳米粒可以通过这些间隙渗透到肿瘤组织内部，并在其中滞留较长时间。这样就可以实现药物在肿瘤组织的高效聚集和释放，从而提高抗肿瘤药物的疗效。

另一方面，纳米技术还可以利用纳米载体表面的特殊配体或抗体，实现药物的主动靶向输送。这些特殊配体或抗体可以与肿瘤细胞表面的特异性受体结合，从而将药物准确地输送到肿瘤细胞内部。这种主动靶向输送方式可以进一步提高药物的疗效，并降低药物对正常组织的毒副作用。

（三）增强药物的稳定性和长效性

中药制剂在储存和使用过程中，往往存在着稳定性差、易降解等问题。而纳米技术则可以通过包裹、修饰等手段，增强中药制剂的稳定性和长效性。

首先，纳米技术可以利用脂质体、微球等载体包裹中药活性成分，从而防止其在体内的降解和失活。这些载体可以将药物包裹在内部，形成稳定的药物传递系统。当这些载体进入体内后，可以在较长时间内缓慢释放出药物活性成分，从而延长药物的作用时间。

其次，纳米技术还可以利用纳米粒表面的修饰层，防止药物在储存过程中的降解和变质。这些修饰层可以保护药物免受光照、氧化等不利因素的影响，从而提高制剂的稳定性。此外，一些纳米粒还可以通过改变药物的晶型或化学结构，进一步提高药物的稳定性和长效性。

（四）促进药物的透皮吸收和黏膜吸收

传统的中药制剂往往存在着透皮吸收和黏膜吸收困难的问题。而纳米技术则可以通过改变药物的粒径、表面性质等手段，促进中药制剂的透皮吸收和黏膜吸收。

具体来说，纳米技术可以利用纳米乳、纳米粒等载体，增加药物与皮肤或黏膜的接触面积和亲和力。这些载体可以将药物包裹在内部或吸附在其表面，从而增加药物与皮肤或黏膜的接触机会。当这些载体与皮肤或黏膜接触时，可以通过渗透作用将药物传递到深层组织中，从而提高药物的透皮吸收率和黏膜吸收率。

此外，纳米技术还可以利用微针、纳米针等物理手段，破坏皮肤或黏膜的屏障作用，进一步促进药物的吸收。这些微针或纳米针可以穿透皮肤或黏膜的表层细胞，从而打开药物传递的通道。通过这种方式，可以实现药物的高效传递和快速吸收，提高药物的疗效和使用方便性。

三、智能化制剂的研究进展

（一）响应性制剂

响应性制剂，作为医药领域的前沿技术，正逐渐在中药制剂中展现出其独特的优势。这种制剂技术能够根据体内环境的变化或外部刺激做出相应的响应，从而实现药物的按需释放和定量控制。这一技术的出现，不仅为中药制剂的现代化和智能化提供了有力支持，更为患者的个体化治疗带来了新的希望。

在中药制剂中，响应性制剂技术可以通过多种方式实现。其中，利用 pH 响应性高分子材料制备的纳米粒或微球是一种常见的方法。这类材料可以根据体内不同部位的 pH 环境变化，改变自身的结构和性质，从而控制药物的释放速度和量。例如，在肿瘤组织中，由于肿瘤细胞的代谢特点，其周围环境的 pH 通常较低。利用这一特性，我们可以设计 pH 响应性的纳米粒或微球，使其在低 pH 环境下释放更多的药物，从而达到靶向治疗的效果。

除了 pH 响应性制剂外，温度响应性制剂也是中药制剂领域的研究热点。这类制剂通常利用温度响应性高分子材料制备而成，可以在体温或局部加热条件下释放药物。例如，利用温度敏感型水凝胶制备的中药贴剂，在贴敷于皮肤后，随着皮肤温度的升高，水凝胶发生相变，释放出药物成分，从而达到治疗效果。这种制剂方式不仅方便易用，还能减少药物的全身副作用，提高患者的舒适度。

响应性制剂技术的出现，为中药制剂的精准化和智能化提供了新的思路。通过设计和制备具有响应性的纳米粒、微球、水凝胶等载体，我们可以实现药物在体内的按需释放和定量控制，从而提高药物的疗效和安全性。同时，这种技术还可以为中药制剂的现代化和国际化提供有力支持，推动中药产业的创新发展。

（二）自调控制剂

自调控制剂是一种能够根据体内药物浓度或生理指标变化自动调节药物释放速率的制剂技术。这种技术结合了现代医药学、生物学、材料学等多个领域的研究成果，为中药制剂的个体化治疗和精准控制提供了新的可能。

在中药制剂中，自调控制剂技术的实现通常依赖于生物反馈机制和智能载体的应用。生物反馈机制是指利用生物体内的生理指标或药物浓度等信息，通过反馈调节机制来控制药物的释放速率和剂量。例如，利用血糖浓度作为反馈信号设计的自调控释药系统，可以根据体内血糖浓度的变化自动调节胰岛素的释放速率，从而实现对糖尿病患者的个体化治疗。

智能载体则是自调控制剂技术中的另一个重要组成部分。这些载体通常具有响应性、靶向性和可控性等特点，能够根据体内环境的变化或外部刺激做出相应的响应，从而实现药物的定时、定量和定位释放。例如，利用智能微球或纳米粒等载体，可以将中药活性成分包裹在内部，并通过改变载体的性质或结构来控制药物的释放速率和靶向性。这种制剂方式不仅可以提高药物的疗效和安全性，还能减少药物的全身副作用和耐药性问题的发生。

自调控制剂技术的出现为中药制剂的精准化和个体化治疗提供了新的思路。通过设计和制备具有自调控功能的智能载体和生物反馈系统，我们可以实现药物在体内外的精准控制和个体化治疗。这种技术不仅可以提高药物的疗效和安全性，还能满足患者的多种治疗需求，为中药制剂的现代化和国际化提供有力支持。

（三）可视化制剂

可视化制剂是一种能够通过荧光、磁性等信号实时监测药物在体内分布和代谢情况的制剂技术。这种技术结合了荧光标记、磁性纳米粒等现代科技手段，为中药制剂的疗效评价和安全性评估提供了有力支持。

在中药制剂中，可视化制剂技术的应用主要体现在药物的示踪和靶向研究方面。通过荧光标记技术，我们可以将荧光物质与药物分子结合，制备成荧光纳米粒或荧光脂质体等制剂。这些制剂在进入体内后，可以通过荧光成像技术实时监测药物在体内的分布和代谢情况，从而为药物的疗效评价和安全性评估提供直观的证据。

磁性纳米粒则是另一种重要的可视化制剂技术。这类纳米粒具有超顺磁性，可以在外加磁场的作用下产生磁性响应。利用这一特性，可以将磁性纳米粒与药物分子结合，制备成磁性制剂。这些制剂在进入体内后，可以通过磁共振成像技术观察药物在体内的分布和靶向效果，从而为药物的疗效评价和安全性评估提供更加准确的信息。

可视化制剂技术的出现为中药制剂的研究和开发提供了新的手段。通过实时监测药物在体内的分布和代谢情况，我们可以更加准确地评估药物的疗效和安全性，为临床用药提供有力的依据。同时，这种技术还可以为中药制剂的靶向治疗和个体化治疗提供新的思路和方法，推动中药制剂的创新发展。

（四）多功能复合制剂

多功能复合制剂是一种能够同时实现多种治疗功能或辅助功能的制剂技术。这种技术结合了多种药物或材料的优点，通过合理的配方和制备工艺，将不同功能的成分有机地结合在一起，从而实现协同作用或多重功效。在中药制剂中，多功能复合制剂技术正逐渐成为研究的热点和趋势。

在中药制剂中，多功能复合制剂技术的应用主要体现在协同治疗和辅助治疗方面。通过将中药活性成分与化疗药物共同包裹在纳米粒中，我们可以实现化疗与中药治疗的协同作用。这种制剂方式不仅可以提高化疗药物的疗效和降低其毒副作用，还能增强中药活性成分的抗肿瘤作用，从而达到更好的治疗效果。

此外，将中药活性成分与生物响应性材料相结合也是多功能复合制剂技术的一个重要方向。这类制剂通常具有靶向性和可控性等特点，能够根据体内环境的变化或外部刺激作出相应的响应，从而实现药物的靶向治疗与生物治疗的有机结合。例如，利用具有肿瘤靶向性的生物响应性材料制备的中药纳米粒，可以在肿瘤部位富集并释放药物成分，从而达到精准治疗的效果。

多功能复合制剂技术的出现为中药制剂的创新发展提供了新的思路。通过设计和制备具有多重功效的智能载体和复合制剂，我们可以实现药物在体内外的协同作用和精准控制。这种技术不仅可以提高药物的疗效和安全性，还能满足患者的多种治疗需求，为中药制剂的现代化和国际化提供有力支持。同时，这种技术也为医药产业的创新发展提供了新的机遇和挑战。

第三节　剂型改革中的技术难题与解决方案

一、制剂稳定性与生物利用度问题

（一）制剂稳定性挑战

在中药制剂的研发与生产过程中，稳定性问题一直是一个不可忽视的核心挑战。由于中药成分的多样性和复杂性，制剂在储存、运输和使用过程中往往容易发生各种化学或物理变化，这些变化不仅可能导致药效的降低，甚至可能产生不良反应，对患者的健康造成威胁。

制剂的稳定性问题主要表现在多个方面。首先，氧化反应是一种常见的化学变化，它可能导致中药制剂中的有效成分被氧化破坏，从而失去原有的药效。其次，水解反应也是一种常见的稳定性问题，特别是在含有酯类、酰胺类等成分的中药制剂中，水解反应可能导致这些成分的分解，进而影响制剂的质量和疗效。此外，聚合反应和光解反应也是导致中药制剂稳定性下降的重要原因。聚合反应可能导致制剂中有效成分的聚合沉淀，而光解反应则可能因光照导致制剂中的某些成分发生结构变化。

为了提高中药制剂的稳定性，研究者需要从多个方面入手。首先，深入了解中药制剂中各成分的性质和相互作用是至关重要的。通过对各成分的性质进行深入研究，可以选择合适的添加剂和保护剂，以减少制剂在储存和使用过程中可能发生的不良变化。同时，优化制剂的配方和工艺也是提高稳定性的关键。通过调整制剂的配方和工艺参数，可以使制剂更加稳定，减少各种化学或物理变化的发生。

除此之外，对制剂进行长期稳定性研究也是必不可少的。通过模拟制剂在储存、运输和使用过程中可能遇到的各种条件，如温度、湿度、光照等，可以考察制剂在这些条件下的变化情况，为制剂的储存、运输和使用提供科学依据。同时，长期稳定性研究还可以为制剂的有效期确定提供数据支持，确保患者在有效期内使用到安全、有效的中药制剂。

（二）生物利用度问题

生物利用度是指药物进入人体后被吸收并发挥药效的程度和速度。对于中药制剂来说，生物利用度的高低直接影响着其疗效的发挥和患者的康复。然而，由于中药成分的复杂性和特殊性，中药制剂往往面临着生物利用度较低的问题。

中药制剂生物利用度低的原因主要有两个方面。首先，中药成分往往具有较差的溶解度和渗透性，这使得药物难以被机体充分吸收。其次，中药制剂在体内的代谢和排泄过程也可能影响其生物利用度。一些中药成分在体内被迅速代谢或排泄出体外，导致其在体内停留时间短、浓度低，进而影响药效的发挥。

为了提高中药制剂的生物利用度，研究者可以采取多种方法。首先，利用微粉化、纳米化等技术可以减小药物的粒径，增加其比表面积和溶解度，从而提高药物的溶解速度和吸收效率。这些技术可以通过物理或化学手段将药物颗粒细化至微米或纳米级别，使其更易于被机体吸收。

其次，利用环糊精包合、固体分散体等技术可以改善中药成分的溶解性和渗透性。环糊精是一种具有特殊结构的化合物，它可以与中药成分形成包合物，从而改善其溶解性和稳定性。固体分散体则是一种将药物分散在固体载体中的技术，它可以提高药物的分散性和溶解性，从而增加其生物利用度。

此外，还可以利用脂质体、微乳等新型药物传递系统来提高中药制剂的生物利用度。脂质体是一种由磷脂等脂质成分组成的微小囊泡，它可以将药物包裹在内部或吸附在表面，从而改变药物的理化性质和药代动力学行为。微乳则是一种由油、水、表面活性剂等组成的热力学稳定体系，它可以将难溶性的中药成分增溶在微乳的油相或水相中，从而提高其生物利用度。

（三）药物相互作用与配伍禁忌

在中药制剂的使用过程中，药物相互作用和配伍禁忌是两个需要特别关注的问题。由于中药制剂往往含有多种成分，这些成分之间可能发生相互作用，影响药效的发挥。同时，中药与西药之间也可能存在配伍禁忌，导致不良反应或降低疗效。

药物相互作用是指两种或多种药物同时使用时，药物之间发生的相互影响。这种影响可能导致药效的增强或减弱，甚至产生新的药理作用。在中药制剂中，由于成分复杂，药物相互作用的可能性更大。一些中药成分可能具有相似的药理作用，同时使用时可能导致药效过强或产生不良反应。另一些中药成分则可能发生拮抗作用，相互抵消药效，导致治疗效果不佳。

为了避免药物相互作用的发生，研究者需要对中药制剂中的各成分进行深入研究，了解其性质、作用机制和相互作用情况。同时，在临床使用中也需要密切监测患者的反应和病情变化，及时调整用药方案。

配伍禁忌是指两种或多种药物在配伍使用时可能产生的不良反应或降低疗效的情况。在中药与西药的配伍中，由于药物性质的差异和药理作用的不同，可能存在一些潜在的配伍禁忌。例如，一些中药成分可能与西药发生化学反应，生成有毒物质或降低药效；还有一些中药则可能影响西药的代谢和排泄过程，导致血药浓度升高或降低。

为了避免配伍禁忌的发生，研究者需要对中药与西药的配伍进行系统研究，发现潜在的配伍禁忌，为临床合理用药提供指导。在临床使用中，医生也需要根据患者的具体情况和用药史，谨慎选择药物组合和用药方案，确保患者的用药安全和疗效。

（四）患者个体差异与用药安全

在中药制剂的使用过程中，患者个体差异是一个不可忽视的重要因素。不同患者之间存在基因型、表型、生理状态、疾病状态等方面的差异，这些差异可能导致患者对同一药物的反应不同，甚至产生不良反应。

首先，基因型差异是导致患者个体差异的重要原因之一。不同患者的基因型不同，可能导致药物代谢酶、药物转运体等的表达和活性存在差异，从而影响药物的吸收、分布、代谢和排泄过程。这种差异可能导致同一药物在不同患者体内的血药浓度和药效存在显著差异。

其次，表型差异也是导致患者个体差异的重要因素。不同患者的年龄、性别、体重、身高、体质等表型特征不同，这些特征可能影响药物的分布和消除过程。例如，老年患者的肝肾功能往往较差，可能导致药物消除速度减慢，血药浓度升高；而儿童患者的肝肾功能尚未发育完全，也可能影响药物的代谢和排泄过程。

此外，生理状态和疾病状态也可能影响患者对药物的反应。例如，妊娠期妇女和哺乳期妇女的生理状态发生显著变化，可能影响药物的吸收和分布；而肝肾功能不全、心脑血管疾病等慢性疾病也可能影响药物的代谢和排泄过程。

为了保障患者的用药安全，研究者需要加强对患者个体差异的研究，了解不同患者对药物的代谢、排泄和药效等方面的差异。同时，还需要加强对药物不良反应的监测和报告，及时发现和处理潜在的安全问题。在临床使用中，医生也需要根据患者的具体情况和用药史，制定个性化的用药方案，确保患者的用药安全和疗效。此外，加强对患者的用药教育和管理也是提高用药安全性的重要措施之一。通过向患者普及药物知识、指导患者正确用药、监测患者的用药反应等措施，可以提高患者的用药依从性和安全性，降低不良反应的发生风险。

二、制剂工艺的优化与改进

（一）传统工艺的继承与创新

中药制剂，作为中华民族千年医药文化的瑰宝，其传统工艺如水煎煮、浸渍、蒸馏等，在历史长河中不断被完善和优化，形成了独特的制药体系。这些传统工艺不仅体现了古人的智慧和匠心，更在无数次的实践中证明了其有效性和可靠性。

然而，随着现代科技的飞速发展，传统工艺也面临着一些挑战和局限性。例如，传统工艺往往提取效率较低，成分损失较大，能耗也相对较高。这些问题在一定程度上制约了中药制剂的发展和应用。

为了继承和创新传统工艺，研究者们首先需要对传统工艺进行深入的挖掘和研究。通过了解传统工艺的原理、优点和局限性，我们可以更好地把握其精髓和要义，为后续的改进和优化奠定基础。同时，结合现代科技手段，如超声波、微波等辅助提取技术，我们可以显著提高提取效率，减少成分损失，降低能耗。这些现代科技手段的应用，不仅是对传统工艺的有益补充，更是对传统工艺的创新和发展。

除了提取工艺外，分离纯化技术也是中药制剂研发中的重要环节。传统的分离纯化方法往往操作烦琐、效率低下。而现代膜分离、大孔树脂吸附等分离纯化技术的应用，则可以大大提高成分的纯度和收率，为中药制剂的研发提供更有力的支持。

在继承和创新传统工艺的过程中，我们还需要注重实践和应用。只有将研究成果转化为实际的生产力，才能真正推动中药制剂的发展。因此，研究者们需要加强与生产企业的合作和交流，将研究成果转化为实际的生产工艺和产品，为临床提供更安全、有效、便捷的药物供应。

（二）新型制剂技术的开发与应用

随着科技的不断发展进步，新型制剂技术如纳米技术、脂质体技术、微乳技术等在中药制剂领域得到了广泛应用。这些新型制剂技术以其独特的优势和特点，为中药制剂的研发提供了新的思路和方法。

纳米技术作为一种新兴的技术手段，在中药制剂中展现出了广阔的应用前景。通过制备中药纳米制剂，我们可以显著提高药物的溶解度和生物利用度，增强药物的疗效和稳定性。同时，纳米技术还可以实现药物的靶向输送和缓释作用，降低药物的毒副作用和不良反应。这些优势使得纳米技术在中药制剂中得到了广泛应用，并取得了显著的研究成果。

脂质体技术则是另一种重要的新型制剂技术。通过制备中药脂质体制剂，我们可以将药物包裹在脂质体内部，形成稳定的药物传递系统。这种制剂方式不仅可以提高药物的稳定性和长效性，还可以实现药物的靶向输送和缓释作用。同时，脂质体技术还可以改善药物的口感和降低刺激性，提高患者的用药依从性。

微乳技术则是一种介于乳状液和胶体溶液之间的分散体系。通过制备中药微乳制剂，我们可以将难溶性的药物成分以微小液滴的形式分散在介质中，从而显著提高药物的溶解度和生物利用度。同时，微乳技术还可以改善药物的稳定性和长效性，降低药物的毒副作用和不良反应。

为了开发和应用新型制剂技术，研究者们需要加强对新技术的研究和开发力度。通过深入了解新型制剂技术的原理、优点和适用范围，我们可以更好地选择和应用合适的技术手段进行中药制剂的研发。同时，还需要结合中药的特点和临床需求进行针对性的研究和开发，以满足不同疾病和患者的治疗需求。

（三）工艺放大与产业化生产

中药制剂的研发不仅仅停留在实验室阶段，更需要实现产业化生产以服务于广大患者。然而从实验室到产业化生产的过程中往往存在着诸多挑战和问题需要解决。其中最主要的挑战就是如何实现工艺放大并保持产品质量的一致性、稳定性和可靠性。

为了实现工艺放大与产业化生产，首先需要对生产工艺进行系统的研究和优化。通过确定合适的工艺参数和设备选型来确保生产过程的顺利进行并达到预期的生产目标。同时还需要建立完善的质量控制体系来确保产品的质量和安全性符合相关标准和要求。

这包括对原料、辅料、包装材料等进行严格的质量控制以及对生产过程中的关键环节进行严格的监控和管理。

除了对生产工艺进行研究和优化外，还需要加强与生产企业的合作和交流以实现技术转移和成果转化。通过与生产企业的紧密合作可以共同解决生产过程中遇到的问题和挑战并推动中药制剂的产业化进程不断向前发展。同时还可以通过与生产企业的合作来推广新型制剂技术的应用并促进其在中药制剂领域的广泛应用和发展。

（四）绿色制造与环境保护

随着环保意识的日益增强以及国家对环保政策的不断推进和实施，绿色制造已经成为中药制剂研发的重要方向之一。绿色制造要求在生产过程中尽可能减少能源消耗、降低废弃物排放并提高资源利用率以达到环保和可持续发展的目标。

为了实现绿色制造与环境保护的目标，首先需要从源头做起，即选择环保型的原料和溶剂进行中药制剂的研发和生产。这不仅可以降低生产过程中对环境的污染和破坏还可以提高产品的质量和安全性。同时还需要加强对生产设备的改进和创新以提高其能源利用效率和资源利用率并减少废弃物的产生和排放。例如可以采用节能型设备、优化生产流程等方式来实现这一目标。

除了以上措施外还需要加强对生产企业的环保教育和管理，以提高他们的环保意识和责任感，并确保绿色制造理念在中药制剂研发和生产中得到全面贯彻和落实。这可以通过制定严格的环保管理制度、加强环保宣传和培训等方式来实现。通过这些措施的实施可以推动中药制剂的绿色制造进程不断向前发展，并为人类健康和环境保护做出更大的贡献。

三、质量控制与评价体系的建立与完善

（一）质量标准与规范制定

中药制剂是我国传统医学的瑰宝，对其进行质量控制是确保其疗效和安全性的关键。为了提升中药制剂的整体品质，首要任务就是构建一套全面、细致且符合现代化要求的质量标准和规范体系。这一体系不仅涵盖了原料药材的严格筛选，还涉及生产工艺的精准控制，以及最终产品的严格把关。

在原料药材的质量控制方面，我们深知“药材好，药才好”的道理。因此，质量标准应从源头抓起，对原料药材的产地、品种、采收时间等关键要素进行严格规定。不同产地的药材，受气候、土壤等自然条件的影响，其成分和药效可能存在显著差异；而同一产地的不同品种，其药用价值更是天壤之别。因此，制定原料药材的质量标准时，必须

充分考虑这些因素，确保每一味药材都是道地、优质、有效的。

生产工艺的质量控制是中药制剂质量保障的核心环节。传统的中药制剂工艺多凭经验传承，缺乏科学、精确的控制手段。现代中药制剂工艺则更加注重工艺参数的优化和质量控制点的设立。通过对生产工艺的深入研究，我们可以确定关键工艺参数，如提取温度、时间、溶剂种类等，并建立相应的质量控制标准。这样不仅可以确保每一批产品的均一性和稳定性，还可以提高生产效率和资源利用率。

产品的质量控制是中药制剂质量保障的最后一关。在这一环节，我们需要运用科学、客观、可行的评价方法和技术手段，对产品的外观、性状、成分、含量、微生物限度等各项指标进行全面检测。只有符合质量标准的产品才能流入市场，为患者提供安全、有效的治疗选择。

为了制定完善的质量标准和规范体系，研究者需付出巨大的努力。他们不仅要深入田间地头，了解原料药材的生长环境和采收加工过程；还要走进生产车间，亲身体验生产工艺的每一个环节；更要走进实验室，运用现代科技手段对产品进行精确分析。只有这样，他们才能制定出既符合传统中药特色又满足现代化要求的质量标准和规范体系。

（二）质量控制技术的开发与应用

中药制剂的质量控制离不开先进的技术手段作为支撑。这些技术手段就像是一双双“慧眼”，能够帮助我们洞察产品的内在质量，确保每一粒药丸、每一滴药液都符合既定的质量标准。

在化学分析技术方面，研究者运用高效液相色谱、气相色谱、质谱等先进仪器，对中药制剂中的化学成分进行精确分析。这些仪器不仅能够定量测定有效成分的含量，还能鉴别出可能存在的有害成分或杂质，为产品的质量控制提供有力依据。

生物分析技术则更加注重产品的药效和安全性评价。通过细胞实验、动物实验等手段，研究者可以观察中药制剂对生物体的影响，了解其药效作用机制和潜在毒性。这些实验结果为产品的临床应用提供了重要参考。

过程控制技术是确保生产工艺稳定性和产品均一性的关键。通过自动化、智能化设备的运用，研究者可以对生产工艺进行实时监控和调整，确保每一个生产环节都在严格控制之下。这样不仅可以提高生产效率，还可以减少人为因素导致的质量波动。

为了开发和应用这些先进的技术手段，研究者需要付出艰辛的努力。他们不仅要不断学习和掌握新的知识和技能，还要勇于创新和实践，将理论知识转化为实际应用。同时，他们还需要加强与国内外同行的交流与合作，共同推动中药制剂质量控制技术的进步与发展。

（三）质量评价体系的建立与完善

中药制剂的质量评价是一个复杂而系统的工程，需要建立完善的评价体系来确保评价的全面性和准确性。这个评价体系就像是一面“照妖镜”，能够照出产品的真实面貌，让我们对其质量有一个客观、科学的认识。

药效学评价是质量评价体系的重要组成部分。通过药效学实验，我们可以了解中药制剂对疾病的治疗作用和效果。为了建立科学、客观、可行的药效学评价方法，研究者需要深入研究疾病的发病机制和中药制剂的药理作用，建立符合中医理论和现代医学要求的药效学评价模型。同时，他们还需要不断探索新的实验方法和技术手段，提高药效学评价的准确性和可靠性。

安全性评价是确保中药制剂安全使用的关键环节。通过建立完善的安全性评价体系，我们可以对产品的毒性、刺激性、过敏性等不良反应进行全面评估。这一评价过程需要运用现代毒理学、药理学等学科知识，结合传统的中药安全性评价方法，形成一套既符合国际标准又体现中药特色的安全性评价体系。

稳定性评价是考察中药制剂在长期储存和使用过程中质量变化的重要手段。通过建立长期的稳定性考察方法和标准，我们可以了解产品在不同环境条件下的稳定性表现，为产品的包装、储存和运输提供科学依据。同时，稳定性评价还可以为产品的有效期确定提供数据支持，确保患者在有效期内使用到安全、有效的中药制剂。

为了建立和完善质量评价体系，研究者需要付出长期的努力。他们不仅要不断学习和掌握新的知识和技能，还要勇于创新和实践；不仅要加强与国内外同行的交流与合作，还要积极参与国际标准的制定和修订工作。只有这样，他们才能建立起一套既符合国际标准又体现中药特色的质量评价体系。

（四）监管与法规支持

中药制剂的质量控制与评价离不开监管部门的支持和法规的保障。监管部门就像是中药制剂质量保障的“守门人”，他们通过制定和执行严格的监管政策，确保市场上的中药制剂都是安全、有效的。

为了加强对中药制剂的监管力度，监管部门需要建立一套完善的监管体系。这个体系应包括事前审批、事中监督、事后惩处等环节，确保对中药制剂的全生命周期进行有效监管。同时，监管部门还应加强对生产企业的日常检查和飞行检查，对违规行为进行严厉打击，维护市场秩序和患者权益。

法规是中药制剂质量控制的“尚方宝剑”，它为中药制剂的发展提供了法律保障。为了明确中药制剂的质量标准、规范和要求，我国已颁布了《药品管理法》《中药注册管理补充规定》等一系列法律法规。这些法规不仅规定了中药制剂的注册审批程序和要求，还明确了生产、销售、使用等环节的法律责任和义务。

为了得到监管与法规的支持，研究者需要加强与监管部门的沟通和协作。他们应积极参与相关政策的制定和修订工作，为中药制剂的发展贡献智慧和力量；同时，他们还应加强对相关法规的宣传和培训工作，提高全社会的法律意识和责任感。只有这样，我们才能共同推动中药制剂事业健康、持续、快速发展。

参考文献

[1]程凌,朱满华,熊伟.中药制剂结合现代康复治疗膝关节损伤后关节功能障碍的临床研究[J].中国中医药现代远程教育,2018,16(19):92-94.

[2]王堃.药物制剂新技术在现代中药中的应用[J].大医生,2018,3(8):72-73.

[3]苏开燕,杨全军,赵赟,等.口服中药致不良反应文献分析及应对策略[J].中国药业,2023,32(5):25-28.

[4]崔健,杨正腾.中药制剂毒结清口服液治疗肿瘤研究进展[J].西部中医药,2023,36(5):151-154.

[5]瞿政飞.中药制剂在皮肤病外用中的应用综述[J].科技视界,2023(6):66-68.

[6]陈芳.探讨中药制剂临床应用不良反应相关因素及对策[J].人人健康,2023(12):96-98.

[7]张睿.高分子材料在现代中药中的应用[J].大众投资指南,2019(3):269.

[8]韦雯怡,罗宇东,李芳婵,等.高效液相色谱法在中药复方成分分析中的应用[J].壮瑶药研究,2023(1):304-307.

[9]贺刘莹,杨锐,王晓锋,等.高端药物制剂用特殊功能辅料的研究进展[J].中国药学杂志,2023,58(3):197-204.

[10]刘铸源,罗菊元,陆洋,等.以肿瘤治疗为例探讨中医药传统理论在现代中药纳米制剂中的应用[J].中国中药杂志,2023,48(6):1455-1462.

[11]田琳,柯晓,孙月明,等.纳米中药的发展与中药现代化[J].世界中医药,2023,18(4):588-592.

[12]周跃华,冯怡.关于中药复方制剂均一化研究及制剂中药用物质的探讨[J].中草药,2023,54(8):2357-2364.

[13]吕景娣.中药制剂在某医院心血管疾病中的不合理用药情况[J].河南医学研究,2023,32(9):1671-1674.

[14]黄志强,王一男,徐泽.中药制剂冠心汤的质量标准研究[J].广东化工,2023,50(14):40-43.

[15]刘慧,马玲玲,孙明伟,等.传统中药制剂向中药新药转化的探讨[J].食品与药品,2023,25(03):246-251.

[16]牟娜,吴斌,邹任贤.传统中药制剂备案中药学研究常见问题及对其向中药新药转化的影响分析[J].上海医药,2023,44(13):12-15.

[17]倪秀一,李智,李汶泽,等.中药制剂致过敏类不良反应的研究进展[J].药物评价研究,2023,46(8):1802-1809.

[18]米宝丽,张振秋,樊苗苗,等.中药制剂分析实验教学改革的多元化探讨[J].中国中医药现代远程教育,2023,21(16):185-187.

[19]杨勇飞.中药制剂工艺品质优化策略探索[J].中国医药工业杂志,2023,54(7):1140-1141.

[20]赵小宁,黄江,陈红英,等.中药制剂技术课程思政的现状与分析——以广东省新兴中药学校为例[J].中国中医药现代远程教育,2023,21(19):159-162.

[21]王帆,雷芳,刘丽敏,等.中医药文化融入中药制剂技术课程路径探讨[J].中医药管理杂志,2023,31(20):194-197.

[22]苏开燕,杨全军,赵赟,等.口服中药致不良反应文献分析及应对策略[J].中国药业,2023,32(5):25-28.

[23]崔健,杨正腾.中药制剂毒结清口服液治疗肿瘤研究进展[J].西部中医药,2023,36(5):151-154.

[24]瞿政飞.中药制剂在皮肤病外用中的应用综述[J].科技视界,2023(6):66-68.

[25]王堃.药物制剂新技术在现代中药中的应用[J].大医生,2018,3(8):72-73.

[26]程凌,朱满华,熊伟.中药制剂结合现代康复治疗膝关节损伤后关节功能障碍的临床研究[J].中国中医药现代远程教育,2018,16(19):92-94.